総論　インシデント報告

1章　医療人として必要な基本姿勢・態度

2章　患者－医師関係

3章　基本的な身体診察法

4章　基本的な臨床検査

5章　基本的手技

6章　基本的治療

7章　医療記録

8章　診療計画

9章　頻度の高い症状

10章　緊急を要する症状・病態

11章　感染防御

# 序

　医療人として社会に出て1年目あるいは2年目の臨床研修医にとって，またベテランの医師にとってはなおのこと，最も大切なことは，まず患者の心に目を向けて安全に医療を行うことである．患者を大切にするという意味で，患者中心に考えて行動することはもちろんであるが，プライバシー保護も大切な課題である．サマリーを書く，カンファランスや学会で発表する等の機会も含めて個人情報を扱うことがしばしばあると思われるが，その情報管理は，自己の責任の下でしっかり行わねばならない．プリントやデータを入れたメモリーやフロッピーを置き忘れることは言語道断で，たとえ盗まれた場合でも管理責任を問われる．

　例えば研修医であることの特権として，指導医から密な指導を受けることができる．しかし当然，報告，連絡，相談（いわゆるホウレンソウ）をきちんと行い，指導医と一緒になって安全で満足される医療を行ってほしい．診療においても，その他の行動においても，病院の理念と基本方針を理解し，行動規範とすることが必要である．

　医療もDPC導入により，以前にも増して経済性を重要視しなければならない時代となっている．単に原疾患の治療を行えば良いだけでなく，患者のQOLを考えて嚥下障害と栄養管理，転倒転落予防を含めた全人的医療を行うことが求められている．

　近年，各種学会などから，それぞれの疾患に関するEBMに基づいた治療ガイドラインが出されている．院内院外も含めて，基本的事項とルールに関する多くのマニュアルが作られている．マニュアルを遵守し，ガイドラインを参考にしながら，病院の理念に沿って最善の医療を実践すれば，患者さんから信頼され，愛され，尊敬されるであろうし，また自らも自信と誇りをもつことができると思う．研修期間中に，安全に医療を遂行する基礎をぜひ真剣に学んでほしい．

私がめざす良い医療人の要素としては，以下の7項目が大切であろう．①他者との信頼関係を築ける，②医療を行うに十分な倫理観，豊富な知識，確かな技術をもつ，③科学的に考えることができ，そして説明できる，④自分と同様に他者を愛することができる，⑤常に自らを振り返ることができ向上心をもつ，⑥聴く耳をもち，総合的に判断できる，⑦医療チームの一員として行動できる．

　この7項目の達成を目標にしながら，そして本書をポケットに入れつつ，「ヒヤリとしない医療」を行う実力をつけて，自ら「良い医療人」になっていただくことを希望する．

2005年10月

杉山　貢

## ● はじめに ●

　2004年度から新臨床研修制度が始まった．各病院で，研修医もスタッフも手探りの状態で研修を開始して2年目である．

　昨今，医療を取り巻く環境は非常に厳しいものとなっている．1つは，世間の目の厳しさ．ミスをしたら研修医とて許さない，という空気に満ち溢れている．さまざまな小さなミスを繰り返しながら成長してきた自らを振り返るに，今の研修医は大変だなあ，という感を強くする．もう1つは，医療経営の悪化に伴い，研修医とて戦力とみなす病院側の事情である．得てして病院の人手不足を補う"猫の手"として研修医が頼りにされる現状がある．

　こうした環境下で，少しでも安全に，身のある研修を積んでもらいたいという気持ちで，この「ヒヤリとしないための日常診療安全マニュアル」を企画した．臨床研修マニュアルはいくつも刊行されているが，安全を主眼に置いた企画は本書が初めてであろう．このマニュアルをご利用いただき，若手医師が無用の怯えを抱くことなく，良き臨床医になるトレーニングを積んでいただければ本望である．

　安全に主眼を置いたため，手技につき手取り足取り解説する形式は必ずしもとっていない．しかし，配慮すべき事項については必ず取り上げ，その根拠もできるだけ記載するようにした．よく"know how"というが，実は"know why"の方がもっと大切だと思う．原理がわからないと応用が利かないし，指導医に相談すべきかどうかの判断も甘くなりがちである．最初は言われたことをそのまま行う研修医でも良いかもしれないが，次のステップとして自分で判断できる医師になってもらいたいと思っている．

　資料の一部には当院でのデータを用いた．一研修病院でのサンプルに過ぎないかもしれないが，その基本はどこの病院にも当てはまるものと考えている．研修医自身が医学部に入ってきた目的に沿って，医療に対する情熱を十分に発揮できる能力をつかんでほしい．そのための一助として本書が何らかの役割を果たすことを信じる．

2005年10月

長谷川　修

# ヒヤリとしないための日常診療安全マニュアル

必ず知っておきたい医療事故・トラブル防止のポイント

序
はじめに

## 総論 インシデント報告 14
1．インシデント報告は病院のモニター機能の1つ／2．報告はどんな内容が多いのか？／3．患者誤認／4．コミュニケーション・エラー／5．薬剤関連インシデントとその対策／6．チューブ管理／7．転倒・転落／8．ME機器の取り扱い

## 1章 医療人として必要な基本姿勢・態度 23
1）チーム医療 ……………………………………23
2）問題対応能力 …………………………………25
3）安全管理 ………………………………………28
4）医療の社会性 …………………………………30
5）病院機能と医療情報 …………………………32

## 2章 患者－医師関係 34
1）上手なコミュニケーションとは ……………34
2）インフォームド・コンセント ………………36
3）悪いニュースの伝え方 ………………………38
4）怒りを露わにする患者への対応 ……………40

## 3章 基本的な身体診察法 43
1）全身の観察と記載 ……………………………43
2）頭頸部の診察と記載 …………………………46
3）胸部（乳房を含む）の診察と記載 …………50
4）腹部の診察と記載 ……………………………53
5）泌尿生殖器の診察と記載 ……………………55
6）神経学的診察と記載 …………………………59
7）小児の診察 ……………………………………62

8）精神面の診察と記載 …………………………………65

# 4章　基本的な臨床検査　　68

1）一般尿便検査，血算，白血球分画 ……………………68
2）血液型判定・交差適合試験 ……………………………71
3）心電図・負荷心電図 ……………………………………74
4）血液生化学的検査，血液免疫血清学的検査 …………77
5）細菌検査と薬剤感受性検査 ……………………………79
6）肺機能検査・血液ガス …………………………………82
7）脳脊髄液検査 ……………………………………………85
8）細胞診・病理組織検査 …………………………………88
9）内視鏡検査 ………………………………………………91
10）超音波検査 ………………………………………………95
11）単純・造影X線検査 ……………………………………98
12）X線CT・MRI検査 ……………………………………101
13）核医学検査 ……………………………………………104
14）神経生理学的検査（脳波，筋電図）………………107

# 5章　基本的手技　　110

1）気道確保 ………………………………………………110
2）人工呼吸
　（バッグバルブマスクおよびベンチレータ）……114
3）静脈路の確保 …………………………………………118
4）心臓マッサージ ………………………………………123
5）圧迫止血法 ……………………………………………127
6）包帯法 …………………………………………………131
7）導尿法 …………………………………………………134
8）採血法 …………………………………………………139
9）胃管の挿入と管理 ……………………………………143
10）局所麻酔法 ……………………………………………146
11）創部消毒とガーゼ交換 ………………………………149
12）簡単な切開排膿法 ……………………………………153
13）皮膚縫合法 ……………………………………………158
14）外傷・熱傷の処置 ……………………………………161
15）気管挿管 ………………………………………………166
16）電気的除細動 …………………………………………171
17）AED（automated external defibrillator,
　　自動体外式除細動器）………………………………177

18）中心静脈ラインの確保……………………………181
19）肺動脈カテーテル挿入実施および管理…………187
20）胸腔・腹腔穿刺の実施と管理……………………192
21）ドレーン・チューブの管理………………………196

# 6章　基本的治療　　　　　　　　　　　　　　199
1）療養指導……………………………………………199
2）輸液…………………………………………………202
3）輸血…………………………………………………206
4）基本的な薬物治療…………………………………210
5）嚥下障害の管理……………………………………216
6）栄養サポートチーム（NST）……………………219

# 7章　医療記録　　　　　　　　　　　　　　　221
1）POSに従った診療録（退院時サマリーを含む）の記載……………………………………………………221
2）処方箋，指示表の記載……………………………224
3）診断書，死亡診断書，その他証明書の作成……227
4）紹介状と，紹介状への返信の作成………………229
5）CPCでの症例呈示…………………………………232

# 8章　診療計画　　　　　　　　　　　　　　　234
1）入院診療計画書の作成……………………………234
2）診療ガイドラインの使い方………………………236
3）クリニカルパス……………………………………239
4）入退院の適応………………………………………242
5）薬物療法における薬剤師の役割…………………245
6）医療チームの中での臨床工学技士（CE）の役割…248

# 9章　頻度の高い症状　　　　　　　　　　　　251
1）全身倦怠感…………………………………………251
2）不眠…………………………………………………256
3）浮腫…………………………………………………260
4）リンパ節腫脹………………………………………265
5）発疹…………………………………………………268
6）発熱…………………………………………………272
7）頭痛…………………………………………………277
8）めまい………………………………………………282

9）視力障害，視野狭窄……287
10）胸痛……291
11）動悸……297
12）呼吸困難……302
13）咳・痰……305
14）嘔気・嘔吐……307
15）腹痛……310
16）便通異常（下痢，便秘）……314
17）腰痛……316
18）四肢のしびれ……320
19）血尿……326
20）排尿障害（尿失禁・排尿困難）……330

## 10章　緊急を要する症状・病態　335
1）心肺停止……335
2）ショック……338
3）意識障害……340
4）脳血管障害……345
5）急性心不全……350
6）急性冠症候群……354
7）急性腹症……358
8）急性消化管出血……361
9）外傷……365
10）急性中毒……367
11）誤飲・誤嚥……370
12）熱傷……372

## 11章　感染防御　377
1）標準予防策……377
2）針刺し事故……381
3）体内異物と院内感染サーベイランス……384
4）感染症診療と抗菌薬の使い方の基本……387

おわりに……391

索引……392

# 執筆者一覧

## ＜監　修＞

杉山　貢　　　横浜市立大学附属市民総合医療センター 病院長

## ＜編　集＞

長谷川 修　　横浜市立大学附属市民総合医療センター 安全管理指導者

## ＜執筆および執筆協力者＞ (50音順)

| | |
|---|---|
| 相原道子 | 横浜市立大学大学院医学研究科 環境免疫病態皮膚科学 |
| 相原雄幸 | 横浜市立大学附属市民総合医療センター 小児総合医療センター |
| 安瀬正紀 | 横浜市立大学附属市民総合医療センター 熱傷センター |
| 池田万里郎 | 横浜労災病院 産婦人科 |
| 石川　孝 | 横浜市立大学附属市民総合医療センター 総合外科 |
| 石川雅彦 | 横浜市立大学附属市民総合医療センター 婦人科 |
| 石戸谷淳一 | 横浜市立大学附属市民総合医療センター 耳鼻咽喉科 |
| 伊藤宏之 | 神奈川県立がんセンター 呼吸器外科 |
| 乾　健二 | 横浜市立大学附属市民総合医療センター 総合外科 |
| 今田敏夫 | 横浜市立大学附属市民総合医療センター 消化器病センター |
| 井元清隆 | 横浜市立大学附属市民総合医療センター 心臓血管センター |
| 内尾英一 | 福岡大学医学部 眼科学教室 |
| 海老名俊明 | 横浜市立大学附属市民総合医療センター 心臓血管センター |
| 大嶋文栄 | 横浜市立大学附属市民総合医療センター 看護部 |
| 岡崎　薫 | 横浜市立大学附属市民総合医療センター 麻酔科 |
| 岡田共子 | 横浜市立大学附属市民総合医療センター 看護部 |
| 岡　裕之 | 横浜市立大学附属市民総合医療センター 消化器病センター |
| 岡村　淳 | 横浜市立大学附属市民総合医療センター 内分泌・糖尿病内科 |
| 奥田　純 | 横浜市立大学附属市民総合医療センター 心臓血管センター |
| 小田原俊成 | 横浜市立大学附属市民総合医療センター 精神医療センター |
| 折津礼子 | 横浜市立大学附属市民総合医療センター 看護部 |
| 梶原　智 | 横浜市立大学附属市民総合医療センター 臨床検査部 |
| 加藤優子 | 横浜市立大学附属市民総合医療センター 臨床検査部 |
| 門之園一明 | 横浜市立大学附属市民総合医療センター 眼科 |
| 菊地尚久 | 横浜市立大学附属市民総合医療センター リハビリテーション科 |
| 木村一雄 | 横浜市立大学附属市民総合医療センター 心臓血管センター |
| 粉川敦史 | 横浜市立大学附属市民総合医療センター 消化器病センター |
| 小菅宇之 | 横浜市立大学附属市民総合医療センター 高度救命救急センター |
| 斎藤紀文 | 横浜市立大学附属市民総合医療センター 内視鏡室 |
| 斎藤真理 | 横浜市立大学附属市民総合医療センター 総合内科 |
| 佐々木尚武 | 横浜市立大学附属市民総合医療センター 臨床検査部 |

| | | |
|---|---|---|
| 佐鹿博信 | 横浜市立大学附属市民総合医療センター | リハビリテーション科 |
| 清水智明 | 横浜市立大学附属市民総合医療センター | 心臓血管センター |
| 白井　輝 | 横浜市立大学医学部 | 看護学科 |
| 菅原浩二 | 横浜市立大学附属市民総合医療センター | 物品管理係 |
| 杉山　貢 | 横浜市立大学附属市民総合医療センター | 病院長 |
| 鈴木康太郎 | 大口東総合病院 | 泌尿器科 |
| 鈴木範行 | 横浜市立大学附属市民総合医療センター | 高度救命救急センター |
| 須藤秀夫 | 横浜市立大学附属市民総合医療センター | 薬剤部 |
| 関　和男 | 横浜市立大学附属市民総合医療センター | 母子医療センター |
| 高橋竜哉 | 横浜市立大学附属市民総合医療センター | 神経内科 |
| 竹林茂生 | 横浜市立大学附属市民総合医療センター | 放射線部 |
| 田中克明 | 横浜市立大学附属市民総合医療センター | 消化器病センター |
| 田辺美樹子 | 国立病院機構横浜医療センター | 外科 |
| 田原良雄 | 横浜市立大学附属市民総合医療センター | 高度救命救急センター |
| 塚原健吾 | 横浜市立大学附属市民総合医療センター | 心臓血管センター |
| 土屋文子 | 横浜市立大学附属市民総合医療センター | 看護部 |
| 戸田憲孝 | 長津田厚生総合病院 | 内科 |
| 戸塚克己 | 横浜市立大学附属市民総合医療センター | 管理部 |
| 中山博貴 | 神奈川県立がんセンター | 乳腺甲状腺外科 |
| 野口和美 | 横浜市立大学附属市民総合医療センター | 泌尿器・腎移植科 |
| 野澤昭典 | 横浜市立大学附属市民総合医療センター | 病理部 |
| 長谷川 修 | 横浜市立大学附属市民総合医療センター | 安全管理指導者 |
| 長谷川慎一 | 神奈川県立がんセンター | 消化器外科 |
| 平澤欣吾 | 横浜市立大学附属市民総合医療センター | 内視鏡室 |
| 藤澤　信 | 横浜市立大学附属市民総合医療センター | 血液内科 |
| 古川政樹 | 横浜市立大学附属市民総合医療センター | 医療情報部 |
| 三ツ木直人 | 横浜市立大学附属市民総合医療センター | 整形外科 |
| 宮下　明 | 横浜市立大学附属市民総合医療センター | 呼吸器内科 |
| 宮島栄治 | 横浜市立大学附属市民総合医療センター | 臨床検査部 |
| 森脇義弘 | 横浜市立大学附属市民総合医療センター | 高度救命救急センター |
| 山川有子 | 横浜市立大学附属市民総合医療センター | 皮膚科 |
| 山岸逸郎 | 横浜市立大学附属市民総合医療センター | 管理部 |
| 山口　修 | 横浜市立大学附属市民総合医療センター | 集中治療部 |
| 山口滋紀 | 横浜市立脳血管医療センター | 神経内科 |
| 山田朋樹 | 横浜市立大学附属市民総合医療センター | 精神医療センター |
| 山田瑠美子 | 横浜市立大学附属市民総合医療センター | 看護部 |
| 米澤広美 | 横浜市立大学附属市民総合医療センター | 臨床検査部 |
| 和田修幸 | 横浜市立大学附属病院 | 一般外科 |

# ヒヤリとしないための日常診療安全マニュアル

必ず知っておきたい医療事故・トラブル防止のポイント

# 総論―インシデント報告

> インシデント報告制度は病院のモニター機能の1つと位置づけられる．利用者からの投書，患者アンケートと並ぶ，職員からの業務改善提案として捉える．患者を「大切な人間」と考えれば，自ずと安全を意識せざるを得なくなるであろう．

　インシデント報告は，職員からの善意の業務改善提案である．業務上の不具合があったときに自ら振り返る機会にもなり，他の人も同様の不具合を生じる可能性を考えて報告する．内容には職員間で共有すればよいものから，システム改善が必要なものまである．病院として，気軽に改善活動を行える風土も大切である．

　インシデント報告は始末書や反省文ではなく，今後への改善提案である．したがって，報告者のプライバシーは守られるべきであり，報告書を決済したり公開対象にしてはならない．積極的に報告することにより，自ら病院の業務改善に参加することになる．

## 1．インシデント報告は病院のモニター機能の1つ

　当院では，月に400〜500件のインシデントが報告される．報告数を公表した際に，「『事故直前』ミスが9,478件（毎日新聞2003.6.20朝刊）」といった形で新聞報道されてしまったが，もちろんインシデント報告と事故直前ミスとは同義でなく，むしろ業務改善提案がこんなにたくさん寄せられたと捉えている．

　当院の職員数は1,100名余りいるので，1人あたりに換算すれば2カ月に1回程度しか報告していないことになる．例えば，一般の人が毎日車を運転していて，道を間違えた，路地から子供が出てきてヒヤッとした，道に迷ったなどといった不具合が2カ月に1回もないであろうか．営業職の人が，客や取引先との連絡に不備があった，プレゼンテーションの一部を間違えてしまった，上司に報告し忘れた，などといったことが2カ月に1回もないであろうか．もしそれが全くなかったとしたら，神様かあるいは余りにも問題意識のない人であろう．こうした改善提案としてのインシデント報告をもとに行われた小さな改善は多数ある．インシデント報告イコール事故直前ミスでは決してないのである．

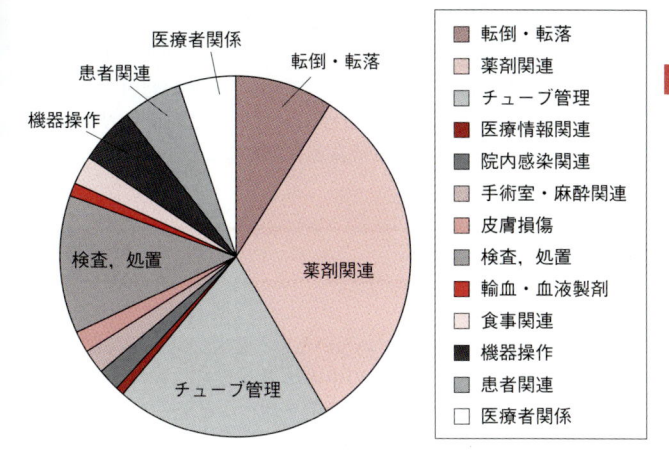

図●インシデント報告の内容

凡例：転倒・転落／薬剤関連／チューブ管理／医療情報関連／院内感染関連／手術室・麻酔関連／皮膚損傷／検査, 処置／輸血・血液製剤／食事関連／機器操作／患者関連／医療者関係

## 2. 報告はどんな内容が多いのか？

　ここ3年あまりのインシデント報告を内容別に分類すると，図に示す通りである．薬剤関連が最も多く，次いでチューブ管理となり，両者を合わせると全体の半分を超える．

　**薬剤関連**インシデントを投与経路別に分けると，内服薬がその3分の2を占め，残りの大部分は注射薬である．場面では，与薬時が3分の2で，指示受け，自己管理薬，調剤などと続く．わかりやすい指示の必要性が痛感される．

　**チューブ類**は胃管・腸管が半数を占め，残りの大部分は静脈路であった．状況としては，自己抜去が半数以上を占めていた．「自己抜去は患者本人が悪いのだ」と考えるのではなく，管が必要であったのか，患者の邪魔にならない位置にあったか，抜けにくくする工夫はされていたか，などさまざまな改善への切り口がある．

　**インシデント報告の内容**には年ごとに大きな変化はみられない．その中で，医療者関係が徐々に増加している．全体の5％程度を占めるに過ぎない項目であるが，職員間あるいは職員－患者間の連絡ミスや患者からの不満・苦情，同意書不備といったものからなる．

　**病院ほど危険な職場はない**．すなわち，多種類の業務が同時に進行している，多職種が働いている，対象になる患者もすべて病人であり病態がさまざまである，しかも管理体制が十分に整備されておらずローカルルールがまかり通っている．何かの作業をしている途中でナースコールや電話などにより中断することがしばしばある．人と人，あるいは部署間の連絡ではコミュ

ニケーション・エラーを生じやすい．同時に２つの仕事をしようとすると取り違えが起こる．しかも，一歩間違えると重大なことにつながる職場なのである．そもそも医療にはリスクを伴うものであり，その人の生命やQOLに関する重大なリスクをより軽いリスクに変換する行為とも言えることを忘れてはならない．

## 3. 患者誤認

### A. 患者誤認
相手の人権を大切にしていないという重大な過失が潜在する．医療行為の対象者を，流れの中の１人としてみるのではなく，自分と同じ大切な人間と捉えて行為を行うことが必要である．

### B. 点滴や与薬間違い
２人分用意した薬剤を最後の段階で取り違える事例がしばしばみられた．薬剤の準備段階や混合時には，十分な注意を払って二重チェックを行ったにもかかわらず，最終行為時に間違えてしまうものである．２人分の場合にはナース・ステーションを出たときに十分確認したという安心感があるため，投与時の最終確認を怠るのであろう．取り違える薬剤は，内容が同一あるいは類似の場合が多く，これも安心感を抱かせる要因となる．たとえ類似の薬剤であっても，他患者の名前が書かれたものは他人のものなのである．点滴をつなぐあるいは与薬時には，患者と一緒に確認する手順をとるとよい．

### C. 心構え
「あれ？」「何となく気になる」と感じたときには，お互いに速やかに声をかけ，確認を行う習慣が求められる．ひとたび医療事故が起これば，患者の不幸のみならず，事故を起こした医療者も苦境に立たされる．過去あるいは他病院で起こっている事故や自院でのインシデントを振り返ることにより，心を引き締めてルール違反を排除し，一層安全な医療体制を構築したい．

### D. 同姓同名
当院ではフルネームによる患者確認を原則としているが，それとて万全とは言えない．すなわち同姓同名者の存在である．診療の現場からは，同姓同名者が存在する患者のカルテにマークを付けて欲しいとの要望があった．現状を把握すべく，医事部門に調査を依頼したところ，予想外に同姓同名患者が多いことを思い知らされた．当時１年間のうちに当院を受診した患者数（アクティブ患者数）は60,466名であった．このうち，漢字表記が全く一致した患者は3,845名（1,692種類），かなの読みが一致した患者は10,784名（4,245種類）存在した．これは，実に６名に１名の割合である．同姓同名者は特別なことではなく，その可能性が常にあることは頭に置いておく必要がある．

### E. 同姓同名対策

　同姓同名者が同時に入院しているときには，①同姓同名者のファイルを作成し，各部署に配布する，②カルテにその旨を示すシールを貼る，③診療券およびネームバンドに印をつける，④患者さん自身に同姓同名者が入院している事実を伝え，ご自身も気をつけていただくよう協力をお願いする，などの対策をとっている．患者さんの協力を得て，いただいた顔写真をカルテに貼付するなどの対策をとっている施設もある．

## 4. コミュニケーション・エラー

### A. 医療の危険性

　医療はいくつもの部署で，個々の患者に対して，複雑な行為が，多くの職種の係わりによってなされている．このため，お互いに情報を正確に伝える努力をしないと，すぐにエラーが発生する．これは，部署内での医師－看護師間の指示伝達，病棟と中央部門間の連絡などに代表される．医師から看護師への指示の多くは指示表を用いてなされるが，紛らわしい表現，締切時間後の指示，度重なる変更は，しばしばミスを招く．読めない文字や不親切な表現は，慎まねばならない．看護師は締切時間を区切りとして，翌日の指示を拾い，病棟全体の行動計画を立てる．この時間以降に，人目に触れないようにそっと指示を出し逃げする医師がときにいる．時間外の緊急指示は，看護師に声をかけるなど，明確にそれを示すルールになっている．患者の状態が時々刻々と変化する場合には，指示の変更はたびたび生じる．看護師は常に，行為前に直前の指示を確認する，医師もどの点が変更になったかを明確に示す努力が必要になる．

### B. 部署間連絡

　電話では相手の顔が見えないため，より一層気を配って正確に伝達しなければならない．お互いに名乗る，○○××（患者名）さんの件ですが，と言った後，明確に用件を伝え，言われた方は復唱あるいは返答する．この原則が守られているはずだが，ときに「そば屋の出前」や「伝言ゲーム」が生じてしまう．

### C. 患者への説明

　医療者の方は説明したつもりになっているが，さっぱり伝わっていないことがしばしばある．独特の専門用語が邪魔してしまい，患者にとって理解しがたい話になりやすい．一方的に話すことなく，質問の余裕を与えることも必要である．話の合間に「他に聞きたいことは」「何か質問は」等をはさみ，多少の沈黙を苦にしないことである．人は自分の話を聞いてもらえたと思うとかなり満足するものだ．

### D. コミュニケーションの大切さ

　個々のエラーがインシデントになるというばかりでなく，事故

## 5. 薬剤関連インシデントとその対策

### 内服薬

　最もインシデントが多い．入院患者に内服薬が投与されるまでの流れは次のようになる．まず，医師が治療上適切と考えられる薬を処方する．処方情報はオーダリング・システムを通じて薬剤部に伝えられ，調剤される．調剤にあたっては，処方チェックと調剤を行う調剤者およびその鑑査者がいる．二重チェックを行ったうえで，病棟別に薬剤が搬送される．所定の時間になると，看護師がこのカートであるいは当該患者の薬剤を持って配るわけである．このとき，患者名を確認し，処方箋と薬剤が一致していることを確認し，確実に患者に渡すことが必要である．この過程上のさまざまな場面でエラーが発生しうる．

#### A. 処方

　まず，医師の処方間違いである．当該患者の画面であるか，薬剤名は正しいか，量は，投与法は，禁忌薬はないか，など注意深く処方されねばならない．Windows画面で，作業中に他患者に関する問い合わせがあったときなど，患者誤認の危険がある．薬剤名は，頭文字だけでクリックすると，隣の薬を選択してしまうことがある．サクシゾン®とサクシン®，アルマール®とアマリール®など，そのよい例である．3文字入力が推奨される所以である．3文字入力すると，薬剤特定率は50%を超える．用量は桁を間違えると大変である．とくに散剤は，成分量と秤取量とで大きく異なる．100倍散では，成分量20mgが秤取量2.0gになる．そこで，当院では「20mg成分」のごとく表示されるように，オーダリング・システムを工夫している．また，「ソロン® 3錠 分3 毎食後」を医師は慣習上「ソロン® 3錠 3×」のように書き，薬剤師との間ではお互いに意味が通じている．しかし，これも考えてみれば変な話で，3回に分けるのになぜ「×：カケル」なのであろう．さらに注射薬の場合に，「生食 50mL＋セファメジン® 1g ×2 朝夕」と記載するので，紛らわしいこと夥しい．これに伴う看護師の勘違いがあったので，当院では「3×」の表記を厳禁した．

#### B. 薬剤部での調剤

　全調剤の2%弱にミスを生じる．さらに，鑑査役のエラー発見率は約90%であるため，0.2%程度が間違ったまま病棟に到達することになる．その内容は，別物調剤，規格違い，計数違いの3者で全体の80%以上を占める．その中で，別物調剤は最も危険なミスである．先ほどのアルマール®とアマリール®のほか，グリ

ミクロン®とグリコラン®などがしばしば間違えられるパターンとして知られている．当院薬剤部での対策として，オーダリング・システムにより出力される処方箋の印字を工夫し，識別性を向上させた〔例：MS 温 シップ，（糖）アマリール®〕．薬効別の棚配置内で，類似名同士はできるだけ離す（例：クラリス®・クラビット®など）．2種類以上の規格が採用され，間違いやすい薬剤はあえて隣同士に配置し，明確に区別する表示をつける〔例：リーマス®（200）・リーマス®（100）など〕，といった対策をとり，ミスの減少につながっている．

### C. 病棟

与薬業務はきわめて煩雑である．これを整理してミスの起こる工程を減らす努力，業務を単純化してわかりやすくする努力が求められる．

## 注射薬

### A. 処方・指示

医師の指示，注射実施者への伝達，調剤，混合時，投与法等，さまざまなパターンでエラーを生じる．医師の指示ミスで最も怖い薬剤は，抗悪性腫瘍薬であろう．それぞれの治療法でプロトコールが決まっているが，投与日の勘違い，計算ミス等，いろいろなことが起こりうる．週1回投与する薬剤を連日投与して患者を死に至らしめた過誤は，記憶に新しい．薬剤師，看護師を含めて，チームで確認する体制を構築する必要がある．

「ミリ」という表現も危ない．多くは「mg」を表すが，時として「mL」だったりする．これを間違えた指示を出されると，とんでもないことにつながりかねない．指示は明確に，おかしいと思ったら声を出して確認することが必要である．

### B. 投与

実施にあたっては，投与経路の間違いが最も怖い．点滴に入れるKClを短時間に静脈注射する，内服薬のトロンビンを注射してしまう（紛らわしいことにバイアル入りであった）といった死亡事故は以前からよく知られているが，最近でも世間では繰り返されている．胃管から入れるべき栄養液を静脈内に入れたための死亡事故も記憶に新しい．キシロカイン®も，静脈注射用（2％）と点滴用（10％）を間違える事故が頻発した．点滴速度の間違いはしばしば起こる．速度違いの影響は混入された薬剤によって異なるが，カテコラミンなどではすぐさま血圧に反映される．

## 6. チューブ管理

### A. さまざまな管

特に急性疾患では，全身状態の悪い時期を乗り切るためにさま

ざまな管が使用される．栄養のためのチューブ，呼吸のためのチューブ，輸液ライン，循環動態・呼吸動態・尿量のモニター，体液排泄のためのドレーンなどである．人工的に入れた管であるので，抜けることがある．さらに設定を誤る，正常に作動しなくなる，データを見逃す，等のエラーが付きまとう．

### B. ルートの自己抜去

本当に必要な管であるかを毎日吟味する必要があろう．必要なので入れていると反論されるが，抜去された後再挿入されないこともしばしばある．人道上の観点からも，抑制と管の挿入は必要最小限にしたい．次に，できるだけ患者の邪魔にならないように，視野に入らないように，手が届きにくいように，と工夫する必要がある．非常に重要な管で，患者が無意識に抜去する可能性があるときには，やむを得ず最小限の抑制を行うこともある．

### C. ルート確認

ルートの誤接続あるいは薬剤の誤投与は起こると大変怖い．胃に入れるべき栄養を静脈ルートに接続してしまった事故が報道されている．お互いに口径を変えて，誤接続できないようになっているはずであるが，コネクターを用意して何とか接続してしまう人がいる．途中から接続したり投与したりする場合には，どこにつながっているルートかを最後まで追って確認する，ルートを途中で交叉させない，何のルートであるかきちんと表記する，などが基本であろう．とくに手術後にはさまざまなルートが入っており，その表記が不十分だと危険である．三方活栓という便利な代物があるが，誤接続の元にもなりうるので，あえてこれを使用しない取り組みもしている．

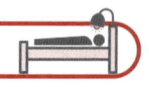

## 7. 転倒・転落

### A. 転倒とQOL維持

ある意味完全には防ぐことのできない課題である．すなわち，転倒を防ぐ最も確実な方法は，患者を縛りつけてベッドから出ないようにすることであるが，それでは患者のQOLが最低となる．患者のQOLおよび自由度をできるだけ確保しつつ，転倒およびそれに伴う外傷を減らすという匙加減が大切である．

### B. 高齢者

病院に入院しているときだけでなく，自宅でも転倒する．65歳以上の一般人の30％が1年間のうちに転倒を経験する．入院患者では，体力が落ちていること，環境が変わることもあり，これが5倍に上昇する．転倒は特に，排泄行為に関連して起こることが多い．「トイレに行って排泄したい」，これが自己の尊厳を保つための大きな命題である．

### C. 対策

　個々の患者で転倒リスクを評価することから始まる．年齢，転倒転落あるいは失神の既往，感覚・四肢機能障害，移動・認知能力，使用薬剤，排泄状況，一般状態といった評価項目からなる「転倒転落アセスメント・シート」を用いる．これで転倒リスクが高いと考えられる場合には，転倒しにくいように，また転倒してもけがが軽くて済むような対策をとる．頻回に巡視する，ベッド柵を低くしベッド周囲にナースコール・マットを敷く，患者本人・家族にも情報を提供してお互いに気を配るなどである．ベッド柵を高くすると，ベッドから落下する可能性は低くなるが，万が一落下したときには大けがとなりやすい．当院での転倒・転落率は，入院患者1人1日あたり2％程度である．

### D. 転倒あるいは転落場所

　病室が70%以上を占め，ついでトイレである．状況としては，移動しようとして生じたものが最も多く，次いで歩行時であるが，臥床時にも17%生じている．背景では，睡眠薬使用が18%，意識障害が13%にみられた．

### E. 認知障害

　転倒には，認知障害の存在が大きな危険因子となる．そのため，できるだけ睡眠薬や向精神薬を減らす，寝たきりにしない，睡眠を十分にとる，感覚障害や脱水を改善する，などの対策が必要である．転倒・転落を完全になくすことはできない．この事実は，世間にも理解していただく必要があろう．「病院に入院して安心していたのに，転倒で骨折させるとは何事だ」と責められることがある．自宅にいる元気な人でも，とくに高齢者は転倒して骨折することがある．まして，体力の落ちた入院患者ではその可能性があることをあらかじめ十分説明して，理解を得ておくことが必要であろう．もちろん，上述の対策をとりリスク軽減に努める必要がある．

### F. インシデント

　転倒・転落は最も報告しやすいインシデントであるため，インシデント報告に関するモニター機能を果たすことができる．すなわち，全報告の中で転倒・転落が大きな割合を占めている施設では，もっと重要な報告すべきインシデントが隠されている可能性を考えねばならない．

## 8. ME機器の取り扱い

### A. 医療機器のハイテク化

　普段使い慣れて扱いを熟知していない機器は，とっさのときにどう操作してよいかわからない．にもかかわらず，現場では誰でもが操作できることを期待されている．一体どれだけの医療

者が，取り扱い説明書をきちんと読んだことがあるのであろうか．例えば，輸液ポンプ1つにしても，点滴瓶側と患者側を逆に接続する，時間流量と総投与量を逆に設定する，時間流量の桁を間違える，停止ボタンを押したままにする等のインシデントがどうしてもなくならない．そもそも人間は，モードに弱い．そのため，輸液ポンプの注意書きにも「熟練した人のみが使用すること」と書いてある．しかし，実際の医療現場では必ずしもそうはいかない．初めて使用する人でも，見よう見まねで機器を扱わざるを得ないことがしばしばある．人間工学的に考慮された機器の開発・販売を望むものである．音がうるさいなどの理由で意図的にアラームを切ったために，間違いに気づかれないことは致命的となりうる．

### B. 人工呼吸器

回路交換などでいったん切ったスイッチを入れ忘れる，加湿を忘れる，モードを変え忘れる，リークテスト後設定を変えずに使用してしまう等，操作が多いための忘れが目立つ．人工呼吸器事故は，機器の不良，設定ミス，回路はずれの3つに大別される．アラームは必ず作動するようにし，行う操作手順説明を機器に備えつける必要がある．

### C. 手術室

もっと高度な医療機器が使用される．たとえば心臓の手術に際して使用する人工心肺は，手術に関与するすべての医師が操作できるわけではなく，臨床工学士（ME）の働きが重要になってくる．手術チームとして，呼吸を合わせて不測の事態にも立ち向かわねばならない．

### D. ローカルルール

一部の専門家のための特殊な使い方というのも，ときに危険を招く．専門家の間のみで通用するローカルルールが存在するからである．これが専門家たちの間で厳重に管理されていれば大きな問題とならないが，一般の職員の目に触れる場所に進入してくるときわめて大きな潜在リスクとなる．

### 安全管理上の要点

自分の行動を振り返ること，そして改善しようとする気持ちをもつこと．したがって，ただ報告するだけでなく，これを安全意識の向上や業務改善に結びつけることが大切である．

# 1）チーム医療

現代医療は高度でさまざまな角度からのアプローチが要求される．したがって医師一人だけで医療を行うことは困難なことが多い．まして，入院治療では多くの医療スタッフが共同で医療を行うことになる．

### ヒヤリとしないための 事前チェック事項

☐ 病院の約束事や組織図には目を通しておく．

## 基本手順・考え方

1. 役割分担，問題解決型のチームでは，アイデアを提案するのはチーム・メンバーの仕事である．
2. リーダーの役割は，こうしたアイデアを出しやすくすること，すべての情報を最終決定し，メンバーに滞りなく伝えることである．
3. 共通認識，情報交換がうまくいってはじめて，チーム医療が成功することになる．

## おさえておきたいポイント

◆医療行為の実施にあたっては，医師が指示を出すことになるが，それぞれの職種が専門職として関わる．専門職としての役割分担はあるが，上下はない専門家の集まりである．各人が自らの職分に関して責任ある行為を行うことによって，チーム医療が遂行される．医療行為の多くは，**医師の指示が必要**であることを忘れてはいけない．

## 安全・適切に医療を行うための注意点

◆多人数で1つの仕事を行うためには，スムーズなコミュニケーションが最も大切である（図）．そのためには権威勾配がなく皆が平等に関わること，もう1つは共通基盤をもつことである．
◆上のスタッフはリーダーとして皆の意見を十分に吸い上げたうえで決断を下す，下のスタッフは自分の意見を十分に述べ

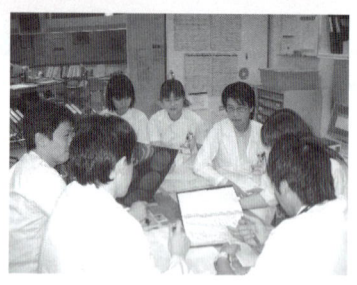

**図●チーム医療のダイアグラム**
カンファランスでは，多職種で意見交換を行う

たうえでリーダーの最終決定に従うことになる[1][2]．このとき，情緒，地位，知識，意識，情報の共有がはかられている必要がある[3]．

◆「おかしい」と思ったら，遠慮せずに尋ねることが重要である．「これがおかしい」と言う自信がないときには「これは大丈夫か」と言い換えることもできる．そして，自分の職務をしっかりと果たすことである．

◆研修医としては，「ホウレンソウ」すなわち報告・連絡・相談を忘れずに．指示や情報を伝えるときには，受け手の気持ちになる．

◆現在の"チーム医療"の利点の1つは，チェック体制によるミスの発見である．一方，医師同士の協力関係が欠如したりチームの協調性が低下したりすると，医師の知識や技量の程度にかかわらず，医療事故が起こりやすくなる．人間は，同姓類似名の患者間違いなど，少しだけ違ったものを多数扱うときにはミスをしやすい．

### 参考文献
◇ 「院内ルールと医師のマナー」（日野原重明 監修），ミクス，2000

## ●患者説明のポイント

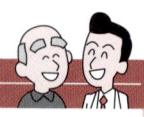

1. 患者からチームに託された情報は確実に伝達すること，この情報伝達ができていないと患者の医療者に対する不信感につながる．

2. 患者には，こちらから説明したことの一部しか伝わっていない可能性が強い．したがって，話の終わりには話した内容・今後の行動を再確認し，他に付け加えることはないかを尋ねる二方向会話にすると良い．この行為により，コミュニケーションがはかられたという気持ちが増し，誤解が減り，患者の満足度が増すことになる．

# 2）問題対応能力

患者のもつ問題を把握し，それを解決するための情報を適切に収集して評価し，当該患者への適用を判断できることが大切である．医療の社会性にも配慮しなければならない．自分で考えて行動できる実力を身につけることが必要である．

## ヒヤリとしないための 事前チェック事項

- [ ] 患者に関する多くの問題は医療チームとして解決にあたるが，リーダーとなるべき医師の能力に委ねられているところは大きい．
- [ ] 問題認識のスタートは，受動的な場合と主体的な場合とがある．前者は『何かの事態，変化に遭遇して，人または組織が動けなくなっている状況，または動けなくなる可能性』に気がついたときに，後者は『このままでは目的，目標に到達しない可能性』に気がついたときに起こる．
- [ ] 疾患領域について想起レベルの知識をもっていても，臓器別の疾患論だけでは臨床における問題解決に対応できないことが多い [1][2]．

## 基本手順・考え方

1. 患者の問題の把握には，目の前の患者のあるべき姿を設定することが必要である．
2. 病気についての患者自身の考え方や期待感，「解釈モデル」を聞いておくことは，治療を進めるうえで有益な方法である．
3. 得られた情報をもとに診断・治療の方策を論理的に考える方法が，POS（problem oriented system）であり，POMR（problem oriented medical records）である．
4. 患者の問題点を把握し，エビデンスを収集し，批判的吟味を経て，患者への適用を行うというEBM（evidence-based medicine）の考えは，診療の基本として身につけるべきである．
5. 社会性を身につける．
6. 上司の研修医に対する問題の提起は『命令の3原則』にしたがって，①状況を説明し，②自分が実現したいことおよ

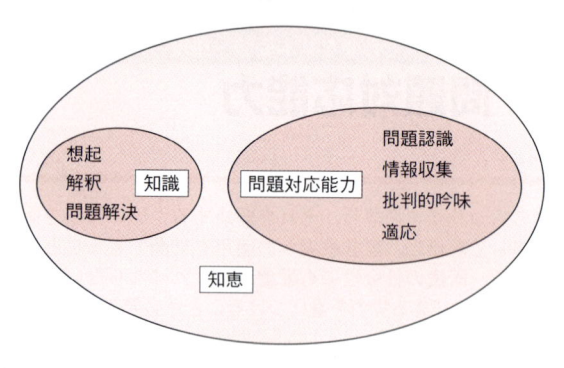

**図●問題対応能力の位置づけ**
知識と問題対応能力を合わせたものが知恵である．知恵は問題にぶつかることによって体得できる

び目的を示し，③研修医に解決してもらいたいことを明確にする．そうして，「さて，この問題，君ならどうする？」と質問する．

## おさえておきたいポイント

◆病気にかかっているのは人間である．人間を中心に考えることを忘れてはいけない．
◆知恵とは，ものごとを知り，巧みに処理していく能力を指す．すなわち，ものごとを知り＝知識，巧みに処理する能力＝問題対応能力で，両者を合わせたのが知恵ということになる（図）．知識は本を読んだり，先輩に聞けば習得できる．しかし，知恵は本を読んだだけでは自分のものにならない．知恵は行動の中から体得するもので，知恵を体得するには問題にぶつからなければいけない．
◆問題を認識し[1]，次にそれを分析して，「何を解決しなければいけないか」という目的が明確になって，はじめて問題対応能力が発揮される．
◆考える部下が育っていないと嘆く上司は，部下の能力を引き出していなかったことを反省すべきである[6]．
◆言われたことを行うだけでは問題対応能力はなかなか身につかない．自らの感性を磨く必要がある．

## 安全・適切に医療を行うための注意点

◆患者とのトラブルの多くは，患者の望むことと医師の考えとの齟齬から生じるものである[2]．

◆ホウレンソウ：節目で上司に報告，連絡，相談を行うことが大切である．研修医はまだ修行中の身であることを忘れないように，上司は部下を育てることに労力を惜しんではならない[6]．

## 参考文献
◇「工場管理者心得ノート」（間瀬 誠），148，日刊工業新聞社，1997

### ●患者説明のポイント

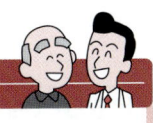

1. 患者と同じ目線で話をし，患者が困っている問題点を共有すること[1][2]．患者の話を聴く姿勢をみせ，患者の抱える問題に共感するだけでも，納得が得られやすくなる．わかりやすい言葉を用い，立場を変えて考えることが必要である．

memo

# 1章 医療人として必要な基本姿勢・態度

# 3) 安全管理

安全管理の基本は，目の前の患者を大切な個人と見なすことにある．大切な人であれば，慎重を期して確認をしっかり行い，自信がないときには上司の判断を仰ぐことになるであろう．

## ヒヤリとしないための 事前チェック事項

☐ インシデント報告は，責任を問うものではなく，問題点を抽出するためのものである．言い換えると，システム改善への提案と考えることもできる．組織の横の風通しを良くするために，事実を客観的に記載すると良い．始末書ではないのであるから，ぜひ利用する報告にしたい．

☐ 医療事故発生時の対応：事故とは，病院として緊急に対応すべき，患者に関する不測の事態である．基本は，患者・家族・社会に対して誠実に対応しなければならない．

当事者が即，行うべきこと
① 患者の安全確保（医療上の最善の処置）
② 所属部長に連絡（不在なら直接病院長へ）
③ 必要な応援要請（リスクマネージャーは，これを補助・助言する）

所属部長と相談のうえ，すみやかに行うべきこと
① 診療記録の作成（経時的に事実を記載）
② 報告書を提出

## 基本手順・考え方

医師はcureに，看護師はcareに，技師はそれぞれの専門職として対等に関わる．

1. 相手の立場にたって考える
2. 同じ目線で相手の言葉を心で受容する
3. 相手に理解できる易しい言葉で説明する
4. 医療は患者とともに組み立てる
5. 上司との「報告」「連絡」「相談」をきちんとする
6. 常に「確認」を念頭において診断と治療をする

## おさえておきたいポイント

◆ 患者および医療従事者にとって安全な医療を遂行し，安全管理

の方策を身に付け，危機管理に参画するために，以下の項目をマスターしなければならない．

① 医療を行う際の安全確認の考え方を理解し，実施できる．
② 医療事故防止および事故後の対処について，マニュアルなどに沿って行動できる．
③ 院内感染対策（standard precautionsを含む）を理解し，実施できる．

◆過去に繰り返された重大な事故に関しては，知っておく必要がある．例えば薬に関して，キシロカイン®の濃度違い，サクシン®とサクシゾン®，アルマール®とアマリール®，抗悪性腫瘍薬の投与間隔，トロンビンの投与経路，塩化カリウムの投与法などに関する事故は記憶に新しい．

◆院内感染対策は，まず標準予防策を理解し実践する必要がある．感染経路には，空気感染，飛沫感染，接触感染の3種類がある．とくに接触感染予防には，手洗いをきちんと行うとともに，当該患者の体液に触れる際には手袋やガウンなどで防御することが肝要である．

## 安全・適切に医療を行うための注意点

◆意識を高める：インシデントを積極的に報告し，QC活動に参加する．マニュアルを理解し，想定事故リスクにつき対策を練る．
◆マナーや接遇に気を配り，謙虚な心をもって患者中心に考える．
◆コミュニケーションが大切．言いやすい環境と聞く耳を．
◆医療事故はいつでも起こりうることを忘れずに．

### 参考文献
◇ 「いまから学ぶリスクマネジメントの基礎と実例」（藤井清孝ら 編），エルゼビア・サイエンス ミクス，2002

### ●患者説明のポイント

患者の事故予防心得として次のようなことが言われている．医療者として，これを逆に利用してはどうであろうか．

1．わからないことは聞きましょう
2．自分の気持ちをわかってもらいましょう
3．容態の変化を早く伝えましょう
4．医療者には自分から名乗りましょう
5．薬・注射は尋ねましょう
6．身体・精神が弱ったときは転ばないように注意

人としてやってはいけない3Mとして，見捨てる，見下す，無視する，がある．
患者は間違いを発見する最後の砦．医療行為を行う際には，ぜひ一緒に確認をしていただくとよい．

1章 医療人として必要な基本姿勢・態度

## 1章 医療人として必要な基本姿勢・態度

# 4）医療の社会性

現在，医療の著しい進歩とそれを取り巻く社会が大きな変化をとげている．社会的変化の大きなものに少子化・高齢化があげられ，これによって医療に対し社会が求めるものも大きく変化してきている．このことを十分に理解して，実際の診療にあたることが重要である．

### ヒヤリとしないための 事前チェック事項

☐ 現在の医療の状況や問題点を十分に整理しておくこと．

### 基本手順・考え方

**1** 少子化に伴って，これまでの経営や採算性を重視した周産期医療や小児医療のあり方を変えなければならない．また，高齢化に対しては，医療と福祉やその他の支援事業を一体化させて，在宅医療を充実させる方向に進まなければならない．これら多数の課題を解決していく努力が必要である．

**2** われわれ医療従事者に対し求められていることは，患者中心の医療を行うことである．このことは，患者に信頼され良質で，かつ安全な医療を提供することを意味している．

#### A）信頼され質の高い医療

患者さんに信頼されるには，医師としての勤勉さと誠実な人柄を持ち合わせることが大切である．患者さんへの病状説明などはEBMに基づき詳細にわかりやすく説明し，必要に応じ情報の開示を行うなど，しっかりとしたインフォームドコンセントを取ることが大切である．すなわち，疾患だけに目を奪われるのではなく（疾患志向の医療），患者に目を向けた医療（患者志向の医療）を心がける．また，高い診断手技の習得や先端医療（移植，生殖医療，分子標的治療）なども理解しておく必要がある．

#### B）安全な医療

医療事故が毎日のように新聞紙上をにぎわせている．安全な医療を提供するのは当然のことであるが，複雑・多様化する医療現場においてミスのない完璧な診療を行うことは非常に困難である．しかし，確認操作の徹底やインシデ

ント報告を充実することで,大きな事故は防ぎうる.不幸にも何らかの事故が起こってしまったときには,それから得られる教訓を医療界全体で共有することが,同じ間違いを繰り返さない結果になる.

また,医療事故と医療ミスとの違いをマスコミに周知・教育する.

3 質の高い医師を養成するために,教育の充実も重要である.初期臨床研修制度に加えて,後期研修制度や専門医制度を充実する.

## おさえておきたいポイント

医療の進歩によって,以下に示すような新しい用語や概念が続々と登場してくるので,これを正しく理解し,診療に役立たせると同時に,患者にも説明する.

①インフォームド・コンセント　②リスクマネジメント
③EBM　　　　　　　　　　　④セカンドオピニオン
⑤診療ガイドライン　など

## 安全・適切に医療を行うための注意点

◆患者中心の医療を行うことを基本に,患者への説明と同意を怠らない.
◆確認操作を徹底し,患者にも参加してもらう.また,不明な点は躊躇せず指導医に相談することが大切である.

### 参考文献

◇ 医療の新しい基本的理念. 日本医師会雑誌, 133 (3):23-42, 2005

## ●患者説明のポイント

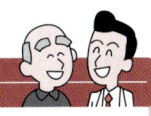

1. わかりやすい言葉で説明し,患者が十分に理解し納得したうえで治療を行う.
2. 安全な医療を行うために,医師だけでなく,患者も参加した医療が重要なことを説明する.

## 1章 医療人として必要な基本姿勢・態度

# 5）病院機能と医療情報

個人情報保護法の施行，医師法に定められた守秘義務，安全管理上の観点から，患者に関わる医療情報の取り扱いはきわめて重要な事項である．また，病院機能のうち，多くの部分が病院情報システム（いわゆるオーダリング，電子カルテなどを広く含む意味で使用）に依存している現在，システム，電子データ等の扱いを十分に理解することが医療関係者に求められる．

### ヒヤリとしないための 事前チェック事項

- ❏ 個人情報保護など関係する法令，条例等の要点を知っておく．
- ❏ 個人情報保護など関係する病院の取り決めを理解しておく．
- ❏ 病院情報システム，パソコンなど電子機器の操作に習熟する．

### 基本手順・考え方

1. 患者に関わる医療情報は患者の個人情報として扱う内容であり，患者自身がコントロールする権利をもつ．
2. システム入力による場合も手書きによる場合も，指示間違いは重大な事故を引き起こす可能性がある．
3. パソコンの誤った取り扱い，操作ミスは医療情報の漏洩に直結する危険がある．

### おさえておきたいポイント

- ◆患者に関わる情報はすべて個人情報として扱うべき内容であることを認識しておく．
- ◆電子データは共有化が容易である反面，情報の秘匿性については脆い部分があり，瞬時に不特定多数者に対して情報が漏洩される危険性のあることを承知しておく．
- ◆大量に電子データの持ち運びが可能な媒体の取り扱いは特に慎重に行う．

◆手書きでなくキーボードから入力することにより、文字が判読できないため生じていた情報伝達の間違いはなくなったが、人間が操作することによる入力ミスは常にあり得ることを念頭においておく．

## 安全・適切に医療を行うための注意点

◆医療従事者は個人情報を取り扱っているという意識を常にもつことが大事である．例えば，廊下，エレベーターの中など，他の人が聴取する可能性のある場所で，医療者間同士で，あるいは患者，家族などに対して，病状，検査結果など患者個人情報に関する話をしてはいけない．不注意な会話は個人情報漏洩につながる．病院外でも同様である．

◆匿名化されていない患者情報は院外に持ち出さない．

◆診療録，患者の状態に関するメモなどをやむを得ず病院内で持ち歩くときは，管理，保管に十分注意する．メモは不要となったら直ちにシュレッダーにかけ破棄する．患者個人情報を守るために必要である．

◆患者情報を電子データとして病院内で持ち歩く場合は原則として匿名化し，パスワードをかける．

◆匿名化されていない患者個人情報の電子メールやFAXを使った伝達は避ける．

◆病院内に置かれているパソコンには原則としてセキュリティーワイヤーをつける．

◆患者個人情報はパソコンのハードディスク内でなく外部保存とし，施錠のできる場所に鍵をかけて保管することが望ましい．

◆病院情報システムを操作するときは，操作者自身のIDを使用する．離席するときは必ず起動している情報システムを終了させる．万一，終了させないまま他人により操作された場合の責任は画面を開いたIDをもつ者にかかる．

◆システム入力により指示を行う場合，特に間違えやすいとされ，また影響の大きい事項には格別の注意を払う（例：患者名，薬剤名，薬剤の単位，薬剤投与量，など）．

## ●患者説明のポイント

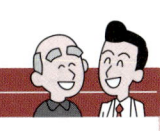

1. 医療者自らが個人情報保護の考え方を理解し遵守していることを，患者に対して言葉，態度で明確に示す．

1章 医療人として必要な基本姿勢・態度

## 2章 患者—医師関係

# 1) 上手なコミュニケーションとは

人間は誰しも自分が一番かわいい．したがって，自分を無視されると腹が立つ．コミュニケーションは，表面的には情報を伝える手段であるが，その背景として相手をどう思っているかという気持ちが伝わることも忘れずに．

### ヒヤリとしないための 事前チェック事項

- ❏ 自分は何のために医療を行っているかを常に問いただし，自分の思い描く10年後の姿に向かって，夢と誇りをもって一歩一歩着実な歩みを進めること．
- ❏ コミュニケーションとは，自分の価値観をいかに相手に上手く伝え，また自分も相手の価値観をいかに把握するかという作業である．
- ❏ コミュニケーションが成立するということは，お互いがお互いの価値観の存在を認め合うことである．
- ❏ 相手の人格を尊重しつつ，伝えたいことはしっかり伝える「アサーティブ」の考え方が大切である．

### 基本手順・考え方

1. 人は自分の中に答えをもっている．その答えを引き出し，自発性に基づいた行動を促していくことがコーチングである．
2. 患者に安心感を与える意味から，身だしなみや挨拶に気を配ること．
3. 患者との会話を大切にすること．
4. 患者の病気に対する理解を深めるために，頻繁にミーティングを行うとよい．
5. 相手の人格を傷つけることのないように配慮する．

### おさえておきたいポイント

- ◆ 患者をマスとして捉えることなく，目の前の患者の人格を認めた対応をすること．
- ◆ 患者が非日常の場に放りこまれていることを理解し，その人が語る言葉に耳を傾けてほしい．
- ◆ 「あなたを大切に思っています」というメッセージを伝えるとよい．

## 安全・適切に医療を行うための注意点

◆コミュニケーションは，単に患者−医療者間のみならず，医療者間相互の意思疎通にもきわめて大切である．「いわずもがな」は危険であり，明確に声に出すことである．思わぬ誤解や行き違いが事故の原因になる．

◆相手の話を十分に聴く心構えが重要である．相手の人格を認めているというメッセージを伝えると，良好なコミュニケーションになりやすい．

◆次の3つのコミュニケーション能力が必要である．
  ① 患者にわかりやすく情報を伝達するコミュニケーション能力
  ② 患者の情報を収集するコミュニケーション能力
  ③ チームとして患者の自己決定を支えるコミュニケーション能力

### 参考文献

◇ Marvel, M. K. et al.：Soliciting the patient's agenda: Have we improved? JAMA, 281：283-287, 1999

◇ 長谷川 修ほか：医療者関係インシデント増加に対する職員コミュニケーション教育．日本医事新報, 4231：23-28, 2005

## 患者説明のポイント

1. 診療の重要事項を整理する，患者の希望を明確に把握する，当面の診療方針に関して合意に達する，が3つの基本技法である．

2. 患者−医師間のコミュニケーションが良好であれば，患者満足度が高まり，良い結果が得られやすく，医事紛争が減少する．

3. いま行われている診療で，患者が何を問題としているのかに焦点を絞ることにより，時間を効果的に使えるようになる．患者の話を遮らないことにより平均6秒診療時間が長くなるものの，診療終了時に新たに問題を持ち出すことが少なくなるという[1]．逆に，患者は自分の問題をすべて聞いてもらったという満足感が増す．

4. 問題解決には優先順位を付けて，順番に解決すればよい．

5. 患者の見方は，しばしば医師の見方とは異なっている．患者の解釈を理解し共有することが患者満足度につながる．

6. 医療者の話を伝える場合には，相手に理解しやすい言葉で話す．一方的にではなく，ときどき相手の理解度を確認する必要がある．

7. 決定にはできるだけ患者を参加させ，医師の考えを押し付けないようにする．

8. 最後には，合意に達したこと，これから行うことを再確認し，言い忘れたことの有無を尋ねる．

## 2章 患者—医師関係

# 2) インフォームド・コンセント

同意書を得ることが目的ではなく，患者が納得して医療を受けることが大切である．医師は患者に客観的な情報を提供する．ここに自らの意見を付しても構わないが，最終的には患者が自分の価値観で判断することが，医療の基本である．

### ヒヤリとしないための 事前チェック事項

☐ インフォームド・コンセントの要点は，患者が判断するのに十分な情報が提供され，患者がその医療行為を受けることを希望ないし同意した[1][2]，という点にある．

病院で行われる医療行為によって望ましい結果が得られれば，誰も文句はない．しかし，医療行為によって期待された効果があげられないことも，あるいは合併症を生じることもある．そのときには，過誤がなかったか，説明が十分であったかどうかが，行った行為を正当化するために重要である．患者は，自分が大事にされていると感じたときには，医療者に対してある程度寛容になれる．したがって，医療行為の説明にあたっては，一般論としての見通しに患者一人一人の条件を加えた説明を行い，患者の決定を重んじる必要があるわけである[1]~[3]．これがインフォームド・コンセントの要と言えよう．

### 基本手順・考え方

「インフォームド・コンセントをとる」のではなく，同意は「自主的になされる」ものである．手順は次の通りである．

**1** 診療や検査の内容・目的・方法・種類を十分に説明し，納得と同意を得る．

**2** 医療行為の成功の可能性とそれによって患者が受ける利益と不利益，特にリスクに関して十分に説明し，納得を得る．

**3** これらが受け入れられない場合には，対応する医療の代案について十分に説明し，納得と同意を得る．

**4** 患者または保護者に対して以上の説明をしたときには，必ずその日時・説明内容・相手方氏名を診療録に記載する．同意された場合は「同意書」により確認を得ておき，同意が得られなかった場合は，その事実と理由を診療録に記載

するとよい．

### おさえておきたいポイント

- ◆医療は，①患者の希望または同意のもとで，②治療目的に，③その時点の医療水準に合った行為を行うものである．患者の希望が最優先する．患者が「こうなりたい」という希望をもって受診したことに対して，医療者として最適と思われる具体的方針を提案する[1]．その説明を受けて，患者側がそれを受けるかどうかの判断を下すわけである．
- ◆実際の医療においては，インフォームド・コンセントは行為そのものの他に，記録として重要な意味をもつ[4]．
- ◆医療には，EBM（evidence based medicine）とNBM（narrative based medicine）の両面が必要である．前者は，病人を集団としてみた場合の成績であり，状況を客観的に判断するために必要である．後者は，患者一人一人の物語を大切にする，いわばオーダーメイドの医療である．

### 安全・適切に医療を行うための注意点

- ◆研修医が指導医の指示下で医療行為を行う場合でも，行為者はその手技によって得られる利点，関連して起こりうる合併症を含めて患者に説明でき，かつ患者から発せられる質問に答えられるだけの勉強をしてから，行為に臨む義務があると言えるであろう．
- ◆たとえ確率は低くても，ほとんどの医療行為に合併症はつきものである．思わしくない結果に終わることも念頭に置き，医療者側の思いで行為を押しつけないこと．できるだけ「患者側が希望して行う」というスタンスを．

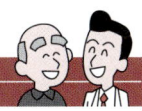

### ●患者説明のポイント

1. 患者との間に良好な人間関係が築かれていることが大切である．医師－患者という関係の前に，一人の人間同士として認め合わなければならない．
2. 会話のはじめに，医療内容とは直接結びつかないアイスブレーキングも利用したい．そして患者の希望を的確に把握する．
3. 医療者の思いを患者に押しつけることは，できるだけ避けるべきである．したがって，インフォームド・コンセントは「とる」ものではなく，「自主的になされる」ものである．くれぐれも，患者側が「同意書を書かされた」という気持ちにならないように．

# 2章 患者―医師関係

# 3）悪いニュースの伝え方

医師という職業が患者にどのような影響を与えるかを理解したうえで誇りをもち，患者の生活を理解し，ぜひ患者と希望を共有してほしい．コミュニケーションは，単に情報を伝えるだけではなく，同時に感情や意思すなわち相手に対する思いが伝わることを忘れてはならない．

## ヒヤリとしないための 事前チェック事項

- ☐ 告知の目的がはっきりしていること．
- ☐ 患者・家族に受容能力があること[3]．
- ☐ 医師および他の医療従事者と患者・家族の関係が良いこと[7]．
- ☐ 告知後の患者の精神的ケア，支援ができること[5]．

## 基本手順・考え方

1. 環境を整える．
2. 相手がどこまで知っているのかを理解する．
3. 相手がどこまで知りたいかを確認する．
4. 情報と希望を共有する．
5. 患者の感情に応答する．
6. 話し合いの要約，今後の予定の確認．
7. 家族や関係者が患者を支える方法で協力できるように配慮する．

## おさえておきたいポイント

患者と向き合った医師とは次のような存在である[3~5].
- ◆病人の苦痛を真剣に受け止めてくれる
- ◆情報を冷静に判断し,積極的に原因を探ってくれる
- ◆苦痛を排除し,誠実に病気を治そうとしてくれる
- ◆秘密を保持する
- ◆差別を排除する
- ◆自己能力を超えた場合に適切な配慮をする

## 安全・適切に医療を行うための注意点

医師の行動が次の点に沿っているかどうか振り返りつつ伝えると良い.
- ◆感情の動きに配慮しているか[5]
- ◆十分な情報を与えているか[4]
- ◆選択の余地を与えているか
- ◆気持ちを共有しているか[4]
- ◆医師自身が正確な情報を知っているか[2][3]

## ●患者説明のポイント

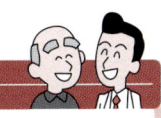

**精神的アプローチが大切**である.次の点に配慮すると良い.
1. 座って,目線の高さを揃えるようにする.
2. 患者の話を傾聴し,感情に焦点をあてる.
3. 安易な励ましを避ける.
4. コミュニケーションを持続させる.
5. 共に闘うことを知らせる.
6. 病状の変化に対する布石をする.
7. 質問の機会を与える.
8. 希望を与える.

memo

## 2章 患者―医師関係

# 4) 怒りを露わにする患者への対応

相手を非難するような言い方を避けるとともに，相手の全人格を認めて，じっくり話を聴くこと．相手の言い分を十分に捉えたうえで，その感情に共感の意を表しつつ事情を説明すると良い．とりあえず恐縮表現で感情的対立をしないことである．

---

### ヒヤリとしないための 事前チェック事項

対応する前に，サービス業で言われている以下の点を確認すると良い．

#### ☐ 積極的な対応で相手の心を開く

「それは難しいですね」ではなく，「私どもが最後まで責任をもって対応いたします」

#### ☐ 肯定的な表現で印象アップ

「〇〇はできません」ではなく，「あなたのお気持ちはよくわかりますが，私どもでは〇〇の方法でやらせていただいております」

#### ☐ ちょっとした表現に注意する

① 「たぶん」や「…ですけど」は使わない．
② 「わかっています」ではなく，「おっしゃる通りでございます」
③ 「一応」「たぶん」ではなく，「確かに」「きちんと」を使う．
④ 「知っていますね？」「理解していますか？」ではなく，「私の説明で不十分な点はなかったでしょうか？」「これでよろしいでしょうか？」と言う．
⑤ 「後日」「そのうち」でなく，「〇日までにご連絡いたします」
⑥ "マジックフレーズ"を有効に使う．
　「ありがとうございます」
　「恐縮でございます」
　「残念ですが，…」
　「申し訳ございません」
　「あいにくではございますが，…」
　「恐れ入りますが，…」
　「お手数ですが，…」
　「失礼ですが，…」
　「ご面倒ですが，…」
　「ご多忙とは存じますが，…」
　「お差し支えなければ，…」

## 基本手順・考え方

1. **基本原則**：速やかに対応する，すぐに上司に報告する，相手の言い分を最後まで聞く，病院の代表として対応する，現場に出向く，など．
2. まずこちらは何も弁解せず，相手に誤解があっても反論せず，「聴くこと」に徹する．相手の言葉を遮らず，相槌や頷き，オウム返しをところどころに入れながら，まず相手の言い分を吐き出してもらう．
3. その後で，相手の感情や人格を認めつつ，事実関係の誤解を正したり反論を試みる．
4. **禁止事項**：すぐに言い訳をする，感情的になる，正論をふりかざす，たらい回しをするなどはご法度である．

## おさえておきたいポイント

- 相手を怒らせる前に，相手の全人格を認めて対応することが大切である．じっくりと話を聞いてもらうだけで，相手は大いに納得する．納得し，怒りが解放されれば，過大な要求は出てこないものである [1][3]
- 相手が怒っているときには，調子合わせ（ペーシング）をしてはならない．相槌を打ちながら，まず相手の話をよく聴くことである．

## 安全・適切に医療を行うための注意点

お礼と謝罪が解決への近道．途中で下手な言い訳や反論をしない．
- 病院を選んで来た患者であることを忘れずに．
- 相手の立場にたち，誠意をもって最後まで聞く．先入観は捨て，冷静に対応する．
- 事実を確かめ，相手の要望，真意を正確につかむ．
- 権限の範囲内で対応し，すぐに上司に相談する．
- 病院の代表として対応していることを忘れない．

### 参考文献
◇ 「クレーム対応完璧マニュアル」（関根健夫），大和出版，2002

## ●患者説明のポイント

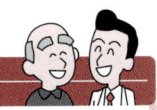

1. 相手に「怒り」の感情がある場合，感情にまかせて一方的に

話し続けられることがあるかもしれない．どんな場合でも常に冷静に，**相手の言い分を最後まで聞く姿勢**で対応する必要がある．相手を非難するような話し方は避けねばならない．

2. クレームを「患者の期待の表れ」として捉えると，話を聴きやすい．
3. 話の内容に異論が生じたとしても，相手の意見を十分に吟味し，整理して，相手の立場を尊重したうえで，こちらの意見を述べるようにする．
4. クレームの原因がその場で明確にならない場合や，病院としての判断が必要な場合は，個人的な結論や意見は告げずに保留する慎重さも必要である．
5. 話が堂々めぐりしてしまう場合や，患者側が極度に感情的になっている場合などは，クレームを受ける「状態」，すなわち場所・人・日時を変えることにより，解決の糸口が見つかる場合もある．

memo

## 3章 基本的な身体診察法

# 1）全身の観察と記載

全身状態の診察では，全身の概観と，精神状態を観察する．身体診察は，患者の病態を把握する際の最も基本的な医療行為である．

### ヒヤリとしないための 事前チェック事項

☐ カルテの入院時（あるいは外来初診時）記載欄に全身状態の記載項目が網羅されているとは限らない．以下のことを優先し，まずチェックしていく[1]．

意識（傾眠，見当識障害）・重症度（良好，悪い，致命的）・窮迫（呼吸状態，痛み，不安）・皮膚（チアノーゼ，冷汗）・表情（苦悶状，平穏）・体勢（座位，胸膝位，やせ，不安定歩行）・その他（体臭，服装，付き添い）

### 診療の基本手順

1. 全身を系統的に見落としなく診察をしていく（表）．
2. 患者が入室したときから観察は始まり，医療面接，そしてバイタルサイン，全身状態の把握をしていく．
3. その後で，頭頸部から順に，胸部，腹部，四肢，神経系へと診察を進めていく．
4. 病状により診察の順序は変更していく．例えば，腹痛を訴えている患者にはまず腹部から診察していく．しかし，見落としを防ぐ意味もあり，他の部位の診察もすべきであるし，脱衣も十分にしてもらい，全身状態を確認していくようにする．
5. 全身状態の評価に含まれる項目を列挙する．
   健康状態，意識レベル，困窮の徴候（sign of distress），身長と体型，体重，皮膚色と皮膚病変，服装・清潔状態，表情，体臭，姿勢・歩行・運動機能

### おさえておきたいポイント

◆患者を診たら，まず全身状態の評価をする習慣をつけること．症例呈示において全身状態の表現が，聞き手に注意や関心をひきつけ，患者のイメージを形づくり，有効なディスカッション

### 表 ● 全身の診察

| 1）顔貌 | 苦悶状，紅潮，無欲状，仮面様，ヒポクラテス顔貌，満月様 |
|---|---|
| 2）精神状態 | 意識・感情・認識・知能など |
| 3）体格 | 栄養状態，肥満，るいそう |
| 4）姿勢 | 前屈，後弓反張，脊柱側彎・後彎 |
| 5）運動 | 診察室に入ってくるところから観察が始まる．麻痺（痙性・弛緩性），不随意運動（痙攣・振戦など），運動失調 |
| 6）歩行 | 痙性片麻痺，痙性対麻痺歩行，ひきずり歩行（小刻み・前屈），跛行 |
| 7）言語 | 失声（声帯の障害），構音障害，失語（Broca・Wernicke） |
| 8）皮膚，爪，体毛 | 蒼白，チアノーゼ，黄疸，色素沈着，浮腫，スプーン状爪，脱毛 |
| 9）表在リンパ節 | |

に結びつけることが可能になる重要な要素となるからである．

## 安全・適切に診療するための注意点

◆身体所見のプレゼンテーションにおいて，バイタルサインと並んで重要と考えられる全身状態の観察・評価が抜けて，局所所見にいってしまうことがある．これは全身状態の観察・評価をしていないか，していてもその有用性を認識していないからである．特に，しばしば重症度の認識ができておらず，対応・行動が遅れる場合が多い．**全身状態の評価を最初にするようにしておくと**，病歴と合わせて，その患者の現在の状態に緊急性があるかどうかを診察開始後早い時点で認識することができ，適切な対応がとれるようになる．

◆全身状態が比較的良い場合（重症度が低い場合）でも，各臓器を詳細に診ていく前に，スクリーニング的に全身所見を評価しておくと，身体診察の有用性も上がり，また特定の臓器の特定の所見に過度にとらわれることによるロスやミスを防げる．

◆身体診察が終了した時点で改めて全身状態の再評価とのズレがないかどうか検討する．一見全身状態が悪いようにみえても，実際にはそれほどでもない場合もあるし，その逆もありうる．高齢者など特に注意を要する．他にもステロイドを内服中の患者なども，重症なのに一見そうではなくみえる場合もある．

◆高齢者は重症度の判断が困難なことも多い．皮膚の徴候・所見に乏しい場合があり，一見それほど問題なさそうにみえて実は重症の場合がある．逆に高齢者は，風邪に伴う軽度の発

熱でも意識が低下する場合もある．そのような軽度の侵襲でも意識が低下することはしばしば経験するので，意識状態が必ずしも重症度を反映しない場合もあることは，評価するうえで注意すべきポイントである．

### 参考文献

1) 荒木栄一, 西田健朗：全身状態とバイタルサインのとりかた．「基本的臨床能力学習ガイド」（熊本大学医学部臨床実習入門コースワーキンググループ編集委員会 編），pp85-96, 金原出版, 2002

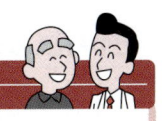

## ●患者説明のポイント

1. 症状のある部位とは異なっていても，身体をなるべく広く露出して，見落としがないように診察する必要がある．
2. 脱衣の必要性を説明し，看護師の立ち会いをお願いして診察を進め，確認した所見に関してはカルテに記載を忘れないようにする．

memo

## 3章 基本的な身体診察法

# 2）頭頸部の診察と記載

頭頸部は直接観察することができる部位が多く，所見を容易に得ることが可能である．診察にあたっては，眼瞼・結膜，咽頭，頸部などの解剖学的知識と基本的所見を熟知しておく．

### ヒヤリとしないための 事前チェック事項

- ☐ 視力，視野，複視等の眼症状はないか？
- ☐ 呼吸困難感，呼吸の狭窄音，嚥下痛，嚥下障害などがないか？
- ☐ 全身症状の一部症状か，頭頸部のみの症状か？
- ☐ 頸部腫脹は有痛性か無痛性か？

## 診療の基本手順

### 1．眼瞼・結膜，眼底

眼球および眼瞼の詳細な診察が必要な場合は眼科医へ依頼して行われるべきだが，研修医が診療上重要で細隙灯顕微鏡などの診察器具を使用しなくてもとるべき眼科的所見は少なくない．

1. 眼位はペンライトによる反射の位置が瞳孔中央からずれているかによって，内斜視，外斜視かが判断でき，眼球運動を上下左右斜めの8方向見ることによって，麻痺性斜視の存在がわかる．眼瞼下垂を合併している場合は，動眼神経麻痺と診断できる．

2. 瞳孔反射は脳幹部の障害の程度を示すことはよく知られているが，ペンライトを左右眼に等間隔で振ることによって，正常では縮瞳反応を呈するのに対し，散瞳反応がみられる患側眼に求心性視路障害を見出すことができる．これはMarcus-Gunn瞳孔反応といい，視交叉以前の視神経疾患である可能性が高い．

3. 結膜の充血，出血の存在や，黄疸による黄色変化の有無も確認する．角膜混濁は肉眼的にも観察可能であり，角膜浮腫は炎症性疾患の場合はおおむね局所的であるのに対し，緑内障発作ではびまん性で，触診でも患側眼が高眼圧であることは触知可能である．

4. 直像鏡による眼底所見は視神経および黄斑部など限られた範囲にとどまるが，視神経乳頭浮腫，うっ血乳頭の存在や，

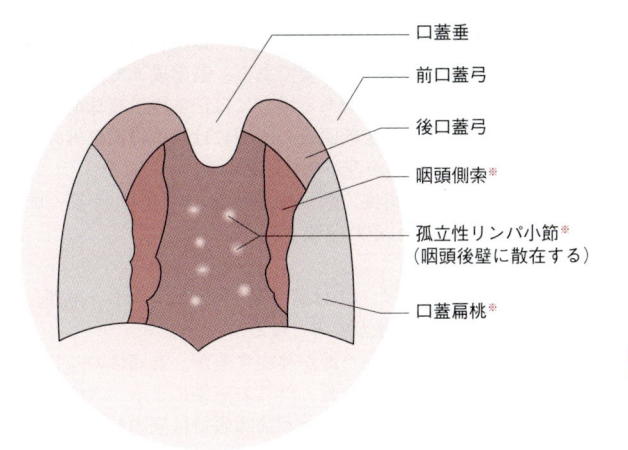

図中ラベル:
- 口蓋垂
- 前口蓋弓
- 後口蓋弓
- 咽頭側索※
- 孤立性リンパ小節※
  (咽頭後壁に散在する)
- 口蓋扁桃※

**図●咽頭所見を記載するための解剖**
※はWaldeyer咽頭輪を構成するリンパ組織

中間透光体を通してみる像の左右差から硝子体出血の有無も推測できる．

5 対座法による簡単な視野測定も，同名半盲の検出には十分であり，虚血性ないし出血性脳障害の部位判定には有用である．

### 2．外耳道

耳介を後上方に牽引しペンライトなどを用いると比較的容易に観察できる．

1 耳介に牽引痛がある場合には外耳道炎が疑われ，外耳道の発赤・腫脹の有無を調べる．

2 子供の外耳道異物にはビービー弾などおもちゃ類が多く，成人では迷入した昆虫が異物となることもある．

3 異物や発赤・腫脹の有無，疼痛・難聴・めまいの有無を記載する．

### 3．口腔・咽頭（図）

舌圧子での舌の圧排は，前方3分の2にとどめると反射が生じず観察が容易となる．

1 舌の萎縮，線維束性収縮，変位などは神経系の障害を疑う．前癌状態の白板症は舌辺縁に白帯を生じる．厚い舌苔は真菌によることが多い．悪性貧血では舌表面が萎縮し白色平坦化するHunter舌炎を，またPlummer-Vinson症候群では赤色平坦化した舌萎縮をみることがある．舌腫瘤の場合には触診でその固さや広がりを調べる．

2 口蓋扁桃は大きいのみでは病的ではない．発赤，扁桃陰窩の膿栓，白帯の有無や大きさの左右差に注意する．前口蓋

弓の発赤・腫脹と著明な咽頭痛を一側性に生じる扁桃周囲膿瘍では切開・排膿が必要である．若年成人で両側口蓋扁桃に著明な白苔付着がある場合には伝染性単核球症が疑われる．口蓋扁桃炎と咽頭炎の鑑別には口蓋扁桃以外の咽頭粘膜に発赤があるか否かを参考とする．

**3** 前口蓋弓，口蓋扁桃，咽頭後壁の孤立性リンパ小節や咽頭側索の所見をそれぞれ記載する．

### 4．頸部

頸部腫瘤の診察にあたっては耳下腺，顎下腺，舌骨，喉頭，胸鎖乳突筋などの解剖知識が参考となる．

**1** 頸部には多数のリンパ節が存在するが，有痛性のリンパ節腫脹は口腔・咽頭・中耳・外耳の感染による二次性腫大のことが多い．無痛性のリンパ節腫脹では癌の転移，悪性リンパ腫や結核性リンパ節炎などを考慮する．

**2** 触診では胸鎖乳突筋の裏側に存在する深頸部リンパ節を触れるようにする．上咽頭癌や中咽頭癌では頸部リンパ節転移による腫大が初発症状のことも珍しくはない．喉頭の下方で胸鎖乳突筋内側の腫張は甲状腺疾患を考える．咽頭炎症状に続発し圧痛を伴うやや広範な頸部腫大は深頸部膿瘍を疑い，超音波検査やCT検査を行う．

**3** 頸部腫瘤の部位，大きさ，形状，可動性，圧痛の有無などを記載する．

## おさえておきたいポイント

◆咽頭発赤はよくみられる所見だが，発赤の性状・部位・程度，腫脹の有無，疼痛の程度などさまざまであり，疾患によって異なる．

◆咽頭痛から嚥下痛そして急速に呼吸困難にまで進行する急性喉頭蓋炎に対しては，緊急の挿管や気管切開が必要なこともある．また，急性化膿性扁桃炎の治療が不適切な場合には頸部蜂窩織炎から深頸部膿瘍を生じ，呼吸困難や縦隔炎に進展することもある．咽頭痛から嚥下痛を呈する症例では呼吸状態もチェックし，必要に応じて耳鼻咽喉科専門医に紹介する．

## 安全・適切に診療するための注意点

◆簡単な器具を用いて行う眼底検査，外耳・鼓膜検査，咽頭検査では器具の安全な使い方に慣れ，十分な光量のもとで診察する．

◆子供の咽頭検査をする際には，口の中に食物（飴など）がないことを確認する．

## ●患者説明のポイント

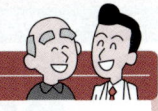

1. 頭頸部の症状は全身的疾患の部分症状である場合と局所的疾患の場合があり,また症状出現に心因的な要因が関与する場合もある.判断が難しい場合には,よく説明し専門医を紹介する.
2. 咽頭痛から急速に呼吸困難に進行する病態(急性喉頭蓋炎など)もあるので,呼吸困難を感じたらすぐに受診するように説明しておく.

memo

# 3）胸部（乳房を含む）の診察と記載

胸部の基本的な身体所見のとり方，特に乳房の診察に重点をおき，注意点について述べる．

## ヒヤリとしないための 事前チェック事項

- ☐ 代表的な疾患については，その身体所見上の特徴をよく把握しておく．
- ☐ 可能なら他医療者の同席を．

## 診療の基本手順

### 1．胸部（心，肺）の診察

#### 1 視診
①呼吸状態，②胸郭変形の有無，③その他（肋骨・肋間，チアノーゼなど）

#### 2 触診
①圧痛点の有無，②異常所見の存在，③呼吸運動，④音声振盪，⑤心尖拍動

#### 3 打診
①濁音，②鼓音，③肺肝境界

#### 4 聴診
①肺の聴診：正常呼吸音（気管支呼吸音，肺胞呼吸音），異常呼吸音（連続性ラ音，非連続性ラ音，胸膜摩擦音）
②心臓，血管雑音の聴診：心音（強弱，大小，分裂），過剰心音，心雑音

＜所見記載のポイント＞
・診察した順序に沿って記載する．
・視診・触診で異常所見がない場合は，「異常所見なし」と記載する．
・打診を省略する場合は未施行または省略と記載する．超音波診断を行う予定があればそのむね記載しておく．
・聴診（肺）の場合は異常呼吸音の有無，内容につき記載する．
・聴診（心）の場合は心音の性状，心雑音の有無（雑音がある場合はその種類と程度）を記載する．

## 2．乳房・リンパ節の診察

- 乳房・腋窩は特に視触診が重要な役割をもつ．
- 月経終了後1週間前後の，乳房が最も柔らかくなった時期が望ましい．
- 対面座位または仰臥位：両側上肢を自然におろした位置（仰臥位では体側につけた位置），挙上した位置にて視触診を行う．
- リンパ節（左右の腋窩，鎖骨上窩）についても触診する．

### <所見記載のポイント>

- 腫瘤を認める場合はその位置を乳房分画に従って記載する[1]．
- 腫瘤の性状（大きさ，形，硬度，表面の性状，境界，可動性，波動の有無，胸筋への固定の有無，えくぼ症状の有無，自発痛や圧痛の有無など）や乳汁分泌の有無（ある場合はその性状）につき記載する．
- 腋窩あるいは鎖骨上リンパ節腫大があれば，大きさ，硬度，固定の有無などを記載する．

## おさえておきたいポイント

### 1．乳房（図1）

- ◆視診：乳房の左右差，皮膚陥凹，膨隆，浮腫，発赤，潰瘍，乳頭陥凹，乳頭びらんについてみる．
- 触診：指腹法，指先交互法
  乳房の内側から外側（外側から内側），頭側から尾側へ乳房を軽く胸壁に向かって圧迫するように．
- ◆腫瘤（大きさ，形状，硬度，表面の性状，境界，波動の有無，可動性，胸筋・胸郭への固定，えくぼ症状）
  乳頭分泌（分泌乳管，分泌量，圧迫点，性状）

### 2．腋窩リンパ節（左の場合）（図2）

- ◆患者の左上肢を自分の左手で下から支えて（前腕の掌側を持つ），軽く肘関節を曲げて力を抜いてもらう．右手指を揃えて腋窩の最も深い部分に挿入し，軽く指先を曲げて胸壁に沿い尾側へ滑らせる．
- ◆硬度，相互の固定または胸壁との固定の有無

## 安全・適切に診療するための注意点

- ◆心・肺の緊急性の高い疾患については，すばやく診察を進め，検査，処置へ移行する．
- ◆乳癌の疑いが少しでもある場合は経過観察とせず，検査を進める．良性と思われる腫瘤でも注意して診察する．乳腺症などで硬結を伴う乳腺における乳癌の診断は難しく，触診のみ

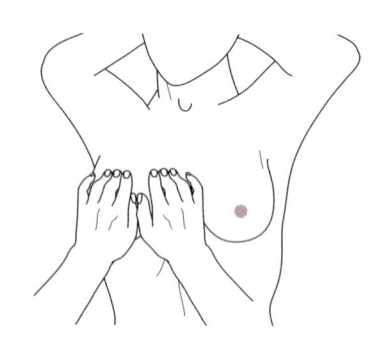

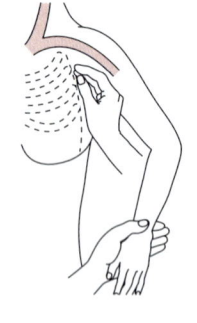

**図1 ● 乳房の触診**

**図2 ● 腋窩リンパ節の触診（左側）**

では見落とされる可能性がある．左右差がある場合や，硬い部分が混在している硬結では癌の存在を考慮して診察を進める．

◆良性と判断し経過観察とする場合でも，自己検診を指導し，変化があった場合は早期に受診するように説明しておく．
◆女性患者の診察には，同僚医師や看護師の同席が望ましい．触診開始時には患者に声をかけてから行う．

### 参考文献

1) 西 常博：乳房の診察法．臨床医，31 増刊号「必携診療マニュアル」，pp854-857，2005
◇ 田守唯一，樫田光夫：胸部の診察法．臨床医，31 増刊号「必携診療マニュアル」，pp848-853，2005
◇ 乳腺腫瘤の診断のポイント．「最新乳癌診療マニュアル 第2版」（福富隆志）．メジカルビュー社，pp8-13，2001

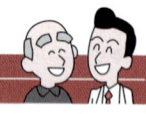

### ● 患者説明のポイント

1. 乳腺疾患において，良性と判断し経過観察とする場合には，自己検診を指導し，変化のある場合は早期に再診するように説明しておく．
2. 異常所見がなく，診察終了となる際は，癌検診受診の必要性について説明し，自己検診の指導も忘れずに行う．

3章 基本的な身体診察法

# 4）腹部の診察と記載

基本的な所見のとり方に準じて，省略せずに一定の方法で診察する．

### ヒヤリとしないための 事前チェック事項

☐ 腹部症状を訴えても，腹部だけを診察するのではなく全身を診察すること．全身の診察の一部として腹部を診察することで，全身疾患を見逃さないようにする．

### 診療の基本手順

1. 全身の診察の一部として腹部を診察し，①視診，②聴診，③触診，④打診の順に行う．

2. 診療録に所見を正確に記載し，場合によっては図示することも重要である．

3. 診察した所見から総合して考えられる診断名と鑑別診断を記載する．

4. 次に確定診断を得るにはどのような検査が必要かを考え，診断・治療の計画を立てる．

### おさえておきたいポイント

各診察方法によって，以下に示す所見を捉えることができる．
**視診**：腹部全体の色調，膨隆や陥凹の有無，腹壁運動の状況
**聴診**：腸雑音の亢進・減弱，動脈狭窄による収縮期雑音
**触診**：圧痛，反跳性圧痛，筋性防御や腫瘤の有無
**打診**：腹水の貯留や過剰ガスの有無

### 安全・適切に診療するための注意点

◆ 視診，聴診，触診，打診のすべてを行い，患者さんによって省略をしないことが正確な診断をするうえで重要である．

◆特に痛みがある部位は，最後に触診する．小児の場合には，痛みのある部位を最初に触診すると，泣いてその後の所見がとれなくなることがある．

**参考文献**
◇ 腹部の診察法．「標準外科学」（小柳 仁 監修，松野正紀ほか 編集），pp46-49，2004

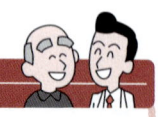

## ●患者説明のポイント

1．診察に先立ち，排尿を済ませるように指示する．
2．腹部の診察を行う旨を伝え，十分にリラックスさせ，腹筋に力を入れないように仰臥させて診察する．

memo

## 3章 基本的な身体診察法

# 5）泌尿生殖器の診察と記載

外陰部（陰嚢内）の痛みを下腹部が痛いと表現する患者さんが多い．下腹部の症状を訴える場合は外陰部まで診察すべきである．下腹部の診察ではカーテンをひくなど患者さんの羞恥心に配慮する．生殖年齢にある女性を診るときは，たとえ本人が否定しても妊娠の可能性を念頭に入れて診察する．月経が不順な患者では本人が気づかぬうちに妊娠していることもあるからである．急性腹症で腹部X線写真を撮影しなければならないとき，妊娠の可能性が否定できない場合は産婦人科医に相談する．また妊娠初期では禁忌となる薬剤もあるので注意が必要である．女性の診察を男性医師が行う際には必ず女性看護師に介助を依頼し，常に一緒に診察する．

### ヒヤリとしないための 事前チェック事項

- □ いつから，どのような症状があるのか，主訴をよく聞く．
- □ 同じ症状であっても，性別や年齢により疑うべき疾患は異なる．
- □ 女性の診察は女性看護師の介助のもとに行う．
- □ 生殖年齢にある女性は妊娠の可能性を念頭に．
- □ 子宮外妊娠，卵巣嚢腫茎捻転，精巣捻転など緊急を要する疾患に注意．

### 診療の基本手順

1. **下腹部の視診**
   - 仰臥位で診察する．
   - 腫瘤，手術瘢痕，浮腫，発赤，静脈怒張の有無をみる．
   - **外陰部**：男性では陰茎の大きさ，形，発疹や潰瘍，腫瘤の有無を診察する．外尿道口の形態，開口部の位置，分泌物の有無につき確認する．
   女性では外尿道口およびその周囲の発赤，浮腫，出血，腫瘤の有無につき確認する．

2. **泌尿生殖器の触診**
   **1 膀胱**
   - 尿が貯留していない膀胱は触知し得ない．およそ500mL以

上の尿が溜まると恥骨結合の上部に膀胱が柔らかい腫瘤状に触れる．圧迫により強い尿意を訴える．
- 進行した膀胱癌の症例では大きさや可動性（周囲臓器への浸潤の有無による）をみる目的で麻酔下の双手診が行われる．男性では直腸と腹壁，女性では膣と腹壁から膀胱の腫瘍を挟むようにして行う．

### 2 鼠径部
- 鼠径部リンパ節の性状を触診する．圧痛の有無に注目する．
- 男性で陰嚢内に精巣を触知しない例では，下腹部から鼠径部にかけて精巣を探す．この際，下腹部から鼠径部，陰嚢上部に向かって圧迫することにより精巣が触知可能となることがある．

### 3 陰茎・尿道
- 包茎の場合は包皮を反転して発赤，腫瘤，潰瘍の有無をみる．
- 海綿体に異常硬結がないか触診する．
- 外尿道口の位置，大きさを確認する．
- 尿道海綿体を外尿道口に向かって圧迫し，分泌物の性状を調べる．

### 4 陰嚢および陰嚢内容
- 陰嚢皮膚の発赤，浮腫の有無をみる．陰嚢皮膚の被角血管腫は時に相当量の出血をきたすことがある．
- 精巣は両手の中指と薬指で支持し，両手の母指と人差指とで注意深く触診する．大きさ，形，硬さ，圧痛の有無をみる．このとき精巣の後面に接して存在する精巣上体の大きさ，硬結や圧痛の有無を触知する．精巣上体は頭部，体部，尾部からなり，頭部は精巣の精索付着部の外側に位置する．尾部（精巣の最下部）より精管が精索に沿って上行している．
- 精索に腫瘤がないか確認する．精索静脈瘤は精巣上部に柔らかい腫瘤として触知する．また立位で著明となる．
- 陰嚢水腫は通常は片側の陰嚢全体が柔らかい腫瘤として触れるが，なかには内容が緊満して硬く触れることがある．超音波検査により陰嚢内腫瘍と鑑別する．

### 5 直腸内指診
- 主に前立腺の触診を目的に直腸診を行う．前立腺尖部から膀胱頸部まで中心溝の確認とともに左右両葉を触診する．前立腺の大きさ，表面の性状，硬結や圧痛の有無，周囲組織との境界について記載する．

### 6 女性外性器および尿道の触診
- 外尿道口の発赤，浮腫，出血，腫瘤の有無に注目する．
- 膣前壁より尿道に沿って触診し，尿道分泌物や尿道周囲の腫瘤の有無について診察する．
- **女性の血尿は性器出血との鑑別のため導尿して確認すべきである．**

## おさえておきたいポイント

### 精巣捻転症について

◆急性陰嚢症のなかで最も注意すべき疾患である．思春期に多くみられる．精索を軸として精巣，精巣上体が回転して生ずる精巣の血行障害である．陰嚢から下腹部にかけて激痛を訴える．悪心嘔吐を伴い，ショック状態になることもある．放置すれば精巣は壊死におちいる．

◆この診断には先に述べた精索，精巣上体，精巣の陰嚢内における位置関係が重要な所見となる．超音波ドプラ法は診断に有力である．

## 安全・適切に診療するための注意点

### 1．婦人科的問診上の注意点

◆不正性器出血を認める患者では月経との関係，または何歳で閉経したかが問題となる．閉経前では中間出血，頸管ポリープ，子宮頸癌などを疑う．閉経している場合では，子宮頸癌，子宮体癌を疑う．

◆下腹部痛を訴える場合，腹腔内出血の有無にも注意する．基礎体温表で低温期14日頃では排卵出血，それ以降では黄体から出血する場合があり緊急止血術が必要になることがある．たとえ月経が規則正しくあっても直前の月経が普段とは違う場合，子宮外妊娠，切迫流産の可能性も否定できないため，本人の了解をとったうえで妊娠反応検査をするべきである．下腹部痛を訴える場合，卵巣嚢腫茎捻転，骨盤腹膜炎，クラミジア感染症なども考慮する．

◆体外受精を受けた患者では副作用として卵巣過剰刺激症候群（OHSS）を起こすことがある．卵巣腫大，腹水が主な症状であるが，重症になると血管内脱水によるヘマトクリット上昇，胸水，乏尿がみられる．また受精卵を2個以上胚移植した場合，子宮内，子宮外同時妊娠を起こす可能性もあるので，体外受精をしたのであれば胚を何個戻したかを正確に問診しなければならない．

### 2．診察所見の記載

◆医学的かつ正確な記録を残すこと．

◆手術瘢痕の形状，腫瘤の位置や大きさなどは図示すると理解しやすい．

◆緊急を要する疾患も鑑別する必要があり，診察した時刻を記載しておくべきである．特に時間外診療の場合には，保険請求上も必要である．

## ●患者説明のポイント

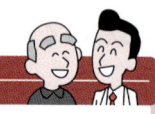

1. 診察の結果，どのような疾患が疑われるか．
2. それぞれの疾患の重症度，緊急性，生命の危険性の有無．
3. 鑑別診断にどのような検査が必要か．
4. それぞれの検査に要する患者さんの負担（肉体的，経済的）とリスク．
5. 患者さんに「何かご質問はありませんか？」と確認する．

memo

3章 基本的な身体診察法

# 6）神経学的診察と記載

病歴は症状の発症様式（突然，亜急性，緩徐），進行様式（突発完成，緩徐進行，消退・再発）に着目して聴取する．神経学的診察は頭頸部から末梢にかけて順序を決めて行う．

## ヒヤリとしないための 事前チェック事項

- ☐ 打腱器，ライト，音叉などの神経学的診察に必要な器具（図1）は揃っているか．
- ☐ 意識障害，痴呆はないか．
- ☐ 既往歴，服用薬剤は確認したか．

## 診療の基本手順

**1** 医療面接では疾患についてのみではなく，病歴聴取内容や聴取時の様子から患者の精神状態の把握も行う．

**2** 神経学的診察では，大脳高次機能，脳神経系，運動系，感覚系，小脳系，自律神経系など各機能に分けて記載を行う．

**3** 病歴，神経学的診察所見から障害部位，疾患を推測し診断計画，治療計画を作成する．疾患を挙げる場合，適切な鑑別診断を挙げ，検査計画に反映させる．

## おさえておきたいポイント

◆ 他疾患と同様に神経疾患においても病歴は診断の大きな位置を占める．症状の発症のしかたによって疾患の性質がうかがわれる場合が多い．

**突然発症の場合**
脳血管障害などの血管病変が疑われる．

**数日から数週にわたって症状が進行する場合**
髄膜脳炎などの神経感染症，ギラン・バレー症候群などの自己免疫性疾患が疑われる．

**発症時期がはっきりせず，月単位で進行する場合**
脊髄小脳変性症，パーキンソン病などの神経変性疾患が示

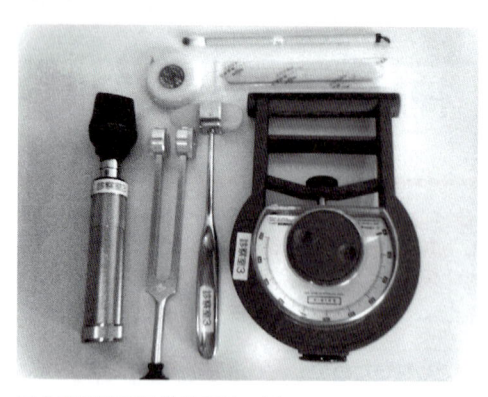

**図1 ●神経学的診察器具一例**
眼底鏡,巻尺,筆,舌圧子,握力計,打腱器,音叉(左より時計回り)

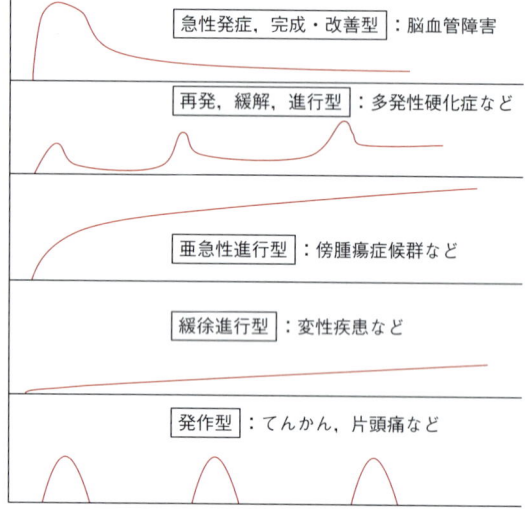

急性発症,完成・改善型:脳血管障害

再発,緩解,進行型:多発性硬化症など

亜急性進行型:傍腫瘍症候群など

緩徐進行型:変性疾患など

発作型:てんかん,片頭痛など

**図2 ●神経疾患における種々の経過**
横軸は時間,縦軸は症状の重症度を表す.文献1より改変

唆される(図2).片頭痛などの機能的疾患では病歴が唯一の診断根拠になることも多い.

◆病歴を聴取する場合は,誰から聴取したかを記載しておく.意識障害や痴呆性疾患の場合,患者本人より日常生活をともにしている家族からの情報が大切である.さらに既往歴と服用している薬剤があれば記載しておく.

◆神経学的診察は,一定の順序で行う.医療面接時の**精神状態**の把握から始まり,

- 一般内科学的所見
- **四肢・顔面の視診**（静止時の姿勢，四肢の左右差や変形などの状態，筋萎縮や不随意運動の有無）
- **言語の様子**（構音障害や失語・言語理解障害の有無）
- **頭部・顔面・頸部**（脳神経系診察，頸部血管雑音の有無）
- **上下肢運動機能，四肢深部腱反射**（左右差，病的反射の有無）
- **感覚**（左右差，表在覚，深部位置覚）
- **歩行状態**（痙性歩行，失調性歩行，鶏歩，小刻み歩行，間欠性跛行など）

などを，左右差に着目して上から下へ順序を決めて診察すると見落としが少ない．

## 安全・適切に診療するための注意点

◆病歴聴取は，患者・家族がリラックスできる状態で行うことが大切である．遺伝歴などの個人情報を聴取する場合もあり，個室で行うなどプライバシーへの配慮が必要である．

◆神経学的診察には患者の理解と協力が必要である．患者の痛みや羞恥心を理解しながら診察を進めなければならない．

◆感覚障害の検査に用いた安全ピンや爪楊枝などは，血液などの体液が付着することがあり，感染予防の点から使い捨てまたは同一の患者以外には用いない．

### 参考文献
1）「図説 神経症候診断マニュアル」（東儀英夫 編），医学書院，1996
◇ 「ベッドサイドの神経の診かた 改訂16版」（田崎義昭ほか），南山堂，2004

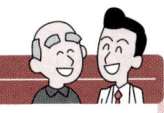

## 患者説明のポイント

1. 神経学的診察は時間を要する．診察の合間に，内容を説明しながら行うことで患者とのコミュニケーションがとりやすくなり，良好な関係がつくられる．
2. 診察の結果，想定される疾患や今後の検査計画などを簡単に説明する．詳しい説明は場を改めて指導医と相談のうえで行う．
3. チーム医療では患者に説明する内容が医師ごとに異なっていては信頼関係が得られない．チーム内の方針をカンファレンスなどで周知徹底し，情報の共有をはかる．

## 3章 基本的な身体診察法

# 7）小児の診察

乳幼児の場合，診察前に保護者（特に母親）からの情報収集が必須である．そこから問題点を整理し，全身をくまなく診察する．また，発育発達段階の異なる新生児から中学生までの診察には，小児の特性についての知識が不可欠である．小児の薬用量は成人とは異なるので，必ず確認をする．

### ヒヤリとしないための 事前チェック事項

- [ ] 正常小児の発育・発達について知識を得る必要がある．同年齢の子どもと比較して異常の有無を判断する．もちろん発育・発達には個人差がある．
- [ ] 頻度の高い小児期に特有な疾患や先天異常についての知識は必要である．
- [ ] 検査値も，正常値が成人と必ずしも同一ではない．例えば，末梢血白血球数，アルカリフォスファターゼ，血清免疫グロブリンなどは年齢とともに変化する．
- [ ] 予防接種の種類と実施時期などについて確認する．
- [ ] 小児の薬用量は必ず本で確認する．
- [ ] 児童虐待についての知識を得る．

### 診療の基本手順

1. 乳幼児の場合，本人からの問診による情報収集はできない．したがって，保護者（特に母親）から行うので，保護者とのコミュニケーションが大切である．
2. 母親は子どもの状態がいつもと違うと小児科を受診する．母親の話に耳を傾け，診断のヒントを得る．
3. 乳幼児に**不安を与えないように接する**．
4. 急性疾患，特に感染症については，流行の情報収集をする（家族，兄弟姉妹，保育園，学校など）．
5. 診察は診察室に入ってくるところから始まる．歩き方や表情なども観察する．
6. 問診から疑われた病気にとらわれることなく，**全身をくまなく診察する**．
7. 診察は五感を使って，まず視診から，聴診，打診，触診，

時に嗅覚も必要である．
8 視診では，全身状態（元気の有無），意識レベル，栄養状態，皮膚色，チアノーゼ，皮疹などを観察する．乳児では**大泉門の触診**を忘れずに行う．
9 乳幼児の処置・検査については，本人の協力は得られない．介助者と指導医の協力・援助が不可欠である．鎮静が必要なことも少なくない．
10 治療薬の種類（剤形）や量は成人とは異なる．体重換算して投与することが多いので必ず投与量を確認する．
11 外傷，発育不良などでは**児童虐待**も念頭におく．
12 学童以上では心の病も増えている．精神的アプローチが必要なことも少なくない．

## おさえておきたいポイント

◆小児では感染症などの急性疾患の頻度が高い．また，**病勢の変化が速い**（急速に悪くなり，また回復も早い）ので，**迅速で的確な対応**が求められる．

◆乳児で何かいつもと違う，元気がない"not doing well"で，細菌性髄膜炎などもありうる．

◆乳幼児の診察では，**頭頸部，口腔咽頭の診察は最後**にする．子どもは，頭頸部を触られるのを最も嫌がる．診察する場合には保護者あるいは介助者の協力（固定）のもとに診察する．扁桃腺腫大だけでは病的とは考えない．炎症の有無が大切である．

◆母親からの情報をうのみにしてはいけない．母親が気づいていないこともある．

◆泣けている間はまだ大丈夫．**泣かなくなったらかなり危険な状態**である．全身状態が極端に悪くなると，元気がなくなり，泣くこともできなくなる．

◆子どもだからといってうそをついてはいけない．例えば，「注射はしない？」と聞かれて，する場合には「しない」と言ってはいけない．子どもの信頼を失うと，その後の診療に支障をきたす．

◆腹部の触診には，幼児以降であれば開口させ，ゆっくり深呼吸をさせながら行う．これにより腹筋の緊張を和らげることができる．

◆痛みがある場合にはまず健常部から診察し，**痛みのある部位は後から診察**する．最初に痛みのある場所を触ると，怖がって次に触らせてもらえなくなる．

◆母子手帳で，出生時の情報，発達発育状況ならびに予防接種の接種状況などを把握する．保護者の記憶はあいまいなことも多い．

### 安全・適切に診療するための注意点

- ◆小児では多くの薬剤は体重を基準に投与量を決めている．ただし，成人の上限量を超えることはない．
- ◆ベッドからの転落には要注意．子どもから目を離さない．特に乳児をベッド上に寝かせるときには，寝返りをしても転落させることのないよう，ベッドに対して直角に寝かせる．
- ◆乳幼児の診察や処置・検査は一人で実施することは難しい．必ず介助者・指導医と一緒に行う．
- ◆乳幼児では，診察室にあるものを何でも触ったり口にしたりするので，危険物などの管理は厳重にする．

**参考文献**
◇ 「小児の外来診察ABC」（横田俊平），東京医学社，1995

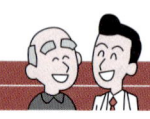

### 患者説明のポイント

1. 基本的には保護者に対して診断，検査，治療などの説明をする．さらに学童以上の子どもにも概略をわかりやすく説明することが必要である．
2. 悪性腫瘍などの場合，子どもに対する病名告知は慎重にする．
3. 乳幼児は権利を主張できない．われわれが**小児の代弁者（アドボカシー）**として主張すべきことは言わなければならない．

memo

3章 基本的な身体診察法

# 8）精神面の診察と記載

精神面の診察にあたっては，現病歴とともに，既往歴，生活歴の詳細な聴取が望ましい．その際，患者のありのままの言葉を記載するとよい．精神状態は，受診に至る生活史を十分に理解したうえで，総合的に把握すべきである．

## ヒヤリとしないための 事前チェック事項

- ❏ 精神状態の検査の第一段階は意識状態の決定である．意識障害が疑われる場合，器質的要因の検索を第一に進める．
- ❏ 患者の精神的な治療に対する動機づけ（明確か，あいまいか，拒否的か）を確認し，それを含めて専門医に相談する．

## 診療の基本手順

1. 患者または同伴者から，症状の起始および経過を「現病歴」として聴取する．その際，「述べられたありのまま」の表現を用いることが望ましい．また，患者の行動観察（落ち着きがない，など）も同時に行う．睡眠，食欲，便通，月経，飲酒，喫煙の状況や常用薬物についても記載しておく．

2. 遺伝負因，家族の構造および機能，現在認められる症状との関連を知るため，「家族歴」「既往歴」を詳細に聴取する．

3. 知能の発達から，家族・学校・職場・地域での状況（対人関係）を知るため，詳細な「生活歴」を把握する．2，3は初回診察時ですべて明らかにしようとせず，患者−医師関係が醸成していく過程で徐々に確認していくとよい．

4. 以上を踏まえ，身体的診察とともに精神状態の診察（表）を行い，診療録に記載する．

5. 適宜心理的検査を行いつつ，総合的に現在の状態像または診断を下し，治療および対応に結びつける．

3章 基本的な身体診察法　65

**表●精神状態の診察**

| 外見 | 表情，姿勢，視線の合わせ方，身だしなみ，礼儀，注意力，覚醒度など |
|---|---|
| 運動 | 遅延，興奮，異常な動き，歩行，緊張病 |
| 言語 | 速度，調子，音量，量，表現，自発性 |
| 感情 | 安定性，範囲，適切性，強さ，情緒，気分 |
| 思考内容 | 自殺念慮，他殺念慮，抑うつ的認知，強迫観念，恐怖症，関係念慮，誇大念慮，妄想など |
| 思考過程 | 一貫性，論理性，流れ，保続，言語新作，途絶，注意など |
| 知覚 | 幻覚，妄想，離人症，非現実感，既視体験，未視体験など |
| 知性 | 大まかな印象：平均，平均以上，平均以下 |
| 洞察 | 病識 |

文献1より，一部改変

## おさえておきたいポイント

◆初回診察時は患者とのラポールを確立し，患者自身の話にできるだけ耳を傾けつつ，上記の情報を聴取していく．

◆**共感的態度で接する**ことにより，患者の不安を和らげる．また，時期尚早の励ましは控える．

◆受診に拒否的な患者には，同伴者から話を聞き，「なぜ周囲の人は患者を心配しているのか」などの質問により，本人の言い分を聞く姿勢を示す．

◆うつ病では自殺の頻度が高いため，抑うつ症状を呈する患者の診察にあたっては，自殺の可能性について確認する．

## 安全・適切に診療するための注意点

◆多くの患者は精神科受診そのものに抵抗感がある．精神面で専門的治療が必要と判断した場合，専門医へのコンサルテーションに際し，患者の受診の意思を確認する（せん妄など意識障害を呈する場合や自殺企図の恐れなど緊急時を除く）．

◆抑うつ症状を呈する患者には，常に自殺企図の危険性を念頭に置く必要がある．

◆精神疾患の既往のない40歳以上の患者が見当識障害や意識混濁を呈した場合，精神症状の軽重にかかわらず，**脳器質性疾患をスクリーニングすべきである．**

◆麻薬中毒者および児童虐待症例を診察した場合，それぞれ届出義務および通告義務が生じる．

◆軽微な精神症状の把握は困難な場合がある．少しでも判断に迷ったら，上級医と相談のうえ，専門医にコンサルトする．

**参考文献**

1) Approach to clinical interviewing and diagnosis. Psychiatric secrets. 2nd ed. (Jacobson, J. L. & Jacobson, A. M., eds.), Hanley & Belfus Inc., Philadelphia, 2000
〔「精神科シークレット」(四宮滋子,四宮雅博 監訳), pp1-28, メディカル・サイエンス・インターナショナル, 2003〕

◇ 浅井昌弘:精神と行動の症候学について.臨床精神医学講座(松下正明 編)第1巻「精神症候と疾患分類・疫学」.pp3-6, 中山書店, 2000

### ●患者説明のポイント

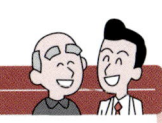

診察に基づき,病名・状態像と治療方針について説明する際,重要なポイントとして次の項目があげられる.

1. 個々の医療行為の説明ならびに患者・家族の応答を「ありのまま」に記載する.
2. 疾患によっては性急な病名告知は避け,一番よいタイミングを患者-医師関係に基づいて判断する.
3. こころの病は慢性の経過をとりやすいので,治療に時間がかかること.
4. 一度寛解しても再燃しやすいため,内服継続が重要であることを理解してもらう.
5. また,社会的機能の回復のため,生活面での指導を行うことも必要である.

memo

## 4章 基本的な臨床検査

# 1）一般尿便検査，血算，白血球分画

検体採取を正しく行うことが最重要であるが，測定可能な時間が短い検査が多いため，採取後直ちに検査に提出することも重要である．また，患者情報を把握しておき，臨床症状と検査結果が一致しないときには，再検査を考慮する必要がある．

### ヒヤリとしないための 事前チェック事項

- ❏ 採取量が十分であるか，凝固していないかを確認する．
- ❏ 投与中の薬物等患者状態を把握し，検査に影響があるかどうかも確認しておく．

## 検査の基本手順

検査のシステム化が進んでおり，ほとんどが自動分析器で行われている．検体はシステム管理され，機器の性能も向上しているが，服薬や栄養食品が検査結果に影響を与える場合があるので，臨床症状と検査結果が一致しないときには再度確認する．

正しい検査結果を得るためには正しい検体採取を行わなければならない．また，検体提出までに時間がかかる場合や保管のしかたによっては検査ができなくなる場合があるので，確認しておく．

### 1．尿検査

**新鮮尿・早朝尿**：早朝起床直後の尿が最も濃縮され化学成分，有形成分が多く含まれており検査に適しているが，外来検査では，検査までの時間が問題となり，通常，随時新鮮尿が検体となる．

**24時間尿**：定量検査には24時間尿が適している

**カテーテル尿**：乳児，失禁している患者，細菌・血液が混入する恐れのある場合に適している

1. 尿定性検査：試験紙を用いたスクリーニング検査
2. 定量検査：24時間尿が適している
3. 尿沈渣：新鮮尿10mLを遠心した沈渣を鏡検するため，尿量を10mL以上採取する必要がある

### 2．糞便検査

1. 色調，形状などを確認．

2. 糞便の中央部より2～3カ所，拇指頭大を乾燥しないように密閉容器に入れる．
3. **潜血反応**：化学法は，上部消化管出血の感度は免疫法より高いが，潜血食を2～3日摂取後でないと疑陽性率が高い，一方，免疫法では，特異性が高いが，上部消化管出血に対する感度は化学法に劣る．
4. **鏡検**：寄生虫の検出等を行うが，検体は直ちに提出．

### 3. 血液検査

1. **血算**：自動血球計数装置を用いた検査が一般的で，抗凝固薬は，通常EDTAカリウム塩あるいはEDTAナトリウム塩が用いられ，EDTA凝集を起こす場合（偽性血小板減少）がある．室温保存で2～4時間以内に測定する必要がある．
2. **白血球分画**：フローサイトメトリー法を用いた自動分析装置での検査が主流．自動分析で判定困難な場合は，目視検査が必要であり，白血球200個に対する百分率で表される．

## おさえておきたいポイント

- 新鮮尿では**中間尿**を採取する．
- 尿は変性しやすく，採尿後できるだけ早く検査する必要がある．2～3時間以内に検査できない場合は冷暗所（4℃）に保存する．室温に数時間放置された尿検体は細菌の増殖が起こり，アルカリ性となる．円柱は数時間で分解し，赤血球は高張尿で溶血する．また，pHの著しい変化も細胞成分に影響を与える．
- 可能な限り採尿前24時間は一切の薬物（特に**アスコルビン酸**[1]）の摂取は避ける．
- 尿沈査が検査可能なのは採尿後4時間以内である．
- 女性で月経中の尿検査は避けた方がよい．
- 血算，白血球分画は，血液が凝固してしまうと検査が不可能である．また，溶血・乳糜・高ビリルビン検体では正しい結果が出ない．
- EDTA凝集を起こす場合は，$MgSO_4$管もしくはクエン酸Na管で採血を行う．
- 偽性血小板減少，血清中の寒冷凝集素価が高い場合，巨大血小板などにより血球数を正確に測定できない場合がある．
- 自動分析器による白血球分画では，不溶血赤血球，赤芽球，血小板凝集，真菌が干渉物質となり正確な検査ができない可能性がある．
- 免疫法による便潜血反応では，食事制限は必要ない．

### 事故防止のための注意点

◆検体採取は慎重に行う．
◆すべての血液，体液は**感染性がある**ものとして対応する．
◆**針刺し**には十分注意する．
◆作業を行う環境も清潔に保ち，**バイオハザード対策**を行う．

### 参考文献

◇ 木庭敏和ほか：尿潜血試験紙のアスコルビン酸による影響．機器・試薬，10：843，1987
◇ 「血液検査マニュアル」（大久保昭行ら 編），検査と技術 増刊号，Vol. 28 No. 7，2000
◇ 「尿検査マニュアル」（吉澤一太 著），医歯薬出版，1991
◇ 「臨床検査総論」（星 和夫，鈴木敏恵 著），医歯薬出版，2001

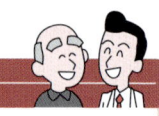

### ●患者説明のポイント

1. 尿採取方法の確認と結果への影響．
2. 採血時の空腹必要性の有無．
3. 採血後の止血方法．
4. 検査結果の基準値は，個人結果判定に際しての絶対基準ではないこと．

memo

4章 基本的な臨床検査

# 2) 血液型判定・交差適合試験

交差適合試験の前提は，患者と輸血製剤のABO, Rh (D) 血液型が一致していることが基本である．血液型を間違いなく合わせるには2回以上の患者血液型検査が必須となる．血液型検査の検体と交差試験用の検体は別々に採血し，血液型が一致していることを確認する．これは，ラベルの貼り間違いや患者の取り違い，血液型判定間違いを防ぐ有効な手段である．緊急時血液型が不明のときは，O型MAPを使用する．

## ヒヤリとしないための 事前チェック事項

- [ ] インフォームド・コンセントがなされ，文書による同意が得られている．
- [ ] 輸血歴がある場合，前回副作用の有無．

## 検査の基本手順

1. ABO, Rh (D) 血液型の判定法にはスライド法，試験管法等がある．検体は抗凝固薬入り血液2 mLを使用する．

    **スライド法**：血液型誤判定が起きやすい．全血（自己血漿浮遊液）で検査する場合は抗原過剰となりやすい（できれば10%生食浮遊血球を調製使用）．乾燥により誤判定しやすく，2分以内に判定する．ABOに比べてRh (D) は凝集に多少時間がかかる．

    **試験管法**：輸血を前提とした血液型検査は試験管法が望ましく，オモテ検査，ウラ検査を行う．検体を3,000回転5分遠心後，血漿を2滴ずつウラ検査用の3本の試験管に分注し，血球試薬A, B, Oを各1滴加える．試験管に生理食塩液約1.5mLに対して血球沈渣を1滴加え3〜5%（血球試薬と同じ濃度）に調整する．オモテ検査用の3本の試験管に試薬抗A, 抗B, 抗Dを1滴分注，調製した浮遊血球を各1滴加える．オモテ，ウラ検査の試験管を3,400回転15秒もしくは1,000回転1分遠心．白い背景で緩やかに試験管を振り凝集の有無を確認．

2. 交差適合試験[1]は，ABO不適合および不規則性抗体による溶血の副作用を防ぐ目的で行う．事前に不規則性抗体スクリーニングを実施してない場合は，できるだけ間接抗グロ

**表●血液型判定表**

| 血液型 | オモテ検査（血球側） | | ウラ検査（血清側） | | |
|---|---|---|---|---|---|
| | 抗A | 抗B | A血球 | B血球 | O血球 |
| A | （＋） | （－） | （－） | （＋） | （－） |
| B | （－） | （＋） | （＋） | （－） | （－） |
| O | （－） | （－） | （＋） | （＋） | （－） |
| AB | （＋） | （＋） | （－） | （－） | （－） |

ブリン法まで行う．受血者検体は，浮遊血球調製が容易なこと，緊急時対応から抗凝固薬使用の検体が用いられることが多い．遠心後，血漿を分離し生理食塩水で3〜5％の血球浮遊液を調製する．

**生理食塩水法**：供血者検体は，血液バッグに付いているセグメントを使用するが，凝固している場合があるので注意，フィブリンが析出し紛らわしくなる．

　　主試験　　：受血者血漿2滴 ＋ 供血者浮遊血球1滴
　　副試験　　：供血者血漿2滴 ＋ 受血者浮遊血球1滴
　　自己対照：受血者血漿2滴 ＋ 受血者浮遊血球1滴

血液型試験管法と同じ条件で遠心後，凝集，溶血の有無を判定する．

**間接抗グロブリン法**：副試験を除く陰性となった試験管について，反応増強薬（アルブミン等）を説明書に従って加え37℃加温後，生理食塩水で3回以上洗浄，抗ヒトグロブリン液を2滴加え遠心判定する．陰性の場合，IgG感作血球を1滴加え遠心し，凝集があることを確認する．

## おさえておきたいポイント

◆新生児では母親由来の抗体が検出されることがある．また半年〜1年はウラ検査が弱いか検出されない．

◆白血病，直腸癌などの疾患によって血液型抗原が変化し不一致を示す例がある．

◆血液製剤を有効に使用するため，T&S*を活用する．

◆交差試験適合でも遅発性溶血性副作用が起こる可能性がある．

---

＊　**待機的手術における輸血用血液の準備（Type and Screen）**[2]
出血量が少なく，術中輸血の可能性があまりないことが予測される待機的手術例では，患者のABO血液型，Rh（D）血液型，赤血球に対する抗体（不規則抗体）の有無を確認するが，事前に血液製剤を準備せず，術中に輸血用血液が必要になった場合には，即座に適合する血液を供給すること．

### 事故防止のための注意点

◆血液型と交差適合試験の検体は別々に採血する．
◆MAP等の血液製剤は細菌繁殖を防ぐため室温に放置しない（血小板製剤は除く）．

**参考文献**

1) 日本臨床衛生検査技師会ライブラリー「輸血検査の実際 改訂第3版」，pp63-64，社団法人日本臨床衛生検査技師会，2002
2) 「スタンダード輸血検査テキスト」（認定輸血検査技師制度協議会カリキュラム委員会 編），p160，医歯薬出版，1999
3) Technical Manual 13th edition (aabb) 日本語版（柴田洋一 監訳），オリンパス株式会社提供

### ●患者説明のポイント

1. 輸血療法によって期待される効果[3]
2. 輸血に伴う副作用
3. 輸血製剤の種類とその適応，使用予定量
4. 他の輸血法（自己血等）

memo

4章 基本的な臨床検査

# 3）心電図・負荷心電図

四肢・胸部の電極位置を確認（誘導コード，波形にて）し記録をする．筋電図や交流障害，基線の揺れがある場合，原因を排除する．負荷心電図は医師の立ち会いを要する．

## ヒヤリとしないための 事前チェック事項

**心電図・負荷心電図共通**

- ☐ 患者確認：患者自身に名乗ってもらい，IDカード等で確認
- ☐ 下記ポイントの確認
- ☐ 患者の容態の確認（移動介助，酸素吸入，点滴など）
- ☐ 除細動器・救急カートの確認

**運動負荷心電図**

- ☐ 施行前の診察と安静心電図の確認
- ☐ 負荷量の変更（規定の負荷が困難な場合）

## 検査の基本手順

1. 装置の立ち上げ（負荷心電図は周辺機器も電源投入）および動作確認

2. 患者確認・検査，準備の説明

3. 検査

4. 終了後の誘導（診察，会計など）

## おさえておきたいポイント

1．心電図・負荷心電図共通
- ◆感染・易感染性の確認（特に帯状疱疹などの皮膚疾患は要連絡—機器の消毒，シーツ交換）

2．運動負荷心電図
- ◆医師の立ち会いのもと施行

◆適応と禁忌の確認
　適応：冠疾患の早期診断，運動耐容能，治療効果，予後判定，心疾患患者のリハビリほか
　禁忌：一般に，心筋梗塞急性期，不安定狭心症，重症の大動脈弁狭窄症などの重症心臓疾患，脳血管障害，神経筋障害，その他安静を要する疾患，心室頻拍，高度の房室ブロックなど心電図異常を認めるもの

◆運動負荷の中止徴候（end point）の確認
　① 自覚症状：狭心症状，呼吸困難，高度の疲労感，めまい，ふらつき，四肢の疼痛
　② 他覚的所見：顔面蒼白，チアノーゼ，冷汗，不安定な歩行，質問に対する応答の乱れ
　③ 心拍数：Target HR（220−年齢）×85%〜90%（sub max）以上に達したとき
　④ 血圧変化：血圧が250/120mmHg以上に上昇，あるいは血圧が低下
　⑤ 心電図変化：虚血性ST-T変化（上昇・低下），2度以上の房室伝導障害，頻発する不整脈，心房粗細動，R on Tなど

◆食事を摂る場合は，検査の2時間以上前で控えめな量とする
◆検査室は室温20〜25℃，湿度60%以下が望ましい

### 3．結果の解釈に注意を要する点

◆**緊急対応が必要な心電図**：ST上昇，狭心症状を伴うST低下，心室頻拍，発作性上室性頻拍症，心房粗動，頻脈性心房細動，Mobitz Ⅱ型房室ブロック，完全房室ブロック，その他高度の徐脈．
　上記を認めた場合は，緊急で治療が必要なことが多いため，前回心電図がある場合は確認し，すみやかに指導医・専門医に相談するなどの対処を行う．決してそのまま患者を帰宅させないこと．

## 事故防止のための注意点

◆患者の転倒転落防止
◆機器の点検：動作確認，コードの断線チェック，電源・接地の確認，オーダリング，ファイリングとの通信確認
◆患者急変時の対応先の確認
◆救急カート・点滴セット・除細動装置

### 参考文献
1）「循環器負荷試験法」（水野 康，福田市蔵 編），診断と治療社，1991
2）「臨床生理学」（椎名晋一ほか），医歯薬出版，1997

## ●患者説明のポイント

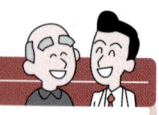

**【心電図】**
1. 上半身を脱ぐ，足首を出す，ベッドに仰臥位になる．
2. 全身の力を抜いて安静にする．
3. 検査時間は5分前後．
4. 痛みはない．

**【運動負荷心電図】**

① トレッドミル運動負荷心電図
1. 上半身を脱いで電極を装着しトレッドミルで歩く（坂になっている，段階的に速くなる）．
2. 歩きやすい靴もしくは素足，ズボンは踏まないよう捲くる．
3. 歩幅は普段どおり，もしくはやや広めにとる，前や横の棒に強くつかまらない．
4. 自覚症状を認めた場合，すみやかに負荷中止の判断を行い処置が必要ならば随時行う．
5. 運動時間は5分～10分，その後回復時の変化をみる．

② マスター運動負荷心電図
1. 上半身を脱いで安静時の心電図を記録，胸部電極の位置に印をする．
2. 性別・年齢・体重にて負荷量を決定．
3. シングル1分30秒，ダブル3分など所要時間，階段昇降の要領．
4. 自覚症状を認めた場合，すみやかに負荷中止の判断を行い心電図を記録する．処置が必要ならば随時行う．
5. 運動後すみやかにベッドに仰臥位となり心電図を記録する．

memo

4章 基本的な臨床検査

# 4) 血液生化学的検査，血液免疫血清学的検査

適切な検査結果を得るためには，正しい検体採取を行うことが基本である．検体採血時の患者の状態（食前，食後，服用の薬剤）を把握しておき，検査結果に影響を及ぼすものは避ける．基準値と病態識別値は異なるが，臨床症状と検査結果が一致しないときには，再検査を考慮する必要がある．

## ヒヤリとしないための 事前チェック事項

- [ ] 検体採血時の患者の状態（食前，食後，服用の薬剤）を明らかにし，検査に影響のあるものはないか把握しておく．
- [ ] 血液が完全凝固したのちでないと血清を得られないため，抗凝固薬を投与している患者では血清分離に時間を要する場合がある．

## 検査の基本手順

1. 生化学・免疫学の検査は，ほとんど自動分析装置での測定が行われている．標準物質や管理血清を用いた精度管理がなされており，精度の高い結果が得られる．
2. 生化学検査，免疫学的検査では，血清（一部血漿）を試料としている．血清は採取した時刻における患者の病体情報を含んでいるが，検体を何時どのように採取するかは**投与薬物・日内リズム・食事などの影響を考慮**し，慎重に検討すべきである．通常は**早朝空腹時**が適している．
3. 真空採血管を使用する場合が多いが，血液量が少ないと内圧の影響で溶血が起こるので十分量採血する．血液が泡立った場合も溶血の原因となる．**アンモニア，乳酸**など氷冷の必要がある場合は直ちに氷冷を行う．採血後，経時的に値が変化してしまう項目も多いので，**すみやかに検体を提出**する必要がある

## おさえておきたいポイント

◆結果の変動を経時的に観察して診断に資するものである．基準範囲が病院ごとに定められているが，健常人の検査値が常時そ

の範囲内を変動しているわけではない.個体間変動,個体内変動の大きい項目があるので注意する.また,診断のための病態識別値は,基準値とは異なることが多い.

- ◆試料となる血清は多成分系混合液であるため,共存成分の干渉を受けやすいので注意する.特にnmol/L以下の濃度で存在する**ビタミン**,**ホルモン**,**酵素**などの分析では影響を受けやすい.さらに,**溶血**,**乳糜**,**生理的変動**等,検査に影響を与える要因が多々ある.また測定方法により値に差が出る場合もある.

## 事故防止のための注意点

- ◆臨床症状と一致しない値の場合はその値が真値であるかどうか,あらゆる可能性を考えて(採血部位は適切であったか,採血後長時間放置されていなかったか,検査は正しく行われたか,溶血はなかったか,検体の取り違い等)判断する.
- ◆感度,特異度が十分に高い検査も検査後確率は有病率の影響を受けるので,判定には被検者の有病率を加味して判断する.

### 参考文献

◇ 菅野剛史:基準範囲-その求め方と利用法.日本臨床 増刊号「広範囲血液・尿化学検査,免疫学的検査 1」,pp19-22, 1999
◇ 「実践臨床検査医学」(大久保昭行ほか 編),文光堂,1998
◇ 「臨床病態学 改訂第3版」(佐藤良暢,吉村 學 編),南江堂,2000
◇ 「臨床検査技術学 12 微生物学・臨床微生物学」(菅野剛史,松田信義 編),医学書院,1995
◇ 「臨床化学」(坂岸良克ほか),医歯薬出版,1996

## 患者説明のポイント

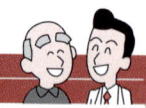

1. 測定項目によっては測定方法由来の施設間差があるので,他施設で測定したデータとの比較には注意する.
2. 基準範囲とは,健常者の95%が位置する範囲であり,また個人の生理的変動幅は『正常値』幅よりも狭く,『正常値』であっても個人にとっては『異常』であることもある.疾病の違いによる変動範囲や個人の変動幅を判断基準とすべき場合もある[1].
3. 検査時点で,100%の感度と特異性を有する検査はないので,そのことに対する理解を得ておくことも重要(特に感染症検査).

4章 基本的な臨床検査

# 5) 細菌検査と薬剤感受性検査

臨床像より感染源を疑うことが出発点．適正な手技，適正なタイミングでの採取，結果の適正な解釈がポイントとなる．必要な結果をより効率的に得るためには，医師・検査技師の密接な連携も重要なポイントとなる．

## ヒヤリとしないための 事前チェック事項

☐ 感染症の可能性はどのくらいあるのか，感染症以外に何が考えられるか．

☐ 感染症の場合，どの臓器の感染症で起炎菌にはどんなものの可能性があるか．

☐ 一般細菌検査以外に何をチェックすべきか（抗酸菌，真菌など）．

## 検査の基本手順

### 1．喀痰

#### 1 喀痰の採取

- 原則として早朝起床時の，できれば含嗽後の喀痰を検体とする．
- グラム染色低倍率鏡検で扁平上皮が少なく，白血球数が多い場合，下気道由来菌である可能性が高い．

#### 2 結果の解釈

- 常在菌汚染との鑑別が重要．貪食所見が確認できた場合，起炎菌と推定できる．
- 急性炎症所見があり，単一細菌が有意に確認できれば，起炎菌と推定できる．

### 2．血液検体

#### 1 血液の採取

- 敗血症・菌血症を疑う場合で，悪寒戦慄時（発熱の前），あるいは発熱時．
- 抗菌薬開始前，不可能な場合は次回与薬直前，すなわち抗菌薬の血中濃度が最も低値を示す時期に静脈血を採血する．
- 原因不明の意識障害・ショック・代謝性アシドーシス・低体温も敗血症の症状であることに注意．

4章　基本的な臨床検査

### 2 結果の解釈

- GNR（グラム陰性桿菌）や病原性の強いGPC（グラム陽性球菌）が検出された場合は，1回のみの陽性でも原因菌の可能性が大．
- 皮膚の常在菌が検出された場合で，特に採血時にコンタミネーションが疑われる採血（留置カテーテルからの採血，鼠径部からの採血など）は複数回の検査結果での一致が必要．

## 3．尿検体
### 1 尿検体の採取

- 原則的に中間尿を検体とする．
- 早朝起床時あるいは前回排尿から2時間以上経過した後の尿が検体として適当．
- 必要な衛生操作にて（男性では，外尿道口周囲を清潔にし，女性では，局部清拭を注意深く行った後，外陰部と尿線の接触を避けて）採尿する．
- 必要に応じてカテーテル導尿，膀胱穿刺も行われる．

### 2 結果の解釈

- 原因菌の決定には定量培養が有効である．検出菌が$10^5$/mL以上存在した場合は原因菌である可能性が大であり，一方$10^3$/mL以下では，常在菌の混入も疑われる．

## おさえておきたいポイント

### グラム染色から得られる情報（特に喀痰）

① 細菌の有無
② 白血球の有無と貪食像の有無
③ 細菌の染色性と形態
④ 炎症のバックグラウンド

白血球を多数認め，炎症所見著明なのに菌が見えない場合は，ウイルス，マイコプラズマ，リケッチア，クラミジア，抗酸菌，真菌（カンジダ以外）なども疑われる．

## 事故防止のための注意点

- ◆ グラム染色での所見は感染症診断の基本．
  - 検体採取時のリアルタイムの情報である．
  - 検体採取時の付帯状況（炎症や感染を示唆する所見の有無など）を評価する．
- ◆ 培養結果の解釈は他の臨床像全体の中でなされるべき．
  - あくまでも検体を提出した日の結果で，結果が戻ってきた日の結果ではない．
  - 起因菌（有害）と定着菌（無害）は培養検査のみでは区別できない．

## ●患者説明のポイント

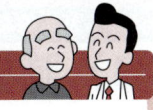

1. 臨床経過や得られている一般的検査結果より,どこの感染症が最も疑われるか,適切な治療(抗菌薬の選択)のために原因菌を追及することの大切さ,正しい検体採取(特に喀痰や尿の採取)には患者さんの理解協力が必要であること,などを説明.
2. 検査結果が必ずしも原因検索に結びつかない可能性についても説明.
   ① 細菌がいても必ずしも1回の検査で検出されるとは限らない(場合により繰り返し検査する必要性)
   ② 細菌がいないのに細菌が検出されるという結果もありうる(検体汚染等,検査上の問題)

memo

## 4章 基本的な臨床検査

# 6) 肺機能検査・血液ガス

肺機能検査は，患者さんと検者との共同作業である．肺活量測定，一秒量測定では最大限の呼吸努力をしなければならないし，肺拡散能検査では10秒間の息止めが必要となる．必要性をよく理解してもらうこと．また，血液ガス測定は動脈穿刺となるため，その後の止血が重要である．止血要員を確保してから行うこと．患者さんに止血させると，思わぬ血腫ができてしまい，対応に苦慮することがある．

### ヒヤリとしないための 事前チェック事項

**肺機能検査**
- ☐ 息切れ，酸素飽和度の状態
- ☐ 気胸後ではないか（検査による再発防止）

**血液ガス**
- ☐ 凝固能，血小板数は正常か．

## 検査の基本手順

ここでは，よく行われる検査に絞って解説する．肺機能検査ではノーズクリップをし，口にマウスピースをくわえてから検査を始める．

1. **肺活量測定（vital capacity：VC）**
   5呼吸ほど安静呼吸をした後，深吸気，ついで深呼気を行う．最大限の努力で行えるよう，大きく声かけする．

2. **一秒量測定（forced expiratory volume in 1 second：$FEV_1$）**
   安静呼吸2〜3回ののち，できるだけ早く深吸気，ついで，できるだけ早く呼気を行う．

3. **肺拡散能検査（diffusing capacity of the lung：$D_L$）**
   深呼気の後，合図とともに一気に深吸気，その後10秒間の息止めを行う．

4. **血液ガス分析（arterial blood gas analysis：ABG）**
   手首，鼠径部，肘窩などの動脈を穿刺し，抗凝固薬入りの注射器に採取する．手首で行うことが止血の面から望ましいが，その際は必ずアレンテストを行い，側副血行があることを確認する．

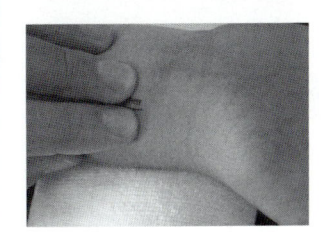

**図●橈骨動脈の挟み方**
手首を反らせた後，2・3指で動脈を挟むと動かず穿刺しやすい

## おさえておきたいポイント

### 1．肺機能検査
- ◆肺機能検査は痛みはないが，かなり苦しい．息切れのある患者さんでは，十分な休憩をとりながら行う必要がある．
- ◆酸素吸入をしている患者さんでも可能だが，酸素飽和度を測定しながらの検査となる．また，マウスピースを息漏れしないよう，しっかりとくわえることが必要なので，口唇や歯の状態により，できないこともある．
- ◆気管切開の患者さんでは，マウスピースの代わりに，カフ付きカニューレを挿入する必要が生じることもある．

### 2．血液ガス検査
- ◆血液ガス検査を安全に行うのは，いかに穿刺部位を止血するかに尽きる．
- ◆止血しやすいところは手首である．図のように手首を反らせた後，橈骨動脈を第2指と3指で両側から挟むと，動脈硬化の強い血管でも動かず穿刺しやすくなる．
- ◆鼠径動脈は太く，穿刺しやすいが，止血は難しくなる．なお，鼠径靱帯より近位側でも拍動は触れるが，腹腔内出血の可能性があり，決して穿刺してはならない．
- ◆肘窩の上腕動脈は，近傍に正中神経が走っているため，血腫ができるとしびれが残りやすい．

## 事故防止のための注意点

- ◆**うまく穿刺できないとき**：2回試みて，できないときは，スタッフに依頼する．
- ◆**血腫ができてしまったとき**：痛みがない場合は経過観察でよいが，血腫が大きいとき，末梢の動脈の拍動が弱いとき，しびれが強いときは血管外科に相談する．
- ◆呼吸機能検査では，ほとんどの場合，検査技師に依頼することになるので，感染症（結核，肝炎ウイルスなど）の有無も含め，検査目的など，コミュニケーションをよくとることがよい検査につながる．

4章　基本的な臨床検査

## ●患者説明のポイント

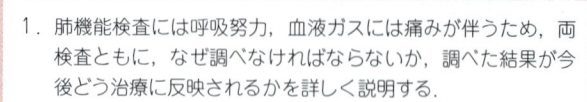

1. 肺機能検査には呼吸努力，血液ガスには痛みが伴うため，両検査ともに，なぜ調べなければならないか，調べた結果が今後どう治療に反映されるかを詳しく説明する．

memo

4章 基本的な臨床検査

# 7）脳脊髄液検査

脳脊髄液検査は，神経疾患の診断に有効な検査法であるが，合併症について十分把握しておかねばならない．検査施行前には脳CT・MRI，眼底検査を行い，著明な脳浮腫や頭蓋内占拠性病変を否定した後に実施する．

## ヒヤリとしないための 事前チェック事項

- [ ] 眼底検査，頭部CT・MRI検査により頭蓋内占拠性病変や著明な脳浮腫の存在を否定できる．
- [ ] 想定する神経疾患の診断に脳脊髄液検査が有効である．
- [ ] 腰椎穿刺針（三活栓），圧棒など腰椎穿刺検査に必要な器具が揃っている．

## 検査の基本手順

**1** 原則として入院させ，腰椎穿刺にて行う．穿刺後頭痛や神経症候の変化を十分観察できる状況で行う．

**2** 検査施行前に静脈路を確保し，頭部CT/MRI検査，眼底検査を行い，頭蓋内占拠病変やうっ血乳頭の有無を確認しておく．腰椎変形が疑われる場合は，腰椎単純X線写真を撮影しておくと穿刺する椎間の状態が把握しやすい．

**3** 検査には三活栓のついた21～23Gの針を用いる．穿刺部位は第3～4または4～5腰椎間で行う．第4腰椎棘突起上に相当するJacoby線（左右腸骨稜最上端を結ぶ線）の上または下で局所麻酔下に穿刺を行い，髄液圧を測定した後に髄液を採取する．穿刺は原則的に側臥位で行うが，穿刺困難な場合は座位で刺入し側臥位にしてから髄液圧を測定した後に採液する．

**4** 髄液圧は穿刺後患者の緊張をとり落ち着かせてから測定する．一部疾患が疑われる場合に限ってクエッケンシュテット試験（Queckenstedt test）[*1]を行う．採液量は10～15mL以下にとどめる．特に髄液圧が50mmH$_2$O以下や200mmH$_2$O以上の場合は，採液量は必要最小限とする．

5. 髄液採取後は，頭部挙上を避け，仰臥位にて約2時間安静を保つ．その間のバイタルサイン，神経症候の変動に注意して観察した後に安静を解除する．

> **＊1　クエッケンシュテット試験（Queckenstedt test）**
> 頭蓋内と脊髄腔内の交通を確認する試験であり，髄液圧が200mmH$_2$O以下で，脊髄疾患による脊髄腔のブロックが疑われる場合や脳静脈洞の血栓が疑われる場合に施行する．腰椎穿刺で髄液圧を測定後，そのままの状態で助手に被験者の両側頸静脈を同時に強く10秒間圧迫させる．このとき，髄液圧が初圧より100mmH$_2$O以上すみやかに上昇し，頸静脈の圧迫を中止すると髄液圧がすみやかに下降するのが正常であり，このときクエッケンシュテット徴候陰性とする．頸静脈を圧迫しても，髄液圧が全く上昇しない場合は髄腔の完全ブロックを疑う．不完全ブロックの診断は，現在一般に使用している腰椎穿刺針が細いため，すみやかな髄液圧の下降が生じにくく判断は慎重に行う必要がある．頭蓋内圧が高い場合は禁忌となる．

## おさえておきたいポイント

◆脳脊髄液検査の適応となる疾患は脳炎・髄膜炎などの神経感染症からギラン・バレー症候群，多発性硬化症など自己免疫疾患など多岐にわたる（表）．

◆神経感染症や自己免疫疾患では髄液細胞や髄液蛋白の上昇，細胞の性状（好中球優位またはリンパ球優位）やブドウ糖値，髄液内γグロブリン値などが疾患の活動性を反映する．自己免疫

**表●主な神経疾患における髄液所見**

| 疾患名 | 髄液圧 (mmH$_2$O) | 外観 | 細胞数 (/mm$^3$) | 総蛋白 (mg/dL) | 糖 |
|---|---|---|---|---|---|
| 正常 | 60〜150 | 無色透明 | 5以下 | 15〜45 | 血糖の1/2〜1/3 |
| 髄膜炎・脳炎 | 上昇 | 水様透明〜混濁，日光微塵 | 増加（単純ヘルペス脳炎ではときに赤血球） | 正常〜増加 | 減少〜正常 |
| 神経梅毒 | 正常 | 水様透明 | 正常〜増加 | 正常〜増加 | 減少〜正常 |
| ギラン・バレー症候群 | 正常 | 水様透明〜黄色 | 正常 | 増加 | 正常 |
| 腫瘍 | 正常〜上昇 | 水様透明〜黄色，混濁 | 正常〜増加（腫瘍細胞） | 増加 | 減少〜正常 |
| 脳血管障害（くも膜下出血） | 正常〜上昇 | 水様透明〜黄色，血性 | 正常〜赤血球多数 | 正常〜増加 | 正常 |
| 多発性硬化症 | 正常 | 水様透明 | 正常〜増加 | 正常〜増加（γグロブリン増加） | 正常 |

性疾患では免疫活動の活性化によって，髄液中のγグロブリンの割合が増加する．中枢神経内産生のγグロブリンを示す指標としてIgG index[*2]の算出とオリゴクローナルバンドの検出を行う．オリゴクローナルバンド陽性は，髄液中での液性免疫活動の亢進を示す．

◆ミエリン塩基性蛋白（MBP：myelin basic protein）は中枢性髄鞘の破壊亢進を示唆し，多発性硬化症で高値を示す．

---

[*2] **IgG index**

（髄液IgG×血清アルブミン）／（血清IgG×髄液アルブミン）
正常値0.34〜0.85，中枢神経内IgG産生亢進で高値をとる

---

## 事故防止のための注意点

◆脳脊髄液検査のための腰椎穿刺は，穿刺後頭痛などの合併症を考慮に入れ，診断に有効な場合に行われる検査である．
◆検査時髄液圧が300mmH$_2$O以上の異常高値を示す場合は，検査施行後の脳ヘルニアの危険を避けるためにすぐに採液は行わず，グリセリンやマンニトールなどの脳圧降下薬を点滴静注し，髄液圧が降下したことを確認後に圧棒内の髄液のみを検体用に採取して抜針する．

### 参考文献

◇ 「ベッドサイドの神経の診かた 改訂16版」（田崎義昭ほか），南山堂，2004
◇ 髄液検査 http://bme.ahs.kitasato-u.ac.jp/qrs/imd/imd00340.html
◇ 「神経内科ハンドブック―鑑別診断と治療 第3版」（水野美邦 編），医学書院，2002

## ●患者説明のポイント

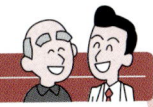

1. 患者の理解を得られなければ安全な検査の施行は困難である．検査の必要性，施行方法，検査後の安静，予想される合併症の頻度などについて説明し，検査施行に同意を得ておく．
2. 施行後は，検査結果や予想される疾患，今後の治療方針について十分な説明を行う．

## 4章 基本的な臨床検査

# 8) 細胞診・病理組織検査

細胞診・病理組織検査は，患者の組織・細胞を形態学的に検査することで，悪性疾患あるいは特殊な炎症などを検討する方法である．両検査とも診断の確定度が高く，特に病理組織検査は悪性疾患のほぼ確定的な診断となる重要な検査である．

### ヒヤリとしないための 事前チェック事項

- ☐ 患者名と検体は合致しているか．
- ☐ 伝票の記載漏れはないか．
- ☐ 固定液，方法は間違っていないか．

## 検査の基本手順 (表)

### 1．検体と伝票の提出

#### 1 細胞診検査
- 細胞診の検体は，採取したその場で固定し病理部に提出する場合と，採取した体液をそのまま提出する場合がある．
- 前者の場合は採取検体をスライドガラスに塗布後，固定液に浸漬した状態で固定し，提出する．
- 後者の場合は液体のまま提出し，病理部で遠心により細胞を集めてスライドガラスに塗布，固定される．

#### 2 病理組織検査
- 内視鏡等で生検された材料，手術によって採取された材料は可能な限り早いうちに十分量のホルマリンで固定する．消化管などの管腔臓器はコルク板にピンを用いて伸展した状態にして固定する．固定後の材料はすみやかに病理部に提出する．
- 未固定の材料を提出する場合は，固定までの時間が短くなるようにすみやかに提出する．

#### 3 検査伝票の提出
- 細胞診・病理組織検査の検体を提出する際，検体の入った容器に患者名，患者ID，材料名あるいは採取部位を記載し，必要な項目を記載した検査伝票を必ず一緒に提出する．伝票が電子化されている場合はその取り扱い規定に従う．

### 2．特殊な検査の取り扱い
- 病理で行われる検査には電子顕微鏡検査，蛍光抗体による検

### 表 ● 細胞診・病理組織診の基本事項

| | |
|---|---|
| ①伝票と検体容器の記載 | |
| ②細胞診検体の提出 | |
|   固定後 | 細胞診（婦人科，穿刺材料，喀痰，その他） |
|   未固定 | 細胞診（尿，腹水，胸水，髄液，その他） |
| ③組織診検体の提出 | |
|   固定後 | 生検材料，小型および大型の手術材料 |
|   未固定 | 迅速診断，電子顕微鏡用検体，凍結切片用，その他 |
| ④固定液・方法 | |
|   アルコール（95％） | 細胞診 |
|   ホルマリン（20％緩衝） | 通常の組織検体 |
|   凍結 | 迅速診断，蛍光抗体検査，特殊検査 |
|   グルタールアルデヒド | 電子顕微鏡検査 |
| ⑤報告書の管理 | |
| ⑥臨床と病理の情報交換 | |

査，遺伝子検査など例数の少ない検査や，その他の例外的な検査がある．そのような場合はすでにルーチン化している検査を除いて，検体の取り扱いについては病理部にあらかじめ相談する．

### 3．病理報告書の発行と管理

- 病理からの報告書は手術前の生検材料，あるいは小型の組織検体および細胞診では検体提出後3～4日以内に，大型の手術材料では1週間～10日ほどで臨床サイドに届く．臨床サイドに届いた報告書は内容を確認後，所定の手続きに従ってすみやかにカルテに保存する．

## おさえておきたいポイント

◆顕微鏡用の標本を作製するには，検体の固定，スライドガラスへの塗布ないし貼付，染色，封入という操作を経る．固定操作は細胞診や小型の組織材料では一晩から半日，手術材料など検体が大きい場合は数日かかる．その後の標本作製にも1～2日ほどの時間が必要である．顕微鏡標本が作製された後に細胞検査士や病理医が検鏡・診断する．特殊な染色・免疫染色が必要な場合や，難解で外部にコンサルトする例ではさらに日時がかかる．

## 事故防止のための注意点

### 1．検体の取り違え

◆検体の取り違えが起こらないように注意する．1件1件確認する習慣が大切である．

◆病理部内でも取り違えは起こりうるので，戻ってきた報告書に不審な点がある場合は必ず病理部に連絡する．

### 2．検体の処理不良

◆病理部に提出される検体のミスでは最も多い．固定せずに生理食塩水に浸漬された細胞診材料，組織診材料はその期間が長いと診断が不可能となる．また，細胞診検体の乾燥，不必要な固定や固定液の間違いはしてはならない．

### 3．検査伝票の不備

◆記載内容が不備な伝票は非常に多い．主治医の連絡先が不備な場合，病理部では担当の臨床医に連絡するために無駄な時間が費やされる．悪性疾患などの患者の重要な既往歴などが記載されないと，正しい病理の診断がなされない危険性がある．

### 4．病理診断の確度

◆細胞診の報告内容の確度は高いが確定診断ではなく，1つの検査の結果である．病理組織診は確定診断になることが多いが，それでもいつでも正しいわけではない．臨床医は納得するまで病理医と検討することが重要である．

参考文献
◇ 真鍋敏明：精度管理．診断病理，17：10-17, 2000
◇ 稲山嘉明ほか：外科病理学とメディカル・リスクマネージメント―横浜市大附属病院病理部の現状と取組み．病理と臨床，19：1300-1312, 2001

---

### ●患者説明のポイント

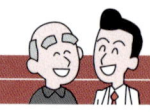

1. 細胞診の診断の確定度は高いが，確定診断ではなくあくまで1つの検査結果であること．
2. 組織診断は確定診断となることが多いが，難解な症例があること．その場合診断は確定的ではなく，治療の進展の間に診断の変更がありうること．
3. 難解例の場合，あるいは患者の希望で他の病院の病理医の診断あるいは意見（セカンドオピニオン）を求めてもかまわないこと．

memo

# 9）内視鏡検査

内視鏡検査は病気の方だけでなく，症状のない健康な人にも検診目的で行われている検査法である．加えて，その侵襲性の大きさから時として「死ぬほどつらい思いをした」「二度とこの検査は受けたくない」というような言葉を耳にすることは決して少なくない．また，ひとたび医療事故や合併症が起これば，文字通り二度と受けられない検査になるであろう．したがって，検査を実施するにあたっては十分なインフォームドコンセントのうえで，万全の準備と注意深く慎重な検査，そして丁寧なアフターケアをして初めて合格点がとれるものと心して欲しい．

## ヒヤリとしないための 事前チェック事項

- ☐ 患者さんの状態

  本人であるか否か，およびその全身状態は言うまでもなく，感染症（梅毒，HBV，HCV，MRSA，HIV）の有無や内服薬（降圧薬，抗凝固薬）の服薬歴，問診表のチェック

- ☐ 検査目的と治療の必要性の有無
- ☐ スコープ・処置具の選択が適切か
- ☐ モニターはきちんと整備されているか

## 検査の基本手順

### 1 インフォームドコンセント

近年は，検査の必要性や合併症（麻酔の事故，腹痛・咽頭痛，生検後出血など）の発現頻度などを口頭で説明するばかりでなく，文章での同意（同意書）が求められることが多くなっている．

### 2 前処置

内視鏡検査を行う際に消化管に内容物が残っていては検査が困難になることは言うまでもない．しかし，現実には上部内視鏡検査においては絶食を忘れたり，胃手術後の消化管運動の低下による食物残渣によって検査が中止となることが珍しくない．下部内視鏡検査においては十分な下剤の投与が要求

されるが，便秘のために糞便が多量に残存していることも多々ある．また，前処置の下剤による消化管穿孔やショックの報告も散見されることから，高齢者や全身状態の悪い患者には数日をかけて前処置を行ったり，入院して前処置を行う等十分な注意が必要である．抗凝固薬あるいは抗血小板薬（アスピリン，ワーファリン®，パナルジン®など）を服用している患者には，生検が必要となる場合を想定して，事前の抗凝固薬の中止が必要となる．

### 3 前投薬

通常は咽頭麻酔（＋静脈麻酔）後に鎮痙薬（ブスコパン®，グルカゴン）を投与して検査が行われることが多いが，以下にその注意点を列記する

- 麻酔薬に対するアレルギー
- 鎮痙薬（ブスコパン®）による不整脈，房室ブロック，眼圧上昇，尿閉
- 鎮静薬，麻酔薬による呼吸停止

※麻酔薬による呼吸停止，心停止の報告は少なくなく，使用時には十分な全身状態のチェックとモニター監視，拮抗薬と救急処置具の準備が必要である．

### 4 検査

検査中は内視鏡観察モニターに心を奪われることなく，患者さんの状態（意識レベルや冷汗，あくび等の有無）の把握，心拍・血圧，サチュレーションモニターなどによる十分な監視が必要である．

### 5 検査後

結果だけでなく，検査後の合併症やその対応のしかたについても説明を行う．

## おさえておきたいポイント

### 1．道具のチェックや準備も大切

弘法筆を選ばずという言葉があるが，こと内視鏡検査処置においては術者の腕だけでなく，スコープの性能や処置具の優劣でその結果が左右されると言っても過言ではない．したがって，自分の腕を過信することなく，検査前の器具のチェックや準備に十分な注意が必要である．

### 2．検査には見落としや間違いがつきもの

① 消化管内部がすべて見えているとは限らない．

② 見えていても気がつかないことがある．

③ 見えているものを思いこみで勘違いすることがある．
④ 検査中にはわかっていても報告書を書くときに記載漏れすることがある．
⑤ Malignant cycleがある．
⑥ 1つ所見があるとそれに気を取られて他の所見を見落とすことがある．
⑦ 逆にたくさんの所見があると，一つ一つがおろそかになる．
⑧ 生検病理診断が最終診断ではない．
 ・臨床だけでなく病理も間違える．
 ・生検部位が病変を外れている場合がある．

## 事故防止のための注意点

◆内視鏡検査にある程度の合併症がつきものであることを念頭において，検査前，検査中，検査後の入念な準備，モニター，リカバリー室での経過観察が大切である．ことに検査中や検査後の急変時に備えた十分な準備とバックアップ体制が必要なことは言うまでもない．また，最近は内視鏡検査による患者さん同士もしくは医療従事者への感染問題が取り上げられることも少なくないので，消毒や感染防御にも十分な注意が必要である．さらに内視鏡消毒薬による環境汚染や健康障害も問題となりうる．

◆合併症が起きてしまったら，迅速に対応することが必須となる．検査後の持続する腹痛・嘔吐・発熱・腹膜刺激症状の場合は消化管穿孔を疑い，直ちに腹部X線撮影および腹部CT検査を行い，外科医にコンサルトする．上部消化管穿孔では禁飲食，経鼻胃管による胃内容吸引，抗菌薬投与などの保存的治療が可能な場合もある．一方，下部消化管穿孔では速やかな手術が必要となる．生検や内視鏡治療後の血圧低下，頻脈，ヘモグロビン値の低下を認めた場合は，消化管出血を疑い，輸液ラインを確保したうえで内視鏡的止血術を試みる．上部消化管検査後に強い咽頭痛や頸部から胸部の皮下気腫を認めた場合は，咽頭損傷を疑い，耳鼻科医にコンサルトする．

### 参考文献
◇ 「消化器病診療」（日本消化器病学会 監修），医学書院，2004

## ●患者説明のポイント

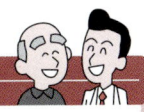

1．検査前に検査目的と大まかな手順（最近ではパンフレットやビデオが使用されることも多い）を説明するとともに，合併

症についても十分な説明が要求される．
2. 検査中に見つかった所見に対し，直ちに生検・治療を行う際には，その簡単な説明や検査の残り時間の見通し等についても適宜説明をする．
3. 検査後にはポラロイド写真やモニター画像，シェーマを用いたわかりやすい結果説明が必要なことは言うまでもない．加えて検査後の注意（飲水や食事開始時間，食事内容，腹痛，出血等の合併症が発生した際の連絡先や対処のしかた）や次回外来予約日の設定，投薬等も行う．

memo

## 4章 基本的な臨床検査

# 10) 超音波検査

診断に使用する超音波の周波数は腹部・心臓で3.5〜5 MHz, 表在・血管で7.5〜10MHz. 超音波用ゼリーを用い音響インピーダンスを低下させ, 患者にプローブを密着させて検査をする.

### ヒヤリとしないための 事前チェック事項

- ☐ 患者確認：患者自身に名乗ってもらい, IDカード等で確認
- ☐ 下記ポイントの確認
- ☐ 患者の容態の確認
    - ・検査室にて検査（自立歩行, 車椅子, ベッド搬送）, またはポータブル
    - ・酸素吸入, 点滴, 吸引の確認
    - ・移動介助の必要性
- ☐ 室温の調整

### 検査の基本手順

1. 装置の立ち上げ：電源を投入し立ち上がりの確認. フリーズして超音波送信停止

2. 患者確認, 検査・準備の説明

3. 検査

4. 終了後の誘導（診察, 会計など）

### おさえておきたいポイント

#### 1. 腹部超音波検査

◆絶飲食（検査前5〜6時間）

午前検査：前日午後9時以降絶飲食
午後検査：当日の朝食は, 午前8時までに通常の半量を摂取, 以降絶飲食

◆他検査との順序

以下の検査が同日にある場合，腹部超音波を先に行う．

**内視鏡（上部・下部），胃透視**

◆下腹部検査の排尿止め

前立腺・子宮・卵巣を検査する場合，3～4時間の排尿止め

## 2．心臓超音波検査

◆ホルター心電図検査中は検査不可（検査予約時に注意）

◆トレッドミル負荷心電図が同日にある場合，負荷前または負荷後30分以上休んでから検査する

## 3．結果の解釈に注意を要する点

◆緊急対応が必要な超音波所見

**腹部超音波検査**

・急性炎症所見（劇症および急性肝炎，急性膵炎，急性胆嚢炎，大腸憩室炎・虫垂炎・イレウスなどの消化管の炎症所見），多量の腹水・胸水貯留

・予想外の悪性腫瘍を疑う所見

**血管超音波検査**

・深部静脈血栓症（特にフローティングしているものや輝度の低い血栓），動脈内の可動性のあるプラーク，および潰瘍形成されたプラーク）など

**心臓超音波検査**

・急性心筋梗塞，高度心機能低下，心タンポナーデ，多量の心嚢水貯留，重症大動脈弁狭窄症および逆流症，重症僧帽弁狭窄症，急性僧帽弁逆流症，心内膜炎，心膜炎，重度の肺高血圧症，重度の右心容量負荷，心腔内血栓症，心臓腫瘍など

上記の所見が認められた場合，すみやかに他の画像検査や治療を行う必要があるため，専門医に相談する．

## 事故防止のための注意点

◆患者の転倒転落防止

◆機器の点検：装置の清掃，探触子のチェック，電源のコードのチェック（ノイズ，探触子の温度上昇などは探触子の故障，接地の不備，電源の故障などが考えられ，生体に対する安全が確保できない）

◆患者急変時対応先の確認

◆救急カート・点滴セット・除細動装置

**参考文献**

◇ 松尾裕英ほか：超音波診断装置の安全性と標準化．「新超音波医学 第1巻 医用超音波の基礎」（日本超音波医学会 編），pp57-59，医学書院，2000

## ●患者説明のポイント

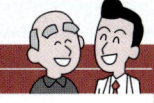

1. 体に直接超音波用ゼリーを塗り，プローブを押し当てて検査を行う．
2. 検査部位によっては，被服を脱ぐ必要がある（寒いときは検者に訴えてもらう）．
3. 検査室の照明は暗くする．
4. 非侵襲的である．
5. 腹部超音波の食止め，排尿止めの必要性．

memo

## 4章 基本的な臨床検査

# 11）単純・造影X線検査

造影X線検査は医師のみで行うことは少なく，放射線技師，および看護師の協力のもと行うことがほとんどである．彼らとのコミュニケーションを十分にとることが，安全管理を保つためには必要不可欠である．

### ヒヤリとしないための 事前チェック事項

- [ ] 妊娠可能な年齢の女性の骨盤部がX線照射野に入る検査では必ず妊娠の有無をチェックする．

- [ ] X線検査の前には，患者が妊娠しているか，あるいは妊娠の可能性があるかどうかチェックする．施行検査において胎児が直接ビームのなかに入るか否か，および，その手法が比較的高い線量を伴うかどうかを確認すべきである．

- [ ] 注腸検査で透視時間が7分を超えると胎児線量は50mGyあるいはそれ以上の可能性があり，緊急性のない場合，妊娠可能な女性の検査は月経開始10日以内に施行することが好ましい[5]．

- [ ] 新生児，乳児の検査では特に患児の体温が低くならないように室温，保温に留意する．

- [ ] 上部消化管検査においては造影剤の誤嚥に注意する．嚥下困難の有無を問診する．誤嚥の有無を確認するために，はじめの一口はたくさん飲ませない（特に高齢者は誤嚥の頻度が高いので注意する）[6]．

- [ ] 経静脈腎盂造影検査（IVP, IVU）においてはヨード造影剤投与における注意事項を厳守する（X線CTの項を参照）[9]．

- [ ] 脳血管造影には高濃度の造影剤は禁忌である．脳血管造影では通常300mgI/mLを使用する．また，脳室あるいは脊髄造影も高濃度の造影剤は使用禁忌であり，240mgI/mL，あるいは180mgI/mLの造影剤を使用する．これらの造影検査に不適当な高濃度造影剤を注入した場合，死に至る可能性が高い．

- [ ] 血管造影検査後の穿刺部圧迫が，不適切に長くならぬよう注意する．穿刺部末梢の脈拍，疼痛の訴え，皮膚の色や冷感等を定期的に観察する手順を定め，適切に実行する[10]．

## 検査の基本手順

1. 手首バンドなどの個人識別用具等を通じて患者の本人確認を必ず行う.
2. 一般X線撮影におけるポータブル撮影はその画像情報に限界があり, 検査室に移動できる患者は撮影室で撮影するよう心がけ, ポータブル撮影の依頼は必要最小限にとどめる.
3. 検査中, 検査機器による事故を防止する観点から終始, 注意を怠らない.
4. 検査前処置として, 腸管の蠕動を抑えるためブスコパン®あるいはグルカゴン (消化管造影), 硫酸アトロピン 1/2 アンプル, アタラックスP® 1アンプル (血管造影) を筋注する.
5. 透視時間の短縮に心がける.
6. (上部消化管造影) 透視台に患者を立たせ, 発泡剤を飲ませた後にバリウムを飲んでもらう. その後, 透視台を起倒して, 食道, 胃, 十二指腸を撮像する.
7. (注腸検査) 透視台に患者を寝かせる. 注腸カテーテル挿入に伴う壁損傷とカテーテル誤挿入を予防するため, 挿入前に直腸指診を行う.
8. (注腸検査) カテーテル注入後には正しく直腸に入っていることを確認したのちバリウム, 空気を注入する. 透視台を起倒するとともに, 患者に体位変換をしてもらい, 目的の大腸の二重造影像を撮像する.
9. (経静脈腎盂造影検査, IVP) 透視台に仰臥位として単純撮影であるKUBを撮ったあとに, 静脈確保しヨード造影剤を静注する. 経時的に腎, 尿管, 膀胱を撮像する.
10. (血管造影検査) 大腿動脈等を穿刺し, セルジンガー法にてカテーテルを目的の血管に選択的に挿入し, ヨード造影剤を注入して連続的に血管造影像を得る. 検査終了後, 穿刺された動脈を10分〜15分圧迫止血する.

## おさえておきたいポイント

- ◆鎮痙剤 (ブスコパン®等) 使用時には, 禁忌症例 (前立腺肥大症等) の有無を確認し, 診療録に記録する[4].
- ◆嚥下困難のある患者ではガストログラフィン®は禁忌である. 誤嚥した場合は肺水腫をきたして危険である. 誤嚥を生じたら, 検査は中止し側臥位とし, 喀出を促す[6].
- ◆小児では検査後動脈が閉塞する可能性が成人よりも高いので, 検査後血管開存の有無を最低2時間, 30分おきに確認する[10].

4 章 基本的な臨床検査

## 事故防止のための注意点

- ◆X線写真の左右を示すマークに注意を払い，四肢，腎など左右一対ある臓器の患側を間違えない．
- ◆新生児，乳児の検査は患児の固定を要することが多いので2名以上で行う．患児が検査台から転落することを防ぐために，そのうちの1名は常に患児のそばにいなければならない．
- ◆検査機器の操作等は技師が行うため，医師に求められるのは安全管理義務であり，もしも重篤な副作用が生じてしまったときに適切かつ早急な措置を講ずることにある．

### 参考文献
- ◇ 放射線診療事故防止のための指針．日本医学放射線学会，2002
- ◇ 「妊娠と医療放射線」（ICRP）．日本アイソトープ協会，2002

## ●患者説明のポイント

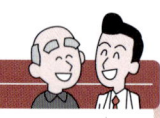

1. 患者に検査に伴う放射線被曝を説明するため，必要な最小限の知識は身につけておく必要がある．
2. 胸部X線のような低線量の検査においては，放射線リスクはきわめて低い．ジェット機で日本とアメリカを往復したときに浴びる宇宙線の被曝量と同程度である．もちろん放射線被曝はないことが望ましいが，放射線検査によって得られる情報量がそのリスクをはるかに上回っている．
3. 問診で妊娠が否定されたにもかかわらず，検査施行後妊娠が判明した患者への説明は理論的に行う．
4. ほとんどの放射線診断，あるいは核医学診断の際の線量は，胎児主要器官形成期の奇形が生じる可能性の閾値である100～200mGy以下である．しかし，可能な限り胎児の被曝は避けるのは当然である．
5. 通常の検査行為に伴う胎児線量はほとんど常に100mGy（放射線で誘発されるかもしれない奇形の最小の閾値）以下であり，また，この線量で個人に放射線発癌の生じる確率は非常に小さく，胎児照射が妊娠中絶を正当化することはほとんどない．
6. ただし，注腸などの骨盤部の透視検査では被曝線量が多い場合があるので，透視時間の確認とともに，放射線専門医に相談する．

# 12）X線CT・MRI検査

造影CT検査，あるいは造影MRI検査では造影剤ショックの可能性を常に考慮し，造影剤使用により生じた緊急事態にすぐに対応すべく，救急カート内の点検とともに応援医師を要請する緊急コードなどの院内体制を熟知しておく．

## ヒヤリとしないための 事前チェック事項

- ☐ 造影剤投与前に救急カート内の薬品，気管挿管セット等の点検とともに，応援医師を要請する緊急コードなどの院内体制を熟知しておく．
- ☐ X線CTあるいはMRI検査を依頼する場合，造影検査に限らず，単純検査においてもそれぞれの適応を十分に考慮することが必要である．造影の適応でない症例には造影剤を投与しない．
- ☐ ビグアナイド系糖尿病薬はヨード造影剤使用により乳酸アシドーシスを発症する危険があり，3日前ぐらいから投与を中止する[2]．
- ☐ MRI検査禁忌者や要注意患者を不用意に検査室に入れないよう，検査依頼医のチェックがあっても必ず現場で再確認し，必要に応じてX線写真を撮影する．
  - **禁忌**：心臓ペースメーカー装着，非磁気性体であることの確認が取れない脳動脈瘤クリップ，体内に埋め込んだ生命維持装置への依存，高度の閉所恐怖症，パーマネントアイライン，眼球に鉄粉が入っている可能性のある旋盤工など

## 検査の基本手順

1. 手首バンドなど個人識別用具等の確認を通じて患者の本人確認を必ず行うこと．

2. 問診
- **造影CT**：ヨード造影剤使用歴と副作用の有無，アレルギー歴，喘息の既往，腎機能障害，甲状腺機能亢進症，糖尿病性腎症，褐色細胞腫，などに注意して問診する．

- **造影MRI**：ガドリニウム製剤使用歴と副作用の有無，アレルギー歴，喘息の既往，重篤な腎あるいは肝機能障害に注意して問診する．

⬇

**3** 静脈確保は翼状針ではなく，プラスチック製の留置針を使用する．

⬇

**4** 造影剤を1 mL程度注入後，副作用の有無をみる．注入後注射漏れがないことを確認するとともに，2～3分間は様子をみて，副作用の有無をみる．

⬇

**5** 造影剤の注入開始後も，撮像開始直前まで医師が傍らで観察し，副作用出現および血管外漏出の有無を十分観察し，常に造影剤の注入を中止できるよう配慮する．

⬇

**6** 検査中，ときどき患者に呼びかけたり，患者モニターを見ながら状態を確認する．特にMRIでは患者の状態が把握しにくく，経皮的酸素飽和度の測定値の変動で判断する．

⬇

**7** ショック等の重篤な副作用が発生したら，直ちに必要な処置を開始するとともに，あらかじめ定められた方法で応援医師，看護師などを集める．

⬇

**8** 診療録への記載と署名：造影剤使用に際して行った問診内容と使用した造影剤の名称，量，および副作用の有無も記載し署名する．

⬇

**9** 造影禁忌や副作用が出現した症例においては，この情報が適切に伝達されるべく，カルテの表紙に記載する等，院内での指定の方法で記録する．

## おさえておきたいポイント

◆ ヨード造影剤による重篤な副作用であるアナフィラキシーおよびアナフィラキシー様ショックは，造影剤投与既往のない症例にも過去の造影剤投与により副作用を認めなかった症例にも生じうるものであり，これらを確実に，かつ安全に予知する方法はない[2]．

◆ 造影剤を投与し副作用の有無を観察するヨードテストは検査の相当時間前に施行してはならず，検査直前に施行する．このヨードテストが陰性でも副作用が生じないという保証は全くない[1]．

◆ 血管内投与ヨード造影剤の副作用頻度は約3％で，その多くは

吐き気やじんましん等が出現する軽い副作用である．10万～20万人に1人の割合で死亡の報告がある[2][2]．
◆気管支喘息の現症および既往のある患者は，造影剤の添付文書においては原則禁忌とされている．アレルギー歴のない患者さんに比べて，重篤な副作用発現率は8倍，その相対リスクは10倍であることを考えて，多くの施設では重篤な救急疾患を除いて禁忌としている[3][2]．
◆造影剤投与前に副作用の予防を目的としてステロイドを前投与することがあるが，副作用の頻度と重症度が低下することは証明されていない．

## 事故防止のための注意点

◆MRI検査において被検査者の緊急時には検査室から即座に搬出して処置を行う．
◆MRI検査室内でも処置を行う可能性があれば，MR室で使用可能な非磁性体の器具，器械のみを使用する．
◆救急時にはMRIの磁場の危険を熟知しない医療関係者が不意に入る可能性があるので特に注意を要する．

**参考文献**
1) 放射線診療事故防止のための指針．日本医学放射線学会
2) 間石成人：造影CT検査におけるインフォームドコンセントの現状と問題点．日本放射線専門医会誌，141：11-14, 2004
3) 新美 浩，野田聖一：造影CT，MRI検査に関する考え方と実際．日本シェーリング，2003．

## 患者説明のポイント

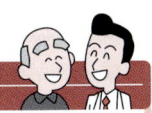

1. 造影剤副作用である悪心，嘔吐等，出現したらすぐに合図等で知らせるように伝える．
2. 副作用の発生頻度や死亡の可能性についても具体的に説明する必要があるか否かはその副作用の内容によるが，頻度が稀でも現実にショックによる死亡が発生した場合，検査前の説明の如何が問われる可能性もある．

## 4章 基本的な臨床検査

# 13）核医学検査

核医学検査室では投与する放射線同位元素（アイソトープ）の取り扱いに注意を要する．アイソトープの汚染を起こさないためには，法律に基づいた核医学検査室の種々の取り決めを遵守することが肝要である．

### ヒヤリとしないための 事前チェック事項

- [ ] 核医学検査室は他の診療室とは離れたところに位置することが多いので，患者の急変時の対応のため，緊急カートの点検と応援医師の呼び出しの手順をあらかじめ確認しておく．
- [ ] 患者が妊娠していないことを確認する．
- [ ] 負荷心筋シンチグラフィー施行には必ず医師2名以上が現場にいるようにして，ニトログリセリン，リドカイン等の抗不整脈薬，カテコラミン（ドブタミン，ドパミン，エピネフリン等），アトロピン，ネオフィリン，アンビュバッグ，酸素，吸引装置，除細動器，点滴セット，静脈留置系，注射器，咽頭鏡，気管チューブ，等を事前に準備しておく[7]．

### 検査の基本手順

1. 核医学検査室に入室の際は核医学検査室専用の履き物に履き替える．
2. 注射用の放射性医薬品には，シリンジピストン背部に薬品名が同定できるラベルを添付する．
3. 依頼表等の検査目的に合致する薬品名であることを確認する．
4. 薬剤を注入する前に，指示などを記載する際に氏名呼称または本人自称を行って患者を再確認し，検査について説明する．
5. アイソトープを投与する体位，投与経路等，技師に確認する．
6. アイソトープを静脈内投与するときは，血液の逆流を確かめ，血管外に漏らさないように確実に注入する．
7. 負荷心筋シンチグラフィーでは心電図を必ずモニターし，必要以上に強い虚血が起きないように注意する．また，負

荷が目標以上に達したら，すばやく薬剤を投与し，必要以上に長時間虚血を生じさせないようにする[1]．

8 ダイナミック画像を撮像するため，ガンマカメラの下でアイソトープを投与するときは，アイソトープ注入時に必ず，技師に合図を送る．

9 SPECTでは，幅の狭い台が使われていることが多く，転落防止のためマジックバンドなどで患者を固定する．

10 アイソトープ注射終了後は手指をよく洗い，ハンドフットモニターなどの測定器で汚染がないことを確認する．

## おさえておきたいポイント

◆ 肺血流シンチでは肺血流分布が重力の影響を受けないように仰臥位にて注射する[5]．
◆ 脳血流シンチでは右肘静脈より急速注入する[5]．
◆ RIミエログラフィーでは確実に脊髄腔に穿刺針が刺入されていないと注入時にアイソトープが勢いよく漏れ，施行医師の衣服を汚染させる可能性がある[6]．

## 事故防止のための注意点

◆ RIの注射を一括して行う場合，注射後のシリンジを未使用のシリンジと一緒にしない．また，注射に失敗したシリンジも一時的にせよ，他の未使用のシリンジと一緒にしない．鉛のシールドがしてあるので使用済みか否か判断が難しく，間違える恐れがある[5]．
◆ アイソトープを床にたらしたりして，汚染が発生した場合，放置したりせず，また自分で拭かないで担当技師を呼ぶ．
◆ オムツを使用している患者に，タリウム，ガリウムあるいはヨード131のスキャンを施行した場合，その後のオムツは糞便中に排出されたアイソトープが減衰するまでは廃棄できないので，その施設の取り決めに従う．

### 参考文献
1) 放射線診療事故防止のための指針, 日本医学放射線学会
2) ICRP. 妊娠と医療放射線, 日本アイソトープ協会

## ●患者説明のポイント

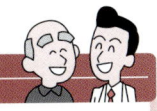

1. 骨シンチグラムやガリウムシンチなどのように，アイソトープ注射後すぐにスキャンができない検査は，その旨をあらかじめ伝えておく．

2. 授乳中の患者に投与されたアイソトープは母乳を通して乳児に移行しうるので，授乳中もしばらくの期間，授乳を中断すること[2]．
3. アイソトープの放射線被曝について聞かれることがあるので，使用核種の半減期は理解しておく必要がある．多くはテクネシウム製剤で6時間の短半減期であり問題はない．

memo

# 14）神経生理学的検査（脳波，筋電図）

脳波とは，脳神経細胞の活動に伴って生ずる電気的変化を頭皮上の電極から誘導して記録したものである．すなわち，秒単位で変動する脳機能を直接的かつ動的に捉える「状態診断」である．筋電図は，各種の末梢神経・筋疾患の診断をするうえで重要な電気生理学的補助検査法である．

## ヒヤリとしないための 事前チェック事項

- ❏ 検査施行にあたり，患者の協力は必要不可欠であり，検査の内容をきちんと説明し理解を求めておく．
- ❏ 被検者についての情報，診断名，経過および症状（てんかんなら発作型），検査への影響が考えられる既往症，画像所見，使用薬物名などを検査依頼書に明記する．
- ❏ 検査目的を明確に記す（例えば，診断確定，スクリーニング，意識障害の評価，てんかん発作型の診断など）．
- ❏ 希望事項，禁止事項（賦活検査について），注意事項などを明記．

## 検査の基本手順

### 1．脳波

1. 被検者の頭皮上に電極をつけ，脳波計で記録する．およそ0.5～30Hzの範囲の周波数で，5～300μV程度の電圧の変動をみる．変動する電位差を縦軸に，時間的推移を横軸にして左から右へ記録される．
2. 通常は覚醒時と睡眠時を記録し，検査中には開閉眼，光刺激，過呼吸賦活を行う．
3. 検査時間は1時間程度．限られた時間内の検査なので，異常波が出現しない可能性がある一方，正常人でも5～10％に異常所見が出現する．
4. 脳波からは"脳の機能状態"が推定されるのみで，臨床症状や他の検査との総合的所見で判断することが大事である．
5. **適応疾患・症状**：失神，けいれん，てんかん，頭痛，脳血管障害，頭部外傷，脳腫瘍，めまい，意識障害，痴呆，脳死判定など．

## 2. 筋電図

**1** 種々の検査があるが，神経筋疾患のスクリーニング検査としては，主に骨格筋の状態を調べる針筋電図と末梢神経機能を調べる神経伝導検査とがある．1つの検査で大体30分程度を要する．

### A）針筋電図
- 患者に接地電極を装着した後に検査部位を消毒し針電極を刺入する．
- その後，安静時軽度随意収縮と最大収縮時の活動電位の波形および振幅，持続や干渉について観察する．

### B）神経伝導検査
- 運動神経，感覚神経に対して近位部と遠位部の2点で電気刺激を行い，支配筋腹から筋活動電位（CMAP）または神経幹上から感覚神経活動電位（SNAP）を記録し，刺激した2点間の距離を求めてMCV（運動神経伝導速度），SCV（知覚神経伝導速度）を算出する．

**2** 神経・筋疾患における神経原性変化と筋原性変化との鑑別，障害部位や障害程度の把握および，進行・回復の過程を客観的に知ることが可能である．

# おさえておきたいポイント

## 1. 脳波

◆脳波室で行う方法とポータブル脳波計を用いる方法がある．後者の場合は種々のアーチファクトの問題や得られる情報が限られていることもあり，被検者を脳波室に移送できない場合を除いては原則として脳波室で施行することが望ましい．

◆発作性疾患を疑う場合は特に睡眠時記録が不可欠である．自然睡眠が望ましいが，時には薬物負荷を必要とする．その際はトリクロホスナトリウム，ペントバルビタール，抱水クロラール，塩酸プロメタジンなどを使用する．

## 2. 筋電図

◆四肢のしびれ・疼痛，筋萎縮，筋力低下，不随意運動，筋攣縮，筋痙縮，運動麻痺などの症状がある場合に行う．顔面から四肢末端に至るまでのどの筋を検査するかの判断が必要であり，病変の存在する部位を考え，必要最小限の筋を検査することが重要である．

# 事故防止のための注意点

◆基本的に脳波検査に禁忌はない．ただし，安静時記録は生体に何の侵襲も加えず危険もないが，賦活には十分な配慮が必

要である．過呼吸賦活は，最近の心疾患（例えば心筋梗塞），呼吸器疾患などでは行わない．光刺激は閃光刺激によって容易に発作を起こす可能性のある患者には注意を要する．
◆筋電図では，強い電気刺激や針刺入は不快感を伴うこと，および針電極に伴う感染の危険性（針電極は十分に消毒し，患者1人に針電極1本が原則）に留意する．

## 参考文献

◇ 「脳波検査依頼の手引き」（原 常勝，秋山泰子，星 昭輝，横山尚洋），医事出版社
◇ 「筋電図判読テキスト」（廣瀬和彦），文光堂，1992
◇ 「脳波・筋電図検査の実際」，日本臨床衛生検査技師会，1991

### ●患者説明のポイント

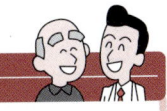

1. 検査に対する不安を取り除くことが重要．安全な検査であることを伝える．
2. 検査前の食事の制限はなく，服薬についても特に指示がない限り中止する必要はない．
3. 筋電図については，針電極刺入時の痛み，出血および電気刺激時に軽い疼痛，違和感などを伴うことがあること，また，検査後数日間は検査対象の筋肉に若干の痛みが残ることがあることなどを伝える．

memo

## 5章 基本的手技

# 1) 気道確保

舌根沈下等による上気道閉塞に対する対処法であるが、"その場しのぎ"の処置と考えるべき．気道と食道の分離が確立していないので，誤嚥を起こすリスクが常に伴うこと，選択的な気管吸引は不可能なことを認識しておく必要がある．

### ヒヤリとしないための 事前チェック事項

- ☐ これらの方法で良しとするのは，自発呼吸がある患者に限られる．意識障害に加えて人工呼吸の適応のある患者では，気管挿管が第一選択となる．その必要性がないことを確認してから行う処置である．

- ☐ また，サイズの選択は，うまく気道を確保できるか否かの決定的な要素である．あらかじめ，挿入すべきエアーウェイ，あるいはラリンジアルマスクのサイズを指導医に確認する必要がある．

### 手技の基本手順

　視診上，吸気時に胸骨上窩や肋間腔が陥凹する，あるいは吸気時に腹部は膨らむが胸壁は沈むような"シーソー呼吸"などがあれば上気道閉塞を疑う．上気道閉塞の原因として考えられるものは，口腔内の異物や舌根沈下，あるいは腫瘍や炎症性病変による喉頭付近の閉塞などが考えられる．意識障害患者では，口腔内に異物がないかを検索し，取り除けるものがあれば排除する．意識障害による舌根沈下が原因と考えられる場合には，以下の方法により気道を確保する．

#### 1. 用手的気道確保

A) 頭部後屈，頤部挙上（head tilt-chin lift）（図1）

　頸椎損傷の可能性がなければ，額に手をあてて圧迫しつつもう一方の手で頤部を挙上することにより，沈んだ舌根を持ち上げて気道を開放させることができる．

B) 下顎挙上法（jaw thrust）（図2）

　頭部を後屈させることによって頸椎損傷による脊髄障害を引き起こす可能性のある患者では，頸椎の軸はそのままに両手で下顎角に手を添えて，下顎を前方に引き上げる．

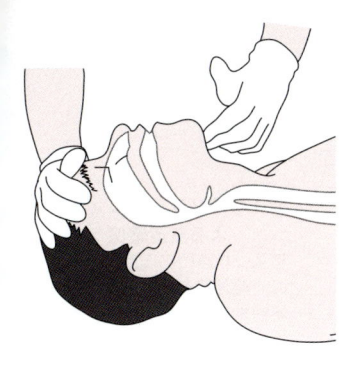

**図1 ●頭部後屈，頤部挙上**
頸椎損傷の可能性がない場合の用手的気道確保方法

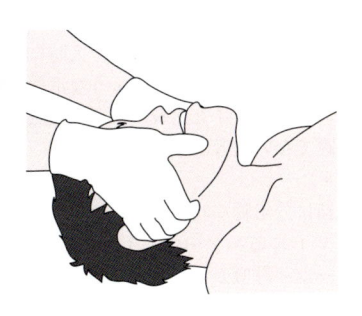

**図2 ●下顎挙上**
下顎角の部分に指を添えて，下顎全体を前方（腹側）に引き上げる．頸椎の軸に関係なく，舌根沈下による気道閉塞を是正できる

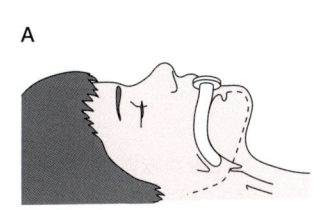

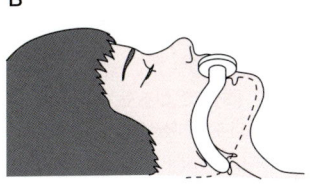

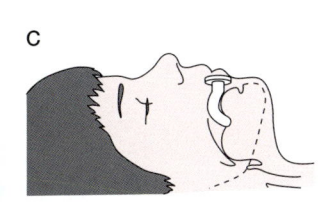

A

B

C

**図3 ●経口エアーウェイ**
Aは，適切な大きさの例．Bは，大きすぎて先端が喉頭蓋を圧迫して気道を閉塞している図．Cは，サイズが小さすぎて，舌根部を咽頭後壁に押しあてる結果になっている

## 2．器具による気道確保

### A）経口エアーウェイ（図3）

経口的に挿入するため，サイズが適当でないと逆に舌根沈下を助長しかねない．また，患者の意識レベルが改善すると自分の舌で排除しようとして，位置がずれる可能性がある．

### B）経鼻エアーウェイ

舌根部を越えて，声門のすぐ手前に位置させるのが理想的．

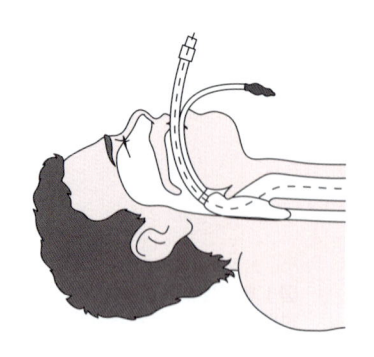

**図4 ● ラリンジアルマスクによる気道確保**
マスクが声門の周囲を覆うために、陽圧換気が可能なうえ、分泌物や吐物も気道に入りにくい

鼻腔を通過する最大径の太さのサイズを選択する．挿入時に鼻出血を起こすことがあり，リドカインゼリーのような滑剤を使用した方がよい．経口エアーウェイと比較すると違和感が比較的少ないので，深昏睡でない患者にも使用できる．

### c）ラリンジアルマスク（図4）

陽圧換気ができること，気道に分泌物や吐物が比較的入りにくい構造であること等が，いわゆるエアーウェイと異なる．位置の良し悪しは，視診（シーソー呼吸が認められないこと），喉頭部の聴診，呼気炭酸ガス濃度の波形などにより判断する．ジャクソンリースシステムに接続したり，AMBUバッグに接続することが可能なので，それらのバッグが呼吸性に膨張，収縮を繰り返していれば気道の開存と自発呼吸の存在を確認できる．

### 3．体位による気道確保

自発呼吸があり，循環が保たれている意識障害患者では，recovery position（coma positionともいう）をとる．側臥位よりやや前傾位とすることにより，舌根が気道を塞ぐのを予防し，かつ吐物や粘液などが自然に口腔外にドレナージされ誤嚥を防ぐ効果が期待される．

## おさえておきたいポイント

- ◆気道確保とはいっても，気管挿管と比較するといずれの方法もきわめて不安定である．
- ◆挿入直後は，空気の出入りする部分に"こより"（絹糸，ガーゼ，紙，毛髪などによる）をかざし，呼吸に一致した動きがあることを確認する．しかし，患者の舌の動きや，首の角度により不適切な位置に変わる可能性があるほか，長時間に及ぶと口腔内の分泌物貯留によって，位置は良くても閉塞状態となる可能性があることを常に認識する必要がある．

### 事故防止のための注意点

◆気道確保するつもりが,実は気道を閉塞させる異物挿入になってしまう危険がある.上気道閉塞のサインを見逃さないように,視診,聴診などの身体所見評価を徹底的に行う.
◆また,経過中に嘔吐や自発呼吸の減弱などが認められたら時期を失することなく気管挿管を行う.

### ●患者説明のポイント

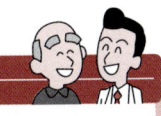

1. 気管挿管よりは,はるかに侵襲度が低い気道確保の方法である.
2. 器具の固定位置は,当初の適切な場所からずれる危険が常にある.
3. 分泌物により,気道がふさがれる可能性がある.
4. 自発呼吸が減弱したり,嘔吐が出現するようであれば気管挿管に変更する可能性がある.

memo

## 5章 基本的手技

# 2) 人工呼吸（バッグバルブマスクおよびベンチレータ）

視診上，左右の胸が均等に上がり，呼吸音が左右差なく聴取されることを確認する．加えて$SpO_2$がモニタできれば，酸素化の指標として有用である．最終的には，動脈血ガス分析により換気，酸素化，酸塩基平衡を総合的に評価する．

### ヒヤリとしないための 事前チェック事項

- ☐ 表を参考に，気管挿管の適応の有無を確認する．
- ☐ 気管挿管の場合，本人，家族が承諾しているか．
- ☐ 呼吸器のリークテストなど，動作試験が完了しているか．
- ☐ 加温，加湿装置の準備ができているか．
- ☐ 気管挿管に必要な器具の点検．
- ☐ 気管チューブのサイズの確認．
- ☐ 気管挿管に伴うバイタルサインの変化（血圧上昇，低下，徐脈）に対処できる態勢か．
- ☐ 気管挿管直後に，培養のための気管痰の採取が必要か，またその準備はできているか．
- ☐ 胃内容が空虚であるか．
- ☐ 筋弛緩を得て挿管することの是非を確認する．
- ☐ $SpO_2$モニタの準備．呼気炭酸ガス分圧モニタの較正．

### 手技の基本手順

**1** 一過性の人工呼吸，例えば超短時間作用性の鎮痛，鎮静薬（thiopental, propofolなど）による呼吸抑制に対して行う人工呼吸であれば，マスクを介して行う用手人工換気でよい．また，気管挿管までの橋渡しとしてマスクによる人工呼吸を行う．加圧に用いるバッグは，AMBUバッグ（図1）とJackson-Ree's system（ジャクソンリースシステム）のバッグ（図2）とがある．前者は，圧縮ガス源がなくても使用可能で，呼気の炭酸ガスを再吸入しないように一方向弁が仕組まれている．後者は，機械的に動作する部分がない単純な構造で，成人の場合，炭酸ガス再呼吸を防ぐ意味で10〜15L/分の圧縮酸素を流す必要がある．

**表●直ちに気管挿管を行うべき病態**

| |
|---|
| 心肺停止 |
| 不安定な循環状態 |
| 不安定な不整脈 |
| 上部消化管出血 |
| 協力性の欠如 |
| 意識障害 |
| 顔面外科術後，顔面外傷，顔面の変形 |
| 上気道閉塞 |
| 誤嚥のリスクがある場合 |
| 自己去痰ができない，あるいは多量の喀痰 |

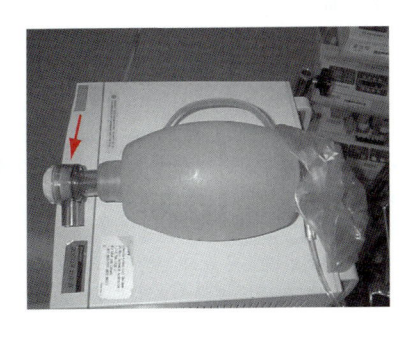

**図1●AMBUバッグ**
矢印の部分が，一方向弁

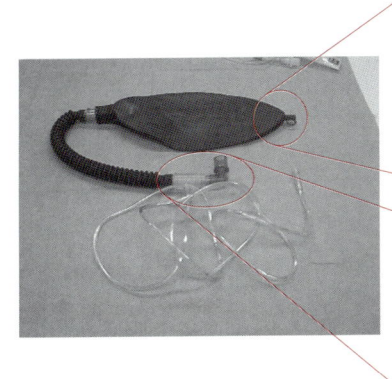

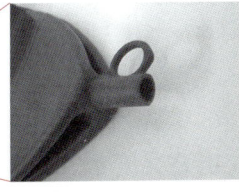

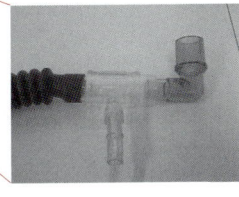

**図2●Jackson-Ree's system**
右下のL字ジョイントの部分を患者の気管チューブに接続する．L字ジョイントと蛇管の間から新鮮な酸素を送り込む．患者の呼気ガスと酸素とが混和した状態で，バッグの尾部（右上）から呼出される．炭酸ガス再呼吸を予防するためには，新鮮な酸素を10〜15L/分流す必要がある

2 人工呼吸の適応は，換気不全，酸素化不全などである．いずれの場合もそれほど重症でなければ非侵襲的人工呼吸（気管挿管せずに人工呼吸器に装着）[1]を試みる価値はある．

3. 意識障害，循環動態の不安定さ，気道に多量の分泌物などが認められる場合には，非侵襲的人工呼吸よりは気管挿管による従来の人工呼吸を優先させるべきである．

4. 非侵襲的人工呼吸を開始した場合，1時間以内に呼吸状態，呼吸困難感が改善しなければ，気管挿管を行い従来の人工呼吸管理を行う．高炭酸ガス血症型呼吸不全の場合は，呼吸停止，意識低下，下顎呼吸，看護不可能な興奮状態，ないし鎮静を要する興奮状態，意識低下を伴う徐脈，不安定な低血圧状態などがあれば気管挿管を行う．頻呼吸（>35/分），酸素療法を行ってもPaO$_2$が45mmHg以上を保てない場合も同様である．低酸素血症型呼吸不全の場合も，挿管条件は同様であるが，酸素化に関してPaO$_2$で60mmHg，SaO$_2$で90%を維持できない場合に気管挿管を考慮する．

5. 換気不全，酸素化不全いずれの場合も高いplateau圧（強制換気時，呼気終末の気流の停止している状態の圧），あるいは高いpressure support圧で正常PaCO$_2$を保つよりは，各々の圧を30mmHg程度に抑えて，結果的に蓄積する炭酸ガスを容認した方が予後が良いとされている[2]．また，換気不全の場合は，内因性PEEPを相殺する意味で呼吸器によるPEEPを，酸素化不全の場合も気道の虚脱から生じる上皮細胞の傷害を予防する意味でPEEPを付加するのがよい．具体的なPEEPの値に関するエビデンスはないが，急性肺傷害の場合，FIO$_2$ 0.4〜0.5のときで5〜10cmH$_2$O程度をかけておく[3]．過大なPEEPは，循環抑制をきたしたり，脳圧を亢進させる危険がある点，注意を要する．

## おさえておきたいポイント

◆ 急性呼吸不全の患者でも，非侵襲的人工呼吸より，気管挿管による人工呼吸が選択されるべき病態（表）

## 事故防止のための注意点

◆ 人工呼吸が，pressure supportやpressure control ventilationなど，圧制御で行われる場合には，一回換気量や分時換気量などvolumeの上・下限モニタを設定しておく．

◆ 人工呼吸がvolume presetの強制換気で行われる場合〔intermittent mandatory ventilation（IMV）やvolume control ventilationなど〕は，現在運転中の最高気道内圧の±5〜±10cmH$_2$O程度に上・下限を設定しておく．

◆ 急性期は連日胸部写真をとり，気道，肺野の状態を観察する．

◆ 人工呼吸器の設定を大きく変更した場合には，バイタルサイン，SpO$_2$，ETCO$_2$などを確認するほか動脈血ガス分析を行

って最終的なチェックとする．
◆気管挿管による患者の苦痛を緩和する目的で，鎮静薬，鎮痛薬を使用する．不十分な鎮静は自己抜管などのアクシデントを招来するおそれがある．ただし，患者の意識レベル確認のためには1日1回，鎮静薬を中断することが奨められている．

## 参考文献

1) Hillberg, R. E. & Johnson, D. C.：Noninvasive ventilation. N. Engl. J. Med., 337：1746-1752, 1997
2) Amato, M. B. et al.：Effect of a protective-ventilation strategy on mortality in the acute respiratory distress syndrome. N. Engl. J. Med., 338：347-354, 1998
3) The Acute Respiratory Distress Syndrome Network：Ventilation with lower tidal volumes as compared with traditional tidal volumes for acute lung injury and the acute respiratory distress syndrome. N. Engl. J. Med., 342：1301-1308, 2000

### ●患者説明のポイント

1. 自分の呼吸だけでは，酸素の取り込み，炭酸ガスの排泄が不十分なため人工呼吸器の助けを借りる．この方が，結果的には早く病気が改善することが期待できる．
2. 人工呼吸のため気管挿管が必要で，この管のために声を出すことはできない．しかし，呼吸状態が改善して，抜管できれば元通り会話が可能となる．
3. 気管挿管の苦痛を取り除く目的で，鎮静薬を持続的に使用する．したがって，面会時も意思の疎通をはかることはできないが，患者の苦痛除去を優先している結果なので理解していただきたい．

memo

5章 基本的手技

# 3）静脈路の確保

留置針の針先が静脈内であることを常に確認する．穿刺針に静脈路を接続する前に，回路が適正な輸液で満たされ空気の混入が起こらないことを確認する．介助者とともに針刺し事故の起こらない，かつ清潔な確保手順を行う．

## ヒヤリとしないための 事前チェック事項

### ☐ 穿刺部位の確認

静脈路確保が一過性なのか長時間に及ぶものかを確認する．長時間に留置する場合ほど，管理上支障のない穿刺部位であるかを確かめる．手術野と同側，神経麻痺側，シャント側など術中・術後に支障をきたす部位での穿刺は行わない（乳房切除術では同側上肢での静脈路の確保は行わないし，四肢の骨折手術では骨折部位での静脈路の確保は行わない）．できれば利き腕は避ける．感染のリスクを常に考え，発赤・腫脹・火傷など感染のリスクを考慮すべき皮膚・組織での穿刺は避ける．

### ☐ 回路の準備

単なる輸液のみでなく薬剤投与を行う回路の準備では，回路内に薬剤の注入ポート（三方活栓など）が組み込まれるようにしておく．
留置針でなく翼状針を使用するには，接続する静脈路回路から針先まですべて満たしておく．

### ☐ 穿刺針の選択

静脈留置針の太さには14G（ゲージ），16G，18G，20G，22G，24Gがあるが，穿刺する静脈の太さと静脈路確保の目的から穿刺針を選択する．輸液を行うためには成人で20Gもしくは22Gを，小児で22Gもしくは24Gを選択する．輸血には太めの針が選択され，急速輸血などでは成人では18G以上の太さの留置針が使用される．針の長さは太さにより異なるが，30mm前後の長さが最も用いられる．鼠径部や頸部などのやや深い血管穿刺ではやや長い針が用いられるが，深い部位の穿刺ほど体位の変化の影響を受けて抜けやすく，大量輸液により腫脹しやすい．

## 手技の基本手順

穿刺前に接続する静脈回路を準備し，空気を注入しないように

回路内を輸液で満たす．穿刺後の内針の廃棄処理を考えた針箱の準備を行う．穿刺から回路の接続・固定の過程には介助者が必要である．

### 1 穿刺
- 四肢の穿刺部位を選択し，穿刺針と静脈路を準備し，穿刺後すぐに接続できるようにしておく．
- 穿刺を容易にするため，駆血帯を用いて穿刺部上部を駆血し静脈を太く浮き上がらせる．
- 穿刺部を消毒し，留置針を静脈内に穿刺する．
- 内針を抜去し，血液の逆流により留置する外針が静脈内であることを確認する．
- 無駄な出血をしないように，介助者はすばやく駆血帯を解除し，穿刺者は外針先端の静脈を圧迫止血して接続に備える．

### 2 静脈路回路の接続の準備
- 介助者は接続前に，準備された静脈路回路内が適正な輸液で満たされており空気が含まれていないことを確認する．

### 3 静脈路回路の接続
- 介助者は静脈路回路を留置針に接続する．この際，後で抜けないようにきちんと接続する．介助者は回路のクレンメを開放にして，点滴が順調に落下し刺入部に腫脹や疼痛がないことを確認する．落下しない場合には留置針が静脈内に留置されていないことが多く，その場合には抜去し，再穿刺する．

### 4 固定
- 介助者が留置針と回路を接続した後，穿刺者が接続部を保持する．留置針と接続回路の折れ曲がりに注意して，固定テープを用いて皮膚に清潔に固定する．留置部が観察可能であることが望ましく，刺入部が見える固定用テープを用いることが多い．これは清潔が保たれていることの確認と刺入部の折れ曲がりによるトラブルを早期に発見するためである（関節部の伸展屈曲は固定後の留置針折れ曲がりの原因となる）．翼状針では翼状になった根元まで皮膚に挿入した後，翼を皮膚に固定用テープで固定する．
- 針との接続を皮膚に固定した後，数cm離して静脈回路をループにして180度反対方向へ向けて再度固定する．これは引っ張られても容易に抜けないためである．これ以上ループをつくる必要はない（回路が短くなるなど，かえって弊害が多い）．小児などでは自己抜去させないように点滴ルートを四肢とともにシーネ固定することもある．

### 5 内針の廃棄

- ここまでの過程において針刺し事故に常に注意する．内針を他の介助者に手渡したり周囲や床に置いたりしないで，穿刺者が直接針捨て箱に廃棄することが，針刺し事故を防ぐ原則である．

## おさえておきたいポイント

◆ 静脈血栓を考慮し，下肢よりも上肢で確保することが原則である．

◆ 留置針では穿刺により内針が血管内に入ると血液の逆流が観察される（図参照）．1～2mmさらに刺入して外針部も血管内に挿入する．逆流を観察しながら，内針を動かさないように片手で固定してもう一方の手で内針に沿って外針部を根元まで血管内に挿入する．内針を抜去し，血液の逆流により外針部が血管内に入っていることを確認したら，外針部の先端に当たる血管部位を圧迫して出血しないようにし，また，駆血帯を緩める（緩めないままでいると無益な出血につながりかねない．特に覆布などで隠れた部位では緩めることを忘れる危険がある）．内針をわずかに抜いてバックフローがあることを確認した後，内針を途中まで外針内に押し込んで一時的に出血しないように配慮しながら，接続操作に移行することもある．

◆ 血液のバックフローがあれば血管内と考える．しかし，静脈内

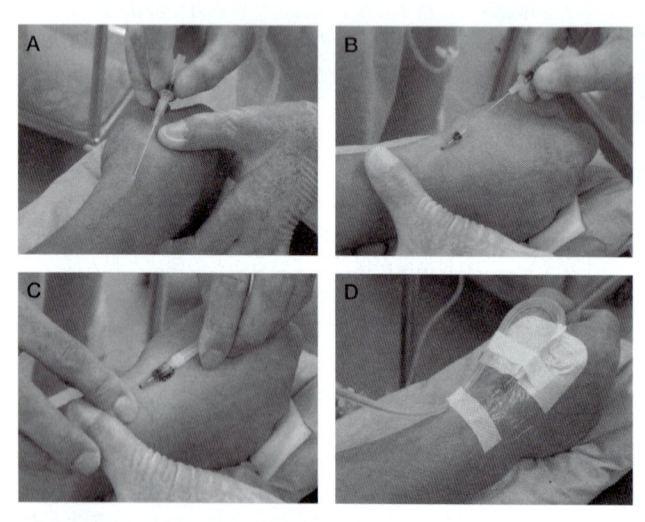

**図●留置針による静脈路穿刺手順**
A）穿刺による内針の血液逆流の確認をする．B）外針を挿入する．C）外針の先端部を圧迫しながら内針を抜く．介助者が回路を接続する．D）観察できる刺入部固定方法と回路チューブの（180度）固定法

でなく動脈内である可能性も存在する．点滴回路内への逆流がみられた場合には，駆血帯の緩め忘れや動脈穿刺を考慮する．
◆回路内空気の注入を避ける．回路内を輸液で満たす場合に，回路組み立ての接続部や三方活栓部などに空気が残ることがあるので注意する．また先に準備した輸液セットを保温庫内に入れておいた場合などでは，加温により回路内に小さな気泡がいくつも現れることがあるので，接続直前にチェックが必要である．
◆点滴が滴下しなくなる原因には，輸液回路から留置針の折れ曲がりまでの回路側の原因と，留置した血管壁の障害・破綻のような生体側の原因とがある．静脈回路の不良，留置針の折れ曲がり，投与薬配合による結晶形成，静脈の漏れ，静脈炎，静脈血栓など点滴が落下しなくなる原因は多彩であるが，少しでも不安がある場合には抜去し，別の静脈路を確保する．

## 事故防止のための注意点

　静脈路に関する医療事故には，針刺し事故，刺入部感染，薬剤の血管外漏出，輸液・輸血・薬剤の誤注入がある．
◆針刺し事故を起こさないように，穿刺後の内針の廃棄処理を考えた準備・針箱などの準備を行い，穿刺者が手渡すことなく，針箱に内針を廃棄する．手渡しにより針刺し事故が増える．針のリキャップは行わない．最近では翼状針・留置針には針刺し事故を考慮した安全装置付き針が存在する．
◆針刺し事故時には院内マニュアルに従い感染対策を行う．
◆何度も穿刺することを避けるために，抗凝固作用をもつヘパリン加生食などのフラッシュにより留置針のみを数日間にわたって留置する方法があるが，感染の面からは推奨できない．
◆ラテックスアレルギーを常に考慮して，ラテックス製品を含まない回路の使用を原則とする．
◆空気を注入しないように，静脈路回路内に空気がないことを確認してから接続する．
◆回路のはずれ，駆血帯の緩め忘れなどで容易に血液が逆流し，出血につながる．
◆針先・輸液が血管外に漏れた場合にはすぐに点滴をストップする．漏れた輸液内容によっては早急な治療が必要となる（血管収縮薬，アルカリ性薬剤，酸性薬剤，高浸透圧性薬剤，抗悪性腫瘍薬，カリウム製剤など）．
◆薬剤の注入において，静脈路回路であること，動脈路でも経腸路でも硬膜外注入路でもその他注入路でもないことを確認する．特に動脈路との間違い（動脈路は赤色仕様），経腸路との間違い（経腸栄養を静脈路に投与しない）に注意する．
◆誤注入に注意し，ラベルのない透明液は廃棄する．「5つの

right」すなわち，正しい患者，正しい薬剤，正しい投与量，正しい投与経路，正しい投与時間，を薬剤投与時に確認する．また，静脈投与を行うべきでない局所麻酔薬，経腸栄養剤，消毒薬などが投与されないことを確認する．

### ●患者説明のポイント

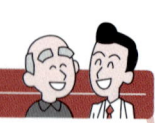

1. 静脈路の確保の重要性を説明し協力を求める．場合によっては長期にわたって痛みが残ることがあることも説明に加える．
2. 点滴が落下する肢位を確保するため体動制限が必要なことを説明する．
3. 刺入部の清潔を保つように協力を求める．
4. 痛み・腫脹など針先が血管外に漏れた症状が現れた場合には早急に知らせるように指導する．

memo

# 4）心臓マッサージ

心停止には人生の自然な終末ではなく，治療可能な出来事の可逆的な反応にすぎない場合がある．これらの患者を同定し治療することがわれわれの使命である．心停止の際の救急救命措置が心臓マッサージである．倒れている人を見かけたらすぐに呼びかける迅速な対応が必要であり，循環のサインがない場合は，直ちに心臓マッサージを開始することが蘇生率の向上に貢献する．蘇生現場はしばしば混乱するが，心肺蘇生はチーム医療であり，ハッキリした声でシッカリ指示を出そう．

### ヒヤリとしないための 事前チェック事項

- □ **意識確認**：両手で両肩を優しく叩きながら「もしもし，もしもし？」と声をかける．
  - ・身体への刺激と呼びかけを同時に行い，患者の反応をみる．
  - ・頬を叩いたり身体を強く揺すらない（頸髄への衝撃を避ける）．
  - ・意識確認は3回程度とし，時間をかけ過ぎない．
  - ・患者が腹臥位のときは体位変換を行い，仰臥位にする．
- □ 周囲に人がいなければ，「誰か来てください」と大声で呼びかける．
- □ 人を呼び（救急コールシステムの作動），必要な資器材（モニター付き除細動器，背板，バックバルブマスク，酸素，挿管セット，吸引キット，薬剤などの入った救急カート）を集める．
- □ 依頼するときは，相手の目を見て，指をさしてアイコンタクトをとる．
- □ **循環のサインの再評価**：心肺蘇生開始約1分後（成人なら心臓マッサージと人工呼吸を15：2で1サイクルとして4サイクル後）に循環のサインの再評価を行う．

### 手技の基本手順

1. 患者を固い床面の上に仰臥位に寝かせる．

2. 患者の左側にひざまづく．

**3** 循環のサイン「息・咳・動き」および脈拍の確認（図1）．

⬇

**4** 剣状突起の2横指頭側に手を組んで置き，マッサージを開始する（図2）．

⬇

**5** 肘を伸ばして体重をかけ，胸骨が4～5cm沈む程度に圧迫する（図3）．

⬇

**6** 圧迫と解除は等間隔で行う．

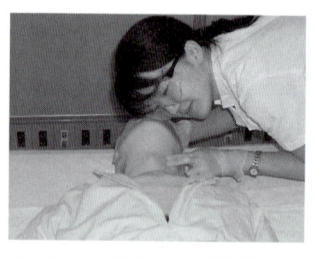

**図1 ●循環のサインの確認**
循環のサインの確認では，①頸動脈拍動の触知を直ちに開始すること，②呼吸・咳を確認するときは救助者の顔を患者の顔に近づけ，体動を見るときには全身を観察すること，③10秒以内で判断すること

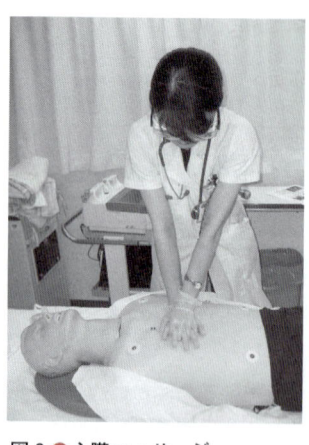

**図3 ●心臓マッサージ**
救助者の体の中心線が圧迫部位の真上に，両肩が胸骨の真上に

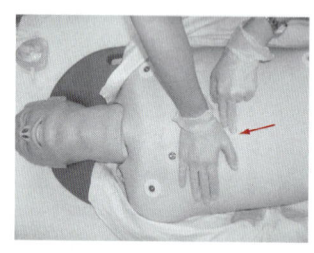

**図2 ●圧迫部位の探し方**
①肋骨に沿って剣状突起へ，②剣状突起基部から2横指頭側

## おさえておきたいポイント

◆意識確認から心臓マッサージ開始まで60秒以内
◆循環のサインを確認するための途中の心臓マッサージ中断は10秒以内

◆年齢別心臓マッサージおよび心臓マッサージと人工呼吸の組み合わせ（表1, 2）

**表1 ●年齢別心臓マッサージ**

| 対象 | 圧迫の位置 | 圧迫の方法 | 圧迫の程度 | 圧迫の速さ |
|---|---|---|---|---|
| 成人（8歳以上） | 胸骨の下半分 | 両手（手のひらの付け根） | 胸骨が4〜5cm沈む程度 | 約100回/分 |
| 小児（1歳以上〜8歳未満） | 胸骨の下半分 | 片手（手のひらの付け根） | 胸骨が4〜5cm沈む程度 | 約100回/分 |
| 乳児（1歳未満） | 両側乳頭を結ぶ線より1横指下側 | 片手の2本の指 | 胸郭の厚さのおよそ3分の1沈む程度 | 少なくとも100回/分 |
| 新生児（生後28日未満） | 両側乳頭を結ぶ線より1横指下側 | 片手の2本の指 | 胸郭の厚さのおよそ3分の1沈む程度 | 約120回/分 |

**表2 ●心臓マッサージと人工呼吸の組み合わせ**

| 対象 | 心臓マッサージと人工呼吸の組み合わせ | 1回の組み合わせ | |
|---|---|---|---|
| 成人（8歳以上） | 15：2 | 約100回/分の速さで15回 | 1回に約2秒かけて2回吹き込む |
| 小児（1歳以上〜8歳未満） | 5：1 | 約100回/分の速さで5回 | 吹き込みに1〜1.5秒かけて1回 |
| 乳児（1歳未満） | 5：1 | 少なくとも100回/分の速さで5回 | 吹き込みに1〜1.5秒かけて1回 |
| 新生児（生後28日未満） | 3：1 | 約120回/分の速さで3回 | 吹き込みに1秒かけて1回 |

## 1．心臓マッサージを開始しない基準

- ◆患者が有効なDNAR（Do Not Attempt Resuscitation）指示をもっている
- ◆患者が死後硬直，頭部離断あるいは死斑などの不可逆的死の兆候を示している

など．

## 2．心臓マッサージの中止時期

- ◆自己心拍が再開した場合
- ◆30分間のACLS（advanced cardiovascular life support, 二次救命処置）で自己心拍が再開しない場合（偶発性低体温と急性薬物中毒は除く）

## 3．閉胸式心臓マッサージと開胸式心臓マッサージ

- ◆一般的に心臓マッサージといえば閉胸式心臓マッサージ（胸骨圧迫心臓マッサージ）のことをいう．これを行うことによって通常の心拍出量の30〜40％の心拍出量を得ることができる．
- ◆開胸式心臓マッサージは，胸郭動揺により閉胸式心臓マッサージでは十分な心拍出量が得られない多発肋骨骨折などの胸部外傷に適応となる．

## 事故防止のための注意点

- ◆救助者や傷病者がいる場所が安全かどうか確認する
- ◆感染防御（ポケットマスク，手袋，ガウン，ゴーグルなどの着用）
- ◆意識確認時に激しい首ゆらし（前後屈）はしない（愛護的な頸椎操作）
- ◆確認に時間をかけすぎない，確認時間10秒以内
- ◆心電図モニター装着（Ⅱ誘導）

### 1．注意事項

- ◆身体が沈み込むと圧迫の効果がないばかりでなく，合併症の恐れもあるため，ベッドなどの軟らかい所であれば，患者の胸部より広い板を背中の下に敷く．
- ◆救助者は，身体の中心線が圧迫部位の真上に，両肩が胸骨の真上にくるようにする（図3）．
- ◆胸骨上に置いた手の指先に，力を加えないようにする（肋骨骨折をきたす可能性がある）．
- ◆腕の力で胸骨を押すのではなく，上半身の体重を利用して胸骨を垂直に押し下げる．
- ◆圧迫部位が上すぎると，直接胸骨そのものを骨折し，下すぎると，剣状突起による上腹部の内臓損傷（例：肝臓損傷）や胃の内容物の逆流なども起こるので注意する．

### 2．合併症

- ◆胸骨・肋骨骨折，肺挫傷，気胸，心筋挫傷，出血性心囊液貯留，胃破裂，肝損傷，嘔吐による誤嚥など

### 参考文献

◇ The American Heart Association in collaboration with the International Liaison Committee on Resuscitation (ILCOR): Guidelines 2000 for cardiopulmonary resuscitation and emergency cardiovascular care: an international consensus on science. Circulation, 102 (suppl), 2000

## ●患者説明のポイント

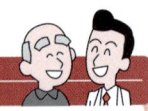

1．家族・配偶者・友人に重篤であることを説明する．
2．蘇生に反応しない場合には家族を蘇生現場に立ち会わせ，状況を説明する．

## 5章 基本的手技

# 5）圧迫止血法

救急外来では外傷による出血に対して適切な止血法が求められる．また，検査・処置などの日常診療においても止血は頻繁に行われる．場面・状況に応じた止血法を習得することは重要で，最も基本的な圧迫止血法について学ぶ．

### ヒヤリとしないための 事前チェック事項

- [ ] 脈管系を中心とする解剖学的な知識．
- [ ] 救急外来や病棟処置室にどのような止血器具があるか．
- [ ] 大量の出血時に備えての輸血に関する知識．
- [ ] 止血に関係する疾患や服用薬など．

### 手技の基本手順

止血法には，一時的止血としての局所圧迫法（直接圧迫止血）あるいは動脈圧迫法（間接圧迫止血，図）と，結紮・縫合による永久止血がある．止血帯・駆血帯を用いる場合には，止血時間をメモしておくなど，止血による合併症を防ぐことも大切である．

**1** まず出血の部位，程度などの状況を把握する．患者の意識や血圧・脈拍などの vital sign のチェックは重要である．

**2** 大量出血の場合は，応急的止血と同時にすぐに上級医を呼ぶ．結紮・縫合による止血や手術，大量の失血に対する輸血が必要な場合もある．

**3** 軽度の場合は圧迫止血を試みる．部位・程度により止血の方法を選択する．普通は，まず局所の圧迫止血を行う．検査・処置後の止血も，圧迫止血を行うことが多い．

**4** 十分に圧迫止血する．四肢の出血の場合には，必要なら出血部位の挙上を行う（心臓より高くする）．さらに，出血部位より中枢での動脈の圧迫止血を併用する場合もある（間接圧迫止血）．

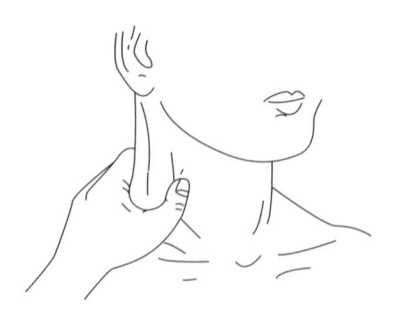

**図●指圧法の例（総頸動脈圧迫法）**

血管からの出血部位を直接圧迫することもあるが，駆血帯（ターニケット）やこれに代わるものがない場合，緊縛を行いがたい部位，緊縛が禁忌である場合などには指圧法を選択する．これは損傷された動脈の中枢側を強く指で圧迫して血流を阻止するもので，内部の骨に向かって圧迫するのが基本である．血管走行の解剖学的知識を必要とする．一時的止血法としては重要であるが，長時間は行いがたい

5 この間に，服薬状況や既往症などの止血に関係する特殊な状況がないかどうか把握する．

6 止血を確認する．一定の時間後に観察し，止血が十分にされているかどうかの確認も重要である．止血による合併症の有無もあわせて確認する．

7 帰宅させる場合などは，患者に止血後の注意点を説明する．

### おさえておきたいポイント

◆止血を行うにあたっては脈管系を中心とする解剖学的な知識は最も重要である．

◆また，止血を要するような外傷は，単に出血部位のみではなく患者を総合的に診察し，全身の状況を把握することは言うまでもない．医療行為（採血，カテーテル抜去など）に伴う圧迫止血も日常診療のなかでは頻繁に経験されるが，患者の抗凝固薬・抗血小板薬などの服用状況，血液凝固に関係する疾患の有無などの確認も重要である．このような特殊な状況下でいい加減な止血を行うと，大失敗を起こすことになろう．

### 事故防止のための注意点

◆外傷による軽度の出血の場合は，患部に清潔なガーゼ等を当てて4～5分ほど圧迫して止血する．圧迫の程度が強過ぎないように注意する．四肢の出血では，状況に応じて出血部の

挙上をあわせて行う．静脈採血後，静脈内留置カテーテル（末梢静脈内留置針，CVカテーテル）抜去後なども同様に止血する．止血に影響を及ぼす薬剤の使用は重要な確認事項であり，圧迫止血の時間もこれに応じて適宜延長し，十分な止血の確認を行う．一定時間後の止血確認も重要である．

◆鼻血や出血部位が深い創になっている場合は，綿球やガーゼによるタンポン法にて止血する．数分後に綿球やガーゼを除去した場合にすぐ再出血することがあるので，状況によっては長時間の留置が必要である．

◆血液ガス分析や血管造影検査後の動脈穿刺部位の止血の場合は，穿刺部位を血管がつぶれないように強さを調節して圧迫止血する．このときは，止血中もしくは止血後に，止血部位より末梢での動脈の拍動を確認する．

◆出血部位より中枢の血管を圧迫する場合（間接圧迫止血）は駆血帯（ターニケット）を用いる．駆血帯を使用する場合は，止血時間をメモして約30分ごとに解除するなど，阻血による末梢での合併症を防がなければならない．また，駆血帯の圧力が弱いと静脈還流だけが止まり止血はされないために組織へのダメージがより大きくなるので注意が必要である．

◆四肢の指，耳などの突出部分の止血の場合は注意が必要である．特に指の止血において基部を細い紐やゴムなどで長時間圧迫止血すると組織が壊死する可能性がある．間違っても指の根本を全周性にテープや紐で強くグルグル巻きにしたまま帰宅させるようなことをしてはならない．

◆すべての場合において十分な止血がなされたかどうかの確認が必要である．状況に応じて，止血直後だけでなく一定時間後に再確認する．止血不十分の場合には，血腫による圧迫のため神経症状が出現することがある．

## 参考文献

◇ 三原　誠，平林慎一：圧迫止血法．臨床医，31 増刊号「必携診療マニュアル」，pp1192-1194，2005

◇ 山下俊樹，仁瓶善郎：止血法―圧迫，圧挫，結紮，縫合．「臨床研修イラストレイテッド1巻　基本手技［一般処置］改訂第3版」，pp179-181，羊土社，2004

### ●患者説明のポイント

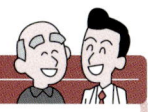

1. 止血後に帰宅させる場合は，患者への注意を行う．軽度であっても入浴や飲酒は再出血を起こす可能性がある．

2. 抗凝固薬や抗血小板薬を服用しているような特殊な場合は，止血の一定時間後に再度十分に止血されているかどうかの確

認が必要である．状況に応じて一時的に，このような薬物の服用を中止する．
3. 帰宅後に再出血した場合に備えて，応急処置ができるように簡単な圧迫止血法を教えておいた方が良い場合もある．

memo

# 6) 包帯法

包帯法の重要な目的は創の保護や圧迫，患部の固定である．使用する目的を考え，適切な包帯の種類，適切な巻き方を選択できるようにする．「包帯の行きたい方向に逆らわずに巻いていくこと」がポイントである．

## ヒヤリとしないための 事前チェック事項

- [ ] 何を目的として包帯法を行うのか．
- [ ] どんな種類の包帯を使うのが適切か．またどんな巻き方が適切か．

## 手技の基本手順

### 1．包帯法の目的
① 患部の被覆・保護，感染の防止
② 患部の運動制限，安静，固定
③ 貼付剤やシーネの支持
④ 患部の圧迫

### 2．包帯の巻き方
包帯の巻き方の最も基本的なものは環行巻きとらせん巻きである．すべての包帯法の基本はこの2種類の巻き方である．どちらも術者の利き腕に巻軸帯（後述）を持って順方向に巻いていくのが原則である．

#### 1）環行巻き（図A）
・同じところを重ねて何回も巻くもの．ある程度限局した部分の処置に適している（上下肢や頸部などの限局した部分の圧迫や固定など）．

#### 2）らせん巻き（図B）
・環行巻きの巻き方を少しずつずらしてらせん状に巻くもの．昔のいわゆるゲートル巻きである．ある程度の緊張をかけながら巻かないとゆるんでしまう．ゆるすぎては包帯の意味がなく，きつすぎては阻血をきたすので好ましくない．包帯幅の2分の1から3分の2を重ね合わせるように巻く．体幹や上下肢など患部がある程度広い場合に使われる巻き方である．

#### 3）折り返し巻き（図C）
・指先を巻くときに用いられる．指の保護，固定の役割を果た

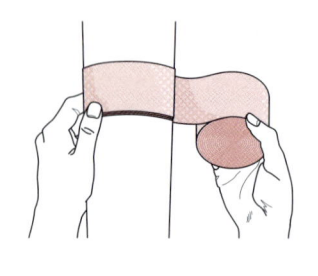

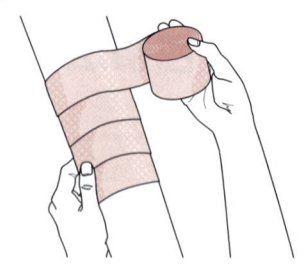

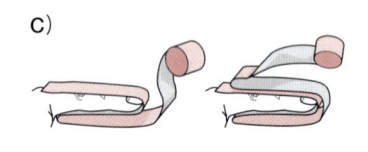

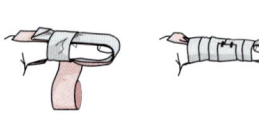

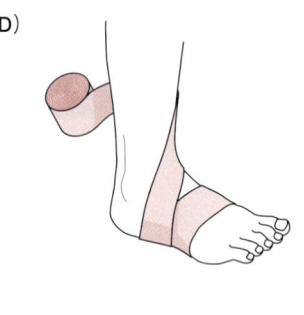

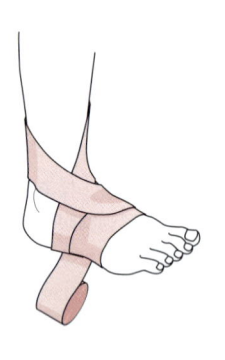

**図●包帯法の実際**
A) 環行巻き，B) らせん巻き，C) 折り返し巻き，D) 8の字巻き
(臨床研修イラストレイテッド1巻　基本手技［一般処置］改訂第3版，羊土社　より引用)

す．抜けないよう適度の圧をかけて巻くが，きつすぎないよう注意する．

### 4) 8の字巻き（図D）

- 膝関節，足関節を固定するときに用いられる．運動範囲が大きいのでゆるみやすい．ところどころでテープを用いて皮膚に固定するとよい．

## おさえておきたいポイント

### 包帯の種類

　包帯は巻軸帯，ネット包帯，三角巾などに分類できるが，ここでは巻軸帯について述べる．

### 綿包帯

綿でできた1枚の布をロール状にしたもの．伸展性はない．

### 伸縮包帯

綿包帯とほぼ同じ厚さであるが，伸展性のあるもの．

### 弾性包帯

伸展性をもち，綿包帯よりも生地が厚くしっかりしている．患部を圧迫固定したいときなどに用いられる．

## 事故防止のための注意点

- ◆最も注意すべき合併症は阻血である．循環障害や神経麻痺を予防するため，末梢から中枢に，平均した圧で巻くことが大切である．
- ◆皮膚の色や知覚を観察するため，末梢の被覆は最小限とし，できるだけ出しておく．
- ◆**阻血が疑われたときは速やかに圧迫を解除する**．

### 参考文献

◇ 吉原 潔，出沢 明：包帯・副子固定法．臨床医，31 増刊号「必携診療マニュアル」，pp1163-1165，2005
◇ 山下俊樹，仁瓶善郎：包帯法．「臨床研修イラストレイテッド1巻 基本手技［一般処置］改訂第3版」，pp194-195，羊土社，2004

## 患者説明のポイント

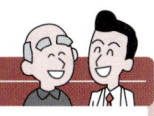

1. 包帯法の必要性を説明し，着替え，入浴など，日常生活における注意事項をきちんと説明する．
2. 圧迫を加えた場合は，阻血の可能性があることを説明し，皮膚色の不良や知覚の鈍麻が認められた場合にはすみやかに包帯をはずし受診するよう説明する．
3. 自宅で包帯を交換する場合は巻き方を指導し，阻血の危険性につき十分に理解させる．

## 5章 基本的手技

# 7）導尿法

導尿は一般臨床を行うにあたって必須の手技の1つである．何の目的でどのような患者に対して行うかにより，カテーテルの種類やサイズ，アプローチ法が変わってくる．基本を理解し，安全かつ適切に行うことが肝要である．

> **ヒヤリとしないための 事前チェック事項**
>
> ☐ 適切なサイズ，種類のカテーテルを使用すること．
> ☐ カテーテル挿入が困難な場合には無理をしないこと．
> ☐ 尿閉の急速な解除では血圧が低下する場合があるので注意すること．
> ☐ バルーンカテーテルの留置にあたってはバルーンを膨らませる前に尿の流出を確認し，先端部が膀胱内にあることを必ず確認すること．

## 手技の基本手順

導尿には検査（尿培養，女性の正確な尿検査，残尿測定など）や一過性の尿閉（アルコール，薬物，分娩直後など）の場合に行う一般的な導尿に加え，安静保持・尿量の経時的なチェック・手術・疾病のために行うバルーンカテーテル留置法や，その他の特殊な導尿法がある．

### 1．導尿の手技

#### 1 消毒

・0.02％グルコン酸クロルヘキシジンまたは塩化ベンザルコニウムにて外尿道口を消毒する．カテーテルの先端にリドカインゼリーを十分につける．

#### 2 挿入

・男性では包皮を反転した後，利き手と逆の手で亀頭部を持ち〔第3～4指の間で冠状溝をはさんで持ち上げるとよい（図1）〕，垂直に挙上し尿道をまっすぐにし，消毒の後，利き手で摂子を用いてカテーテルを尿道に挿入する．通常，膜様部尿道で多少抵抗があるが，その後はスムーズに挿入できる．抵抗が強い場合は無理をしないことが重要．
・女性では，両膝を立て十分に開脚した体勢で，利き手と逆の

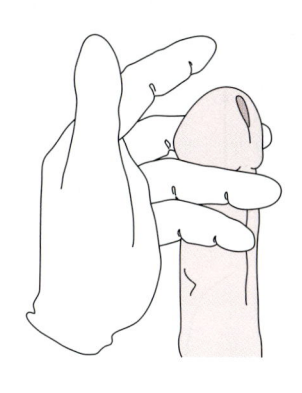

**図1 ● 陰茎の把持法**

手で陰唇を開き，尿道口を視認する．利き手で摂子を持ち，消毒の後にカテーテルを尿道に挿入する．

### 3 バルーンの固定
- 留置バルーンカテーテルの場合は，カテーテルを男性であれば根元まで，女性であれば膀胱の奥の壁に当たるまで深く挿入した後にバルーンを膨らませる．
- **バルーンを膨らませる前に尿の流出を必ず確認し，確認できないときは膀胱洗浄を行い，カテーテル先端部位がしっかり膀胱内にあることを確認する．**
- 洗浄がスムーズにできない場合やバルーンの注水がスムーズでないときはもう一度やり直す．

## 2．カテーテルの選択
- 一般的な導尿ではネラトンカテーテルを使用する．成人では8～12Fr程度のカテーテルを用いる．
- 留置カテーテルの場合は成人では14・16Fr程度を用いる．小児ではその尿道の径にあわせて8～12Fr程度（それ以下は栄養チューブなど）を選択する．18Fr以上は泌尿器科系疾患などの特殊な場合で使用することが多い．
- 留置カテーテルの種類としては通常はフォーリーバルーンカテーテルを使用する．前立腺肥大など尿道の屈曲が強い場合に用いるチーマン型や血尿が強いときなど膀胱内灌流が必要な場合の3wayバルーンカテーテルなどがある．チーマン型バルーンカテーテルでは他のカテーテルと異なり先端が曲がっているため，挿入時は常に彎曲が頭側を向くように（注水ルートが頭側に常に向くように）して挿入すること（でないと，逆に通常のカテーテルより入りづらくなってしまう）．
- バルーンカテーテルの材質にはゴム製，シリコン製，シリコンコーティングゴム製がある．シリコン製・シリコンコーティングゴム製は4週間，ゴム製は2週間をめどに交換が必要となる．留置期間を考慮して材質を選択する．ゴムはシリコ

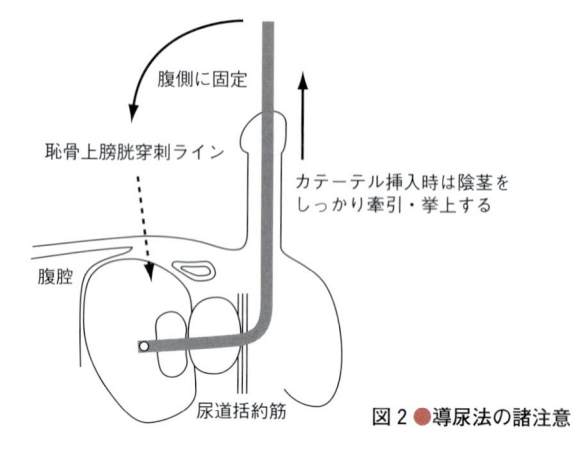

図中ラベル：腹側に固定／恥骨上膀胱穿刺ライン／カテーテル挿入時は陰茎をしっかり牽引・挙上する／腹腔／尿道括約筋

**図2●導尿法の諸注意**

ンに比して材質が柔らかく違和感が少ない利点をもち，シリコンコーティングゴムはゴムの柔らかさとシリコンの耐久性をあわせもつ．したがって，短期のバルーンカテーテルの留置でよい場合はゴム製で十分であるが，長期の留置が必要になるような場合はシリコン製またはシリコンコーティングゴム製がよいと思われる．

### 3．その他の導尿法

#### 1 恥骨上膀胱穿刺

- 尿道からの導尿ができないときに施行する．無理して尿道バルーンの挿入に固執するよりもずっと安全に施行できる．
- 膀胱が尿で充満し，恥骨の上方まで十分拡張していることが条件．下腹部の手術の既往歴をもつ場合は膀胱前方に腸管が癒着により存在している場合があるので要注意．尿閉程度が強ければ視診でも十分な場合もあるが，基本的には超音波検査にて膀胱が恥骨の上方まで拡張していることを確認し，その穿刺経路に腸管がかぶらない位置を特定する（恥骨上1～2横指あたりが理想である）．
- イソジン®で消毒を行った後，膀胱壁になるべく垂直に穿刺するが，腸管などを避けるため，軽く尾側に針先を向けて穿刺してもよい（図2）．カテラン針やエラスター針にて抜けるだけの尿を抜く方法と，カテーテルを留置する方法がある．カテラン針を用いるときはシリンジをつけ，陰圧をかけながら尿が引けたところからさらに2cm程度針先を進め，尿を引きながら膀胱の張りに合わせて少しずつ針を進める．膀胱内の尿を全部抜く必要はなく，また膀胱が張ったら再度穿刺するつもりで無理はしないことが肝要．カテーテルを挿入するときは，膀胱瘻穿刺キットもあるが，緊急時には中心静脈カテーテルを用いるのが便利でよい．穿刺は中心静脈の場合よりずっと容易である．

### 2 腎瘻造設術
・両側水腎症で腎機能の悪化を認めたときのみ緊急で行うことがあるが，基本的には必要がある場合は泌尿器科専門医に依頼すること．

## おさえておきたいポイント

◆尿道バルーンカテーテルで必要以上に太いものを挿入すると，患者の苦痛が大きいのに加え，尿道の血流障害が生じるためカテーテル抜去後の尿道狭窄や尿路感染症を併発する率が高くなる．そのために，必要以上に太いカテーテルを使用しないこと．

◆バルーンを膨らませるのに使用する液体は蒸留水を用いること．生理食塩水などを用いると塩分が析出して内腔が閉塞し，抜去できなくなることがあるので注意．

◆尿道バルーンカテーテルは腹側に固定する（外尿道口の潰瘍形成と尿道の瘻孔形成のリスクが低くなる）．

◆急速な尿閉の解除で血圧が低下することがあるので，血圧や意識状態に注意を払うように気をつける．

◆カテーテルが入らない原因としては尿道狭窄，前立腺肥大，括約筋の過緊張などに加え，カテーテルが細すぎて腰がないために入らないこともあるので，入らないときはどこで，何が原因で通過障害があるかを考え，次のカテーテルの選択を検討する．入りづらい場合は，尿道に10〜20mL程度のリドカインゼリーなどをシリンジにて清潔下に注入してから再試行するとよい．

◆真性包茎で外尿道口が確認できないときも，正しい姿勢で挿入すると問題なく入ることが多いが，困難な場合は泌尿器科医に依頼する．

◆女性では外尿道口が膣内腔側に偏位している場合がある．この場合は，膣内腔に指を挿入し軽く膣粘膜を手前に引くようにすると尿道口が視認できることが多いが，困難な場合は泌尿器科医か婦人科医に依頼する．

◆留置カテーテルの違和感や疼痛，膀胱刺激症状（しぶり感）が強い場合はジクロフェナクナトリウムなどのNSAIDsの座薬を使用すると症状が軽減する．

## 事故防止のための注意点

◆男性の場合，無理な挿入は尿道を損傷し，仮性尿道をつくることがある．一度仮性尿道ができてしまうと，泌尿器科専門医でも挿入が困難となってしまうことがある．**挿入が困難な症例ではあまり無理せず，早めに泌尿器科専門医にコンサル**

トをすることが望まれる．
- ◆チーマン型や3way バルーンカテーテルではその挿入やその後の管理に特殊性があるため，適応を十分に吟味する．
- ◆バルーンカテーテルの留置は患者のQOL・ADLを低下させ，また長期留置では尿路感染が必発となるので必要以上に長く留置しておかないで，必要がなくなったらすぐに抜去することが大切．
- ◆カテーテルの挿入は医療従事者が考える以上に患者の苦痛を伴う手技であることを，常に念頭に置くことが大切であり，できるだけ愛護的に行うこと．

## 参考文献
◇ 「泌尿器疾患の外来診療－内科医に必要な最新の知識」（秋元成太 編），南山堂，1994
◇ Campbell's Urology 8th Edition（Patrick, C. & Walsh, M. D. et al.），W. B. Saunders, 2002

### ●患者説明のポイント

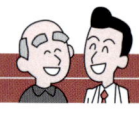

1. 導尿やカテーテルの留置の必要性，留置期間や疼痛の対処法などを十分に説明すること．

memo

## 5章 基本的手技

# 8）採血法

真空管採血に伴う血液の逆流問題が指摘され，採血の手順は見直しが進んでいる．採血指針の改訂のポイントとしては，採血管からの血液逆流現象を起こさないこと，ホルダー付着血液からの交差感染を減少させることが強調されている．一方，注射器採血では針刺し事故が多くなるため，採血針はリキャップせずに直ちに携帯用針廃棄容器に捨てるなどの配慮が必要である．採血に伴う合併症として，頻度は少ないものの神経損傷，動脈穿刺，血管迷走神経反応などがあり，特に採血困難者で発生しやすくなるため，穿刺に2回失敗したら交替する，血管を拡張させる努力をするなどの配慮が必要である．

### ヒヤリとしないための 事前チェック事項

真空採血管が未滅菌であることによって，敗血症などの健康被害が報告されたことから，欧米では滅菌済の真空採血管の使用が勧告され，わが国においても2004年7月から，臨床の現場に滅菌採血管が導入されはじめている．また，真空管採血に伴う血液の逆流現象が指摘され，報道でも取り上げられたことから国民の関心事となった．採血手技についても，厚生労働省通達に引き続いて，関係団体より採血に関する指針が発表され，手技の標準化の方向に進んでいる．以下に真空管採血の要点を箇条書きにする．

- ☐ 採血者の安全のため手袋を用いるが，原則として使い捨てとする．
- ☐ 真空採血管は，逆流による細菌汚染を防ぐため，内部が滅菌されたものを用いる．
- ☐ ホルダーは，採血管に接続可能なもので，ホルダーに付着した血液を介した患者間での交差感染を防ぐため患者ごとに交換するものとして，原則として使い捨てとする．
- ☐ 駆血帯は，ゴム製のもの，血圧計用のカフ，ベルクロタイプのものなどを使用する．血液で汚染された場合は消毒または廃棄するものとし，採血管を抜いた状態で駆血帯を外す．
- ☐ 採血については，検査データのプライバシーの保護等について説明し，採血の同意を得ることが望ましい．

一方，注射器採血は，採血困難者でも対応可能であること，採血管内血液逆流現象が発生しないなどの利点があるが，分注ミス，溶血などの問題が生じる可能性があることに加え，針刺し事故のリスクを伴うようになるので注意が肝要である（表）．

**表●採血方法の違い**

| | メリット | デメリット |
|---|---|---|
| 真空管採血 | ・分注ミスが少ない<br>・針刺し事故が少ない<br>・溶血が少ない | ・狭小血管には対応困難<br>・採血管の出し入れで，針が抜けることがある<br>・採血管内血液逆流の可能性がある |
| 注射器採血 | ・狭小血管にも対応可能<br>・採血管内血液逆流はない | ・分注ミスを起こしやすい<br>・針刺し事故を起こしやすい<br>・溶血を起こすことがある |

## 手技の基本手順

### 1 採血姿勢
① 患者の体位は座位あるいは仰臥位で行う．採血者は目標とする血管と正面になるような位置とし，採血部位は心臓の位置より下にするのが好ましい．

### 2 採血管の準備
① 使用する採血管を室温に戻す．採血管の温度変化は，採血管内の圧力変化をもたらし，採血の際に逆流を発生させるおそれがある．なお，真空管採血に使用するホルダーは採血する患者ごとに清潔なものを使用する．注射器採血では10～20mLのシリンジと21～22Gの針を使用することが多い．

### 3 穿刺静脈の選び方
① 尺側正中静脈あるいは橈側静脈を選ぶのが一般的であるが，肘内側の静脈を確認するのが困難な場合は手背側の静脈から採血する場合もある．
② 静脈がよく見えないときは，上腕中間で駆血帯を巻いてから選ぶようにする．
③ 駆血帯は1分以上巻いたままにしないように注意する．また，強く巻きすぎると動脈まで阻血するので注意を要する．
④ 血管を選ぶのに時間を要する場合は，一時駆血帯を緩め，2分間程度経過してから巻き直すようにする．

### 4 皮膚の消毒
① 消毒用アルコール綿を使用し，擦るようにして消毒する．
② アルコール綿にアレルギーがある患者に対しては，塩化ベンザルコニウム綿で代用する．

### 5 採血

① 真空管採血の場合,血液逆流を防ぐため患者の腕や穿刺する部位をやや下向きに維持する.
② 左手(利き腕でない手)で穿刺部位の2～5cm下の皮膚を手前に引くことで静脈が伸び,穿刺が容易になる.
③ 採血針の切り口を上向きにして,静脈と平行に末梢側より約30度の角度で皮膚を穿刺し,次いで静脈の真上から血管をゆっくりと穿刺する(2段階穿刺).
④ 針先が血管に入ったら,採血針をねかせ3～4mm進めたところで固定する.このとき,左手で針を押さえるようにすると針の先あたりを防ぐことができる.
⑤ 真空管採血の場合は,採血管をホルダー内に差し込み血液が流入する状態を確認する.また,血算用や凝固用の採血管は,組織液の混入を防ぐため,2番目以降に採血するようにする.

### 6 採血針の抜針

① 真空管採血の場合は,採血管をホルダーから抜いたあとに駆血帯を外す.駆血帯を先に外すと逆流のおそれがあるので,採血管を装着したままで駆血帯を外してはならない.一方,注射器採血では,駆血帯を外してから採血針を抜くようにする.
② 穿刺部位にアルコール綿を軽く当てながら,採血針を静かにまっすぐ引き抜く.
③ 採血針を抜いたら直ちに消毒用アルコール綿で穿刺部位を圧迫止血する.通常2～3分間圧迫止血するとよい.
④ 採血針は,リキャップをしないで専用の採血針廃棄用容器に直接破棄する.

## おさえておきたいポイント

◆採血時の姿勢は,臨床検査値に影響を与える外的要因として知られており,毛細血管と膠質浸透圧との変化がその大きな原因の1つと考えられている.例えば,肘静脈採血における姿勢の影響では,細胞成分や蛋白質は仰臥位よりも立位の方が5～15%も増加する.また,収縮期血圧より低い圧で駆血帯を締めると,水分や低分子物質が血管内から間質へ移動し,血液濃縮のために蛋白濃度が高くなる.また,細胞成分等は血管内に留まるため血液細胞数値が高くなることもある.これらの変化は5分以内に起こるが,1分間程度の駆血帯の使用では,ほとんど影響がないと考えられている.

◆採血時に手の開閉運動を過度に行うと,血清カリウム値が上昇する偽性高カリウム血症を起こすことがある.

## 事故防止のための注意点

採血困難者（血管狭小者）は採血時に神経損傷，動脈穿刺，血管迷走神経反応（血圧低下，徐脈，失神・意識消失が症状として出現する）などの合併症が発生しやすくなるため，注意深い対応が必要である．2回穿刺しても採血できない場合は，他の者と交替することが望ましい．また，血管を拡張させるために「血管周辺をたたく」「腕を温める」「腕を下垂させる」などの行為は必須と言える．以下に主な合併症に対する注意点を記載する．

### 1．神経損傷
- ◆神経は静脈とからんで走行することが多いので注意を要する．
- ◆採血中に「痛い」「しびれる」などの訴えがあった場合は，直ちに抜去する．

### 2．皮下出血
- ◆針が血管壁をいったん貫いた後に抜けたりすると，皮下出血を起こしやすい．このような場合はいったん駆血帯を外して針を抜くようにする．急ぐときは穿刺点より末梢側あるいは対側上肢から採血するようにする．

### 3．動脈穿刺
- ◆尺側正中静脈に近接して上腕動脈が走行しているので，これを穿刺しないように注意する．
- ◆誤って穿刺した場合には，すぐに針を抜去し，圧迫止血を5分間行い，止血を確認する．なお，出血傾向のある症例（ワーファリン®内服など）では，通常より長めの止血が必要となる．

参考文献
◇ 「標準採血法ガイドライン 第1版」（日本臨床検査標準協議会 監修），学術広告社，2004

## ●患者説明のポイント

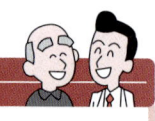

1. 皮下出血，血腫等で血管外に血液が漏れたときには，痛みが残ったり，皮膚が紫色から黄色に変色するが，時間の経過とともに吸収されることを説明しておく．また，発赤・腫脹・疼痛などの急性期症状が強い場合には冷やすことが効果的なことを説明する．

5章 基本的手技

# 9）胃管の挿入と管理

胃管とは，経鼻的に胃内に挿入されたチューブを，用途に応じてさまざまに使用することである．その適応には胃洗浄，胃内容吸引（消化管出血のモニター含む），胃腸内減圧，栄養投与，薬剤投与があり，病態に合った使い分けが必要である．

## ヒヤリとしないための 事前チェック事項

- [ ] 胃洗浄は専用の太い経口用チューブの方が有用である．胃内容吸引，胃内減圧にはサンプチューブを用いる．栄養投与，薬剤投与が目的ならば12フレンチサイズ程度の栄養チューブで十分である．

- [ ] チューブの通過困難は2カ所ある．後鼻孔から上咽頭部にかけては，鼻道と咽頭腔のつくる角度によりチューブが入りにくいため，チューブ先端にくせをつけて下方へ曲がりやすいようにする．挿入時に顔面を上に向けると鼻道－咽頭角が広くなり入りやすい．食道入口部は，意識のない患者は舌根沈下により舌根および喉頭蓋が食道入口を塞いでいることが多い．下顎の挙上を行うと舌根および喉頭蓋は上に持ち上げられ，食道入口部が開く．

## 手技の基本手順

　胃管の挿入は胃の内容物を体外に誘導することを目的とする場合と，胃内に物質を送り込むことを目的とする場合に分けることができるが，前者には検査としての胃液検査，治療としての胃内容吸引・減圧（消化管の通過障害，急性胃拡張，腹部手術の術前・術後，消化管出血など）がある．後者には精密検査としての胃X線撮影，治療としては経口摂取不能時の薬物・栄養療法がある．胃洗浄（毒物などの嚥下時）では水を入れて胃内を洗い，排液を外に誘導して捨てる．以下に胃管挿入の手順を列記する．

1. チューブを患者の鼻先から胃部まで添えて，挿入するチューブの長さの目安とする．体位は仰臥位，半仰臥位のいずれでもよい．

2. 挿入側の鼻腔内に浸潤剤としてキシロカイン®ゼリーを流

し，吸い込ませて鼻腔内の奥まで十分に浸透させる．

⬇

**3** チューブをゆっくりと鼻孔内に導入する．抵抗が強いときは無理に押すのではなく，少し戻して，軽くひねりを加えて挿入すると容易に入る．約10 cmほどで先端は後鼻孔より出て咽頭壁につき当たり抵抗を感じる．ここでチューブを少し強く押し込むと，先端は咽頭後壁に沿い，上咽頭から中咽頭へと降りてくる．

⬇

**4** 口腔内に達すれば，患者に嚥下運動を行うように指示し，嚥下運動に合わせてチューブを少しずつ送り込む．吐き気が強ければ2〜3 cm引き抜いて再度押し込む．

⬇

**5** 先端が食道に入ったら，チューブをどんどん送り込む．約55 cmほど進めると先端は胃に入る．チューブの先端が正しく胃内にあるかどうかを確認する．20 mL注射器で軽く吸引してみて，胃液が抵抗なく引ければ胃内にある．聴診器を上腹部（胃部）に当て，聴診しながらチューブより空気を注入するとザザッという雑音が聴かれる．

⬇

**6** 胃管として留置する場合には，カテーテルが良い位置にあると判断されれば絆創膏で固定する．

## おさえておきたいポイント

◆腐食性劇物（強酸，アルカリ等）の嚥下の場合は，嚥下直後でなければ食道穿孔の恐れがあるので禁忌となる．肝硬変症で高度の食道静脈瘤のある患者には慎重に行う．

◆挿入に際し，咽頭を通過せず口の中でループを作っていることがあるため，確認しながら行う．

◆挿入時，誤って気道に挿入されると，嚥下性肺炎の原因になるため注意が必要である．また，胃管から注入する際には必ず胃内にあることを確認のうえ，注入する．空気を送っても音が確認されない場合は，チューブ先端が腹部にあることをX線などで必ず確認する．

## 事故防止のための注意点

◆胃管から経腸栄養する場合，誤って点滴から注入しないように注意して管理する．重症患者の場合，いろいろなルートがあるため，常に接続の確認を怠らないようにする．また，経腸栄養剤投与後は必ず微温湯を注入し，チューブ内を洗浄する．

- ◆既往症に鼻中隔彎曲症，アレルギー性鼻炎などの鼻腔閉塞をきたす疾患がある場合には，チューブの挿入されている反対側の鼻腔閉塞を生じないように注意が必要である．
- ◆1カ所に長期間チューブを固定する場合は虚血により鼻翼，鼻孔の壊死を生ずる．特に重症患者で気管挿管されていると，チューブと気管チューブの間の食道壁が圧迫され，虚血性変化を生じ，食道粘膜びらん，潰瘍を生ずることがある．
- ◆チューブが陳旧化することによる硬化や汚染を避けるために，一定期間で必ず交換する．
- ◆チューブが固定されていても，内部で自然に抜ける場合もあるため，定期的に位置を確認する．

### 参考文献
◇ 「図解診療基本主手技 第2集」medicina 増刊号 Vol. 29 No. 11, pp249-251, 医学書院, 1992

### ●患者説明のポイント

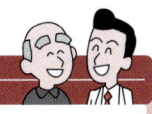

1. 胃管挿入が必要である病態や理由を，患者および家族に説明する．
2. 十分に麻酔を行っても，チューブの挿入は咽頭反射があるため，苦痛を感じることが多いことを事前に説明しておく．
3. 長期留置にて食道や胃に，びらん，潰瘍などを生じさせてしまう可能性も説明しておく．

memo

5章 基本的手技

# 10）局所麻酔法

施行前に穿刺部位，使用する局所麻酔薬，投与量，投与方法，合併症を確認する．誤穿刺による合併症，誤投与・過量投与による局所麻酔中毒に常に気を配る．

## ヒヤリとしないための 事前チェック事項

- [ ] 出血傾向はないのか，末梢血および出血凝固検査を行う．
- [ ] 針を刺して感染のリスクはないのか，易感染性と穿刺部位の感染をチェックする．
- [ ] 針刺し事故を考慮して感染症の検査を行う．
- [ ] 局所麻酔薬の投与方法と投与手段アイテム・針の準備を行う（局所麻酔，伝達麻酔，硬膜外麻酔，脊髄くも膜下麻酔）．
- [ ] 以上のどこに投与するのかにより，使用する局所麻酔薬の極量を推定する．エピネフリン入りの局所麻酔薬を使用する場合も検討する．
- [ ] 穿刺方法と投与部位から血液中，動脈血中，髄液中などへの誤注入や移行が起きるリスクを考慮して局所麻酔薬中毒に備える．
- [ ] 針刺し事故の防止に努める．リキャップしない．

## 手技の基本手順

針による臓器・組織の穿刺および局所麻酔薬による中毒を含めた副作用・合併症のリスクが常に存在する．しかし，知識と技術の向上によりリスクを減少させることができる．

**1** 麻酔部位を消毒し，ドレープをかける．

⬇

**2** 穿刺部位の皮内に局所麻酔を行う．

⬇

**3** 皮内から皮下にかけて浸潤麻酔を行う．

⬇

**4** 麻酔法に合致した穿刺針を用いて穿刺する．

⬇

**表●局所麻酔薬（浸潤・硬膜外）の最大投与量**

| 1）リドカイン（キシロカイン®） | 500mg |
| 2）メピバカイン（カルボカイン®） | 500mg |
| 3）ブピバカイン（マーカイン®） | 200mg |
| 4）ロピバカイン（アナペイン®） | 不明（マーカイン®より安全） |

5 目的の場所に針を刺入し，血液，髄液，空気，尿，胸水・腹水など貯留水（物）が吸引されないことを確認した後，局所麻酔薬を注入する．

6 誤注入を防ぐために注入時に時折吸引しながら注入を進める．吸引による確認は数mL〜5mLごとに行う．

## おさえておきたいポイント

◆穿刺による合併症がある．技術の向上により合併症を減少させることができる．知識も技術も伴わない安易な医療行為は訴訟の対象になりうる．

◆局所麻酔薬にもアレルギー反応を呈する場合があるため，以前に使用した既往の問診が重要である．

◆投与量には極量があり，過量投与は局所麻酔薬中毒のリスクがある．血管内投与は組織への投与よりも急速に血液中濃度を上昇させるため，少量でも中毒症状を呈する．そのため，局所への投与であっても血管内投与となっていないか常に注意する必要がある．

◆最大投与量を表に示す．

## 事故防止のための注意点

### 1．穿刺による合併症
◆神経損傷，出血，感染のリスクが常にあるため，清潔に慎重に針を穿刺する．

### 2．局所麻酔薬投与による合併症
◆局所への投与量増加により血液中濃度が増加すると，中枢性作用や循環系への影響が現れ，過量投与により中毒症状（興奮，痙攣，意識消失，頻脈・不整脈，循環抑制など）を呈する．

◆血管内投与は組織への投与よりも急速に血液中濃度を上昇させるため，少量でも中毒症状を呈するリスクがある．さらに，静脈内投与と異なり，動脈内投与たとえば頸動脈内に投与された場合には1mL以下の投与量であっても瞬時に痙攣を誘発するリスクが高い．そのため，血管内投与でないこと，局所組織以外には投与していないことを常に確認する．

- ◆投与前の吸引で血液の逆流が観察されれば血管内にあることを意味するため，投与してはならない．吸引にて逆流がなくとも血管内であることがある．そのため吸引を繰り返しながら少量ずつ投与する．
- ◆過量投与の症状が現れたら，それ以上の投与は中止する．少量で症状が現れた場合には血管内注入を疑う．
- ◆硬膜外チューブの迷入先として，脊髄くも膜下，血管内，リンパ管内が報告されている．脊髄くも膜下投与ではショックになるリスクが，血管内・リンパ管内投与では血液中濃度上昇による中毒症状出現のリスクがある．

### ●患者説明のポイント

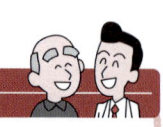

1. 局所麻酔では意識があること，そのため手術・処置には患者の協力が必要なことを理解していただく．
2. 麻酔法とそのリスクについて説明し，同意を得る．
3. 局所麻酔は痛いことを理解していただく．
4. 手術操作による痛みが消えていない，もしくは出現してきた場合には局所麻酔薬を追加投与するのですぐに知らせるよう協力を仰ぐ．
5. 局所麻酔中毒を早期に発見するため，気分が悪くなったらすぐに知らせるように指導する．

memo

5章 基本的手技

# 11）創部消毒とガーゼ交換

消毒とは，微生物の数を減少させ，創部の感染を予防する処置であり，すべての微生物を死滅させる滅菌とは異なる．消毒薬には，それぞれ一定の抗菌スペクトラムがあり，対象となる微生物の種類により薬剤の選択が異なる．また，使用する部位によっても薬剤の適応が異なる．

## ヒヤリとしないための 事前チェック事項

### ☐ 全身状態・意識レベルのチェック
創は小さくとも，受傷機転によっては大事に至る場合もある．全身状態および意識レベルのチェックを最初に必ず行うことを習慣づける．

### ☐ 創傷部位はどこか
創傷部位によって使用可能な消毒薬を選択する必要がある．また創のドレッシングの際にどのように固定（テープ固定，包帯法）するかも決まってくる．

### ☐ 創傷の程度は
創傷の程度によりデブリードマンが必要な場合がある．

### ☐ 受傷後何時間経過しているか
受傷後6時間以上経過していると一時的創閉鎖は行えない．必然的にドレッシング期間は長期となる．

### ☐ 物品準備
必要物品がそろっているか確認する．処置用カート（一般に包交車）に常備されている場合が多い．

## 手技の基本手順

### 1．準備編

**1 本人・付き添い人への説明**
創の状態，消毒が創傷処置に必須であることを説明し同意を得る．

**2 病歴の聴取**
消毒薬や局所麻酔薬に対する過敏反応を起こした経歴があるかを必ず確認する．

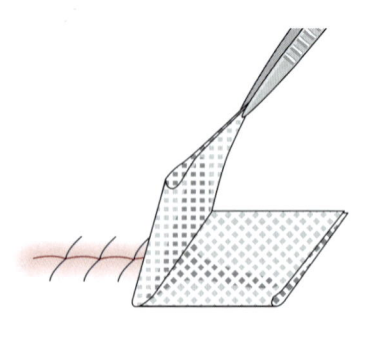

**図1 ●創面に固着したガーゼの剥がし方**

↓

### 3 物品準備

消毒薬（ポビドンヨード，ヒビテン®液など），滅菌ガーゼ，摂子を確認する．初回時には創の洗浄やデブリードマンが必要な場合もあるため，メス，局所麻酔薬，鉗子類（モスキート，ペアンなど），洗浄用生理食塩水，ゾンデ，コメガーゼ，ペンローズドレーンなどがあるかを必ず確認する．

## 2. 手技編

1 創が止血されているかどうか確認する．

↓

2 生理食塩水や水道水などで汚物を洗い流し，創の清浄化を図る．壊死物質などが存在する場合は，創の感染防止と円滑な治癒過程の促進のために，デブリードマンが必要になることもある．

↓

3 創の浄化を図った後，創消毒を行う．一般に創の中心から同心円を描いて外に向かうように行い，一度消毒した場所は，同じ綿球では二度と触れないようにする．

↓

4 浅い擦過創や一次縫合を行った場合は，薄めのガーゼを創面に当て固定する．開放創の場合は厚めのガーゼを当てる．

↓

5 翌日，ガーゼを剥がし，創を観察する．出血，腫脹，発赤の程度，浸出液の程度を観察する．ガーゼが創面に固着している場合は，生理食塩水などでガーゼを湿らせてから，創の方向に，丁寧に除去することが必要である（図1）．

↓

6 開放創やドレーンのない創の場合，大きな問題がなければ，透明で創の観察が容易なドレッシング材（カラヤヘッシブ®，カテリープ®，テガダーム®など）に張り替える．以後は検創のみ行い，毎日のドレッシング交換は不要である．

**表1 ● 代表的な消毒薬と抗菌効果**

| 消毒薬 | グラム陽性菌 | グラム陰性菌 | 結核菌 | 芽胞 | 真菌 | ウイルス |
|---|---|---|---|---|---|---|
| アルコール | ○ | ○ | ○ | × | (○) | (○) |
| アルデヒド<br>(ステリハイド®, サイデックス®)<br>＝手術器具や内視鏡の消毒薬 | ○ | ○ | ○ | ○ | (○) | ○ |
| 逆性石鹸<br>(ハイアミン®, オスバン®) | ○ | ○ | × | × | ○ | (○) |
| ポビドンヨード (イソジン®) | ○ | ○ | ○ | × | ○ | ○ |
| クロルヘキシジン<br>(ヒビテン®, マスキン®) | ○ | ○ | × | × | × | × |

(○) は文献によっては"効果あり"とされる

**7** 開放創やドレーン挿入部位は十分な消毒・観察が必要である．原則として毎日，消毒・ガーゼ交換を行う．

## おさえておきたいポイント

◆創傷が生じた場合，皮膚に常在菌が存在するため，細菌が存在しない創はありえない．常在菌が一定量以下しか存在しない場合を"無菌創"，創内に細菌や異物が混入している創を"汚染創"とよぶ．汚染創は，細菌が創内に存在はしているが，増殖していない状態であり，日常遭遇する創傷の大部分は汚染創である．一般に受傷から6時間以内（ゴールデンアワー）では，この汚染創で細菌の増殖は起こらないので，一次縫合が可能である．

◆消毒薬には，それぞれ一定の抗菌スペクトラムがあり，対象となる微生物の種類（表1）により薬剤の選択が異なる．また，使用する部位によっても薬剤の適応が異なる（表2）

◆従来は，乾いたガーゼを，①創部の汚染防止，②外力からの保護，③創部の安静，④浸出液の吸収などを目的として用いていた．しかし，創傷治癒を促進する最適な局所環境を整えるためには，湿潤環境が望ましいことが証明されてきた．"創傷は，乾かして治す"という乾燥理論から使用されてきたガーゼは，創傷治癒の局所環境因子（湿潤性，温度，感染，酸素濃度）に対する影響を考慮すると，理想的なドレッシングとは言えない．実際，無菌創である通常の予定手術の終了時の創に対しては，通気性のよいドレッシング材で被覆し，約1週間後の抜糸の時期までそれを除去しないほうがよいことは明らかである．しかし，汚染創であることが多い一般の創傷に対する処置においては，ガーゼが依然，広く使用されている．その理由として，入手の容易さ，保温効果と物理的損傷からの保護の効果，高い吸収能などがあげられるが，今後，新しいドレッシング材の開発

### 表2 ●各種生体消毒薬の適応と濃度

| 消毒薬 | 手術時手洗い | 正常皮膚 | 粘膜および創傷部位 | 熱傷皮膚 |
|---|---|---|---|---|
| アルコール<br>（70〜80%<br>エタノール） | 手洗い時の<br>仕上げに使用<br>することあり | ○<br>（0.5%クロルヘキシジン<br>との混合溶液もある） | | |
| 界面活性剤<br>（ハイアミン®,<br>オスバン®） | | | ○<br>（0.025%） | |
| ポビドンヨード<br>（イソジン®） | ○<br>（7.5%手洗い用） | ○<br>（10%） | ○<br>（10%） | ○<br>（10%） |
| クロルヘキシジン<br>（ヒビテン®,<br>マスキン®） | ○<br>（4%手洗い用） | ○<br>（0.5%） | ○<br>（0.05%ヒビテン<br>グルコネート®液） | |
| その他 | | | 皮膚創傷部位には<br>2.5〜3.5%過酸化水素水<br>（オキシドール） | |

により，その使用頻度は少なくなる可能性が高い．しかし，現時点で汎用されている以上，その使用は熟知すべきである．

## 事故防止のための注意点

◆消毒薬の適応と禁忌事項を理解して使用する．例としてアルコール使用時は火気厳禁である．ヒビテン®液は重篤な角膜障害を起こすため，顔面の使用は控える．
◆消毒薬や局所麻酔薬の過敏性につき確認する．
◆消毒は創の中心から同心円を描いて外に向かうように行い，一度消毒した場所は，同じ綿球では二度と触れないようにする．特にドレーン創は注意する．

### 参考文献

◇ 吉屋直美：滅菌・消毒法．臨床医，31 増刊号「必携診療マニュアル」，pp998-1002，2005
◇ 植竹宏之，仁瓶善郎：消毒・滅菌法．「臨床研修イラストレイテッド 1巻 基本手技［一般処置］改訂第3版」，pp10-12，羊土社，2004

## ●患者説明のポイント

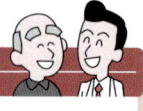

1. 消毒・ガーゼ交換は創部の汚染防止の基本の1つであるため，むやみにいじらないよう説明する．
2. ガーゼ（またはドレッシング材）が剥がれた場合は，入院中であれば詰め所に連絡する，外来の場合は，清潔なガーゼを当て，来院または電話連絡するよう指導する．
3. 出血や大量の浸出液を認める場合も同様である．

# 12) 簡単な切開排膿法

切開排膿とは，他人の体を傷つけて皮下に貯留している膿を体外に排出させることである．人間の体はよくできたもので，膿を体の外に出すようにしてあげるだけで勝手に体は自己治癒能力を発揮して治っていく．切開排膿とは治るためのお手伝いをすることである．

## ヒヤリとしないための 事前チェック事項

### ☐ 切開排膿が必要な病巣なのか
炎症初期の硬結や発赤だけでは切開・排膿の適応ではない．触診所見が最も大切だが，超音波等の画像でも膿の貯留は確認できる．

### ☐ 患者家族への説明と同意
他人の体は勝手に傷つけないこと．今のこの時代，何も説明しないで勝手に切開すると，大きな問題になりうる．

### ☐ 局所麻酔薬に対するアレルギー，心疾患既往歴の有無
必須事項である．既往歴の聴取を怠って合併症を起こすと，重大な医療事故につながる恐れがある．

### ☐ 物品準備
必要物品がそろっているか確認する．器械類はセット化されている病院も多い．

## 手技の基本手順

### 1．準備編

**1 患者さん・付添い人への説明**
・診断名，切開する理由について患者さん，小児の場合では保護者に説明し，同意を得ること．

**2 既往歴の聴取**
・切開する前に局所麻酔をすることが多い．過去に麻酔歴はあるか，薬剤，特に局所麻酔薬に過敏反応を起こした経歴があるかを必ず聴取する．抜歯歴の聴取でも麻酔歴の代わりになる．

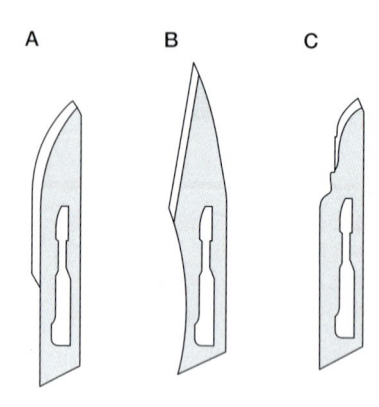

**図1 ● メスの刃の種類**
A) 小円刃（No.15），B) 先刃（No.11），C) 円刃（No.10）

- エピネフリン入り局所麻酔薬を使用する場合には，心疾患の有無についても聴取する．抗菌薬，消毒薬，アルコール過敏性も聴取すべきであろう．

### 3 物品準備

- 消毒液（ポビドンヨードが一般的．ヒビテン®液や塩化ベンザルコニウム液でも可）
- メス〔小円刃（No. 15）か先刃（No. 11），切開創が大きいときは円刃（No. 10）を用意，図1〕
- 局所麻酔薬〔1％リドカイン液が主．E入り（エピネフリン入り）を用いることも〕
- 滅菌ガーゼ
- 鉗子類（モスキート，ペアンなど）
- そのほか（照明灯，鋭匙，ゾンデ，コメガーゼ，ペンローズドレーンなど）

## 2．手技編

### 1 切開創周囲の消毒，布掛け（図2A）

- 患部周囲を消毒（ポビドンヨードやヒビテン®液）する．2回行うが，消毒液は冷たいことが多いので，「冷たいですよ〜」と声を掛けるとさらに良い．
- 滅菌手袋をはめ，患部の大きさに合わせた滅菌不織布を掛ける．穴が開いていないものなら，はさみでちょうどよい大きさに切る．

### 2 局所麻酔

- 局所麻酔を行う．膿瘍周囲は炎症を起こしており，局所麻酔自体がかなり痛い場合があるので，「**ちょっと痛いですよ〜**」**と声をかけながら行う**．反射的に患者が動くこともあるので，針先で自分を刺さないように留意すべし．

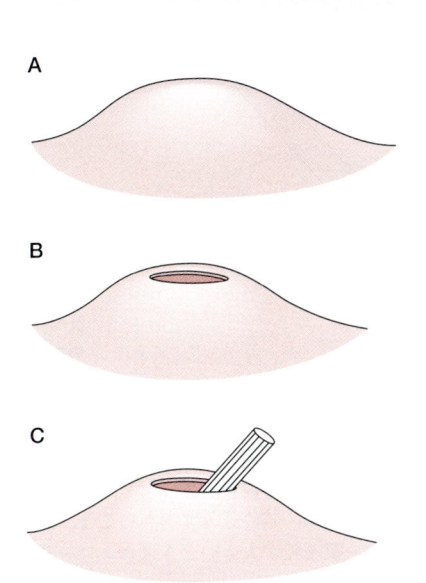

**図2● 切開排膿の手順**
A) 場所をよく確認して,消毒・麻酔を行う. B) しっかりと切開を行い,排膿させる.必要があれば,内部の隔壁をよく掻き取る. C) 膿瘍腔が大きければドレーンを挿入する.小さければコメガーゼを挿入する.

- また,膿瘍周囲の炎症で切開創から多くの出血を認めることがあるので,エピネフリン入りを使用するのもよい.だが,くれぐれも**指趾の切開排膿には使用しないこと**.

### 3 切開・排膿(図2B,図3)

- 膿瘍直上で切開を置くと,膿が噴出する.するとその後の切開線が見えなくなるので,一時切開をやめ,先に十分に膿を排出させるのもよい.その後に膿瘍腔を確認しながら,十分に切開を置く.膿は検体として採取し,細菌培養へ提出する.
- モスキートやペアン,ゾンデを用いて内腔の広がりを確認する.場合によって膿瘍腔は多房性になっているので,隔壁を破るように鉗子を操作して,ドレナージ効果を得られるようにする.
- 内容物が泥状で排出させにくい場合には,鋭匙で掻き出したり,生食で洗い流すとよい.

### 4 止血確認

- 止血を確認する.滲み出すような出血が多く認められるが,ほとんどは圧迫止血のみで十分対処できる.**動脈性出血であれば,結紮止血**する.

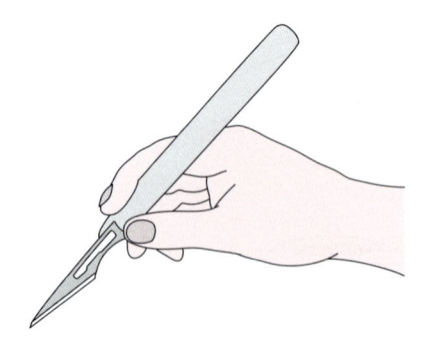

**図3 ● メスの持ち方**
小切開による切開排膿にはペンホールディングが最も適している

### 5 ドレナージ（図2C）

・十分に排膿できたら，コメガーゼを挿入してドレナージ効果を図る．この際，詰め込みすぎないこと．かえって排膿の妨げになる．膿瘍腔が大きいときはペンローズドレーンを留置する．

### 3．処置後編

・消毒し，ガーゼを当てる．処置後にも多くの滲出液や滲み出し出血を認めることが多いので，**ガーゼは厚めに当て固定す**る．外来の際は，再来日を翌日とし，必要に応じて鎮痛薬，抗菌薬の投与を行う．

## おさえておきたいポイント

◆切開の向きは，病巣に対し最短距離で皮膚割線に沿うようにすると創治癒がきれいに行える．関節では機能障害をきたさないように配慮すべきである．

◆膿瘍部をきれいに洗浄・消毒しても縫合閉鎖しないこと．一見清潔そうに見えても所詮は汚染創である．上手くいく場合もあるかもしれないが，お勧めはできない．

◆膿瘍は局所感染であり，抗菌薬投与は基本的には不必要である．だが，発熱やリンパ節の腫脹・疼痛が出現している場合には，炎症が全身に波及し始めていると考え，抗菌薬の内服投与を行う．ひどい膿瘍の場合には，点滴投与も検討する．

## 事故防止のための注意点

◆局所麻酔薬を使用する場合は，過敏反応を起こした経歴があるかを必ず聴取する．

◆心疾患がある場合や指趾の切開排膿にはエピネフリン入り局所麻酔薬を使用しない．

- ◆必要物品を確認してから処置を行う．
- ◆局所麻酔および切開の開始前に「今から○○○を始めます．少し痛いかもしれません」などの声かけを行い，患者が反射的に動くことを予防する．

## 参考文献

- ◇ 和田信昭：フルンケル・カルブンケル・粉瘤の処置．外科治療，84 増刊号「実践 外科基本手技アトラス」，pp799-804，2001
- ◇ 山下俊樹，仁瓶善郎：切開・排膿法．「臨床研修イラストレイテッド 1巻 基本手技［一般処置］改訂第3版」，pp185-187，羊土社，2004

### ●患者説明のポイント

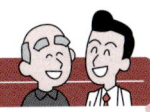

1. 切開排膿により治癒が促進されることを十分に説明する．
2. 切開排膿時は一過性に疼痛が増えるが，その後は経過とともに疼痛も楽になることを説明する．一般に数回分の鎮痛薬を頓用で処方しておくとよい．
3. 切開排膿後に出血が持続したり，高熱が出る場合はすぐに再来院するよう説明しておく．
4. 糖尿病などがあると創治癒が遷延することがあることを説明しておく．

memo

## 5章 基本的手技

# 13) 皮膚縫合法

縫合にあたり，まず創の部位・深さを確認し，創に適した縫合針・縫合糸を使用する．感染や汚染を防止し，創面の各層が互いに正しく相対し，死腔を残さず，血流障害が生じないように縫合することが重要である．

### ヒヤリとしないための 事前チェック事項

- [ ] 縫合処置に先立ち，麻酔によるアレルギーがないか，他の既往症がないかを確認する．
- [ ] 一次縫合が可能な創かどうかを確認する．
- [ ] 受傷からどのくらいの時間が経っているのか確認する．受傷から8時間以内（golden hour）に縫合するのが望ましい．
- [ ] どのような受傷機転かによって，創の汚染・感染の可能性をあらかじめ予測する．
- [ ] 汚染・感染の可能性が高い創の場合，洗浄・デブリドマンを施行する．デブリドマンした創でも，創の清浄化が十分行われたならば一次縫合が可能である．

### 手技の基本手順

1. 創の部位・深さに合った縫合針・縫合糸を準備する．
2. 創部を消毒し，覆布をかける．
3. 局所麻酔をする．
4. 再度創部をよく観察する．
5. 汚染された創の場合には洗浄，デブリドマンを行う．
6. 創面の各層が互いに相対するように針を通す（図A）．
7. 深い層の場合，層ごとに縫合する．

8 創に対して直角に,また縫合間隔は均等にする.

9 ゆるまないように,また血流障害が生じないように適度な力で糸を結ぶ.

## おさえておきたいポイント

◆皮膚縫合には組織反応の少ない合成糸であるナイロンを用いるのが一般的である.特に顔面などの露出部には針付きナイロンが好んで用いられる.

◆糸の太さは部位によって選択する.背部・腹部・臀部では3-0,4-0ナイロン,四肢は4-0,5-0ナイロン,顔面は6-0,7-0ナイロンを用いるのが一般的である.

◆深い層の場合には死腔をつくらないように,皮下組織と皮膚を層ごとに縫合する必要がある.

◆皮下の縫合は丸針・吸収糸を用い,皮膚の縫合には角針・非吸収糸を用いる.

### いろいろな縫合法について

◆**結節縫合法**:皮膚縫合は原則として結節縫合を行う.1本の結節がゆるんでも創が離開しない,一部に感染が生じたり,血腫やリンパ液などが貯留しても,部分的抜糸により対処しうる,といった長所がある.

◆**連続縫合法**:時間と縫合糸の節約にはなるが,部分的に抜糸できない,縫合技術に熟練を要するといった短所がある.比較的小さな切開創で,かつ感染・汚染の心配がない創にのみ使用できる.

◆**皮膚ステイプラーによる縫合法**:出血の少ない小さな浅い創や,皮下を縫合して創縁を近づけた後の皮膚縫合などではステイプラーを使用することもある.

◆**無縫合接着法(ステリストリップ)**:皮下を埋没縫合して創縁を近づけた後,皮膚を絆創膏で接着する方法.縫合による創痕を残さないといった長所がある.創が浅く,出血等の滲出液がほとんどなく,創縁のずれが少ない創に使用できる.

## 事故防止のための注意点

◆局所麻酔の際にはときどき注射針を吸引して,血管内に刺入していないか確認する[3].

◆エピネフリン添加麻酔薬を使用すると麻酔薬の吸収が遅延し,麻酔作用を長引かせることができるが,手指や足趾,陰茎の麻酔には使用しない.血管の持続的収縮が生じ,局所壊死を生じる可能性があるからである.また,高血圧や不整

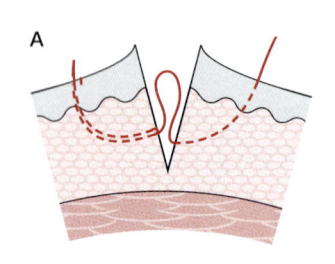

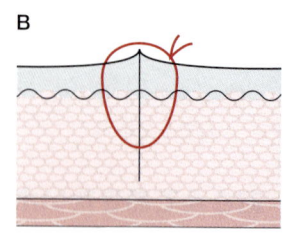

**図● 皮膚縫合の実際**
A) 層が正しく相対するように運針する．B) 死腔を残さないように，適度な力で糸を結ぶ

脈，甲状腺機能亢進症の患者には，症状を悪化させる可能性があるため，エピネフリン添加された局所麻酔は注意して使用する．
◆頻度は低いがアレルギー反応を起こす場合もある．蕁麻疹，咽喉頭浮腫，気管支痙攣による呼吸困難，血圧下降などを生じる．抗ヒスタミン薬，昇圧薬，副腎皮質ホルモンなどで対処する．
◆創縁がずれると瘢痕になりやすいので，ずれないように注意する[6]．
◆汚染のある場合や感染の可能性の高い場合は異物の量をできるだけ減らすため，不要な縫合，結紮を避け，できるだけ細い糸を使用する[5]．
◆死腔を残すと感染の原因となるので，死腔を残さないように縫合する[7]（図B）．
◆あまり強く結ぶとその後の創縁の浮腫も加わり緊縛度が増し，血流障害が生じて創癒合の遅延をもたらすことがあるため，強く結びすぎないように注意する[9]．

### 参考文献

◇ 救急外来での皮膚縫合．「レジデント臨床基本技能イラストレイテッド 第2版」（小泉俊三ら 編），pp180-185，医学書院，2002
◇ 吉屋直美：切開・縫合．臨床医，31 増刊号「必携診療マニュアル」，pp1158-1162，2005

### ●患者説明のポイント

1．縫合処置の前に創の状態を説明し，縫合が必要であることを理解してもらう．
2．どんなにきれいに縫合しても創痕が残る可能性があることを説明する．特に汚染・感染の可能性が高い創の場合，創部が化膿する可能性があること，創の癒合が遅れる可能性があること，創痕が目立ちやすくなることをあらかじめ説明しておく．

5章 基本的手技

# 14）外傷・熱傷の処置

本項では広義の外傷の初期治療に必要な基本手技，考え方について述べる．

外傷の初療では外表損傷のむごたらしさに目を奪われ，隠れている胸腔，腹腔内出血を見逃し，取り返しのつかない事態に追い込まれることがある．これを避けるためには目前に迫った緊急度の高い状態から優先的に診断をつけ，系統立てて治療を進めていくことが必要である．

一次査定：まず緊急度の最も高い呼吸，循環，意識状態に関わる生理学的徴候の精査を最優先とし，必要があれば気道の確保，換気の維持，止血，輸液の確保，保温などの蘇生処置を行う（ABCDEs tips in primary survey）．

二次査定：バイタルサインの安定が確認されれば，二次査定として全身の損傷を頭の頂上からつま先までの精査を行い，損傷の解剖学的評価を行う．頭蓋内病変，臓器損傷，四肢の骨折，挫創などの評価を系統立てて行う．さらに見出された損傷の中での治療の優先度を決め，必要とされる手術，インターベンションを実行する．

三次査定：一次査定，二次査定，手術と治療を進めていく中で，見落とされやすい隠れた損傷を探し出す．これが三次査定であり，初療段階から始まり入院経過中引き続き継続して繰り返し行われる．

## ヒヤリとしないための 事前チェック事項

### ☐ 初療チーム各人の役割分担を決めておく

初療チームのリーダーは患者搬入に先立ちチーム一人ひとりの役割分担を決めておく．患者情報の聴取，気道確保・呼吸管理，体幹四肢の診察，中心静脈確保，胸腔ドレーンの挿入，末梢静脈路の確保，検査検体の処理など多くの仕事をチームの各自が勝手に始めてはならない．

## 手技の基本手順

患者に接触したら直ちに大声で呼びかけながら，呼吸ができているか（A），意識レベルはどうか（D），胸郭は動いているか（B），大きな外出血（C）はないか，頸動脈を触れ脈拍の有無（C）を短時間のうちに確認し，異常が見出されれば必要とされる蘇生処置を実行する．

### 1 上気道閉塞の防止

顔面外傷に伴う気道閉塞は上顎骨骨折における上顎の後方移動，止血困難な出血，下顎骨骨折，顔面頸部の挫創，挫傷に伴う上気道周囲の腫脹によって急速に進行する．経口気管挿管，また挿管困難例では輪状甲状靱帯穿刺または切開が必要となる．ただし輪状甲状靱帯切開は12歳以下の小児には禁忌となる．気管切開は緊急時には推奨されない．

### 2 気道の確保と頸椎保護

すべての多発鈍的外傷，特に意識障害，鎖骨より頭側に外傷のある患者には頸椎に損傷があるものとして頸椎カラーによる保護が必要である．しかし，気道の確保が必要な場合には気道の確保が優先される．カラーの前面をはずし，用手的に頭部を正中中間位に固定しつつ挿管を行う．

### 3 緊張性気胸の解除

緊張性気胸は呼吸障害ばかりでなく，重篤なショック状態をきたす生命にかかわる緊急状態である．胸部X線の結果を待つことなく，呼吸音の減弱，左右差，頸静脈怒張，急激に進行するショックなどを見たら，直ちに第2肋間，鎖骨中線部への大口径血管留置針による脱気，または第5肋間，前または中腋窩線部での胸腔ドレーン挿入を行う．

### 4 中枢神経障害の評価

通常X線撮影室，CT検査室では状態の急変に対応するための設備，モニター装置が不十分なので，頭蓋内病変が神経学的検査上疑われる症例でもCTスキャンによる精査，単純X線撮影は呼吸，循環の安定が得られてから行う．

### 5 腹腔内・胸腔内出血の検索は繰り返し行う

出血点，出血量推定の比較的容易な外出血に比べて，重大なショックの原因となる腹腔内，胸腔内出血は後腹膜腔出血とともに部位，量の推定が困難である．超音波検査（FAST）は非侵襲的であり，CT検査室への移動も不必要なため必須の検査法である．初療室でも集中治療室へ移っても繰り返し行い出血のモニターを行う．

### 6 体温の保持を忘れない

体温の低下（＜34℃）は代謝性アシドーシス（pH＜7.2），凝固異常（術野の出血傾向）とともに生命を脅かす危険な因子である．治療の全経過を通じて，室温の維持，加温輸液，体表加温器などを使用し保温に努めなければならない．

### 7 静脈路の確保と初期輸液の開始

外傷では静脈路の確保は大口径（14～18G）末梢静脈カニューレを用いての末梢静脈穿刺が第一選択，または6～8Frのカテーテル挿入用シース，急速輸液用カニューレの大腿静脈穿刺とする．2本のラインを確保する．内頸静脈，鎖骨下静脈穿刺による中心静脈へのアクセスは第一選択とはしない．これに

対し重症熱傷患者では末梢静脈路の維持が困難であり，非熱傷受傷部からの中心静脈を第一選択とする．初期輸液の開始は加温した酢酸リンゲル液，または乳酸リンゲル液で開始する．出血性ショックが疑われる場合，投与量はまず成人では2,000mL，小児には20mL/kgを急速投与し，反応を見る．初期輸液に対する反応によって次の治療方針が立てられる．

### 8 止血

外出血に対してはまず局所の圧迫により出血の勢いが弱まるのを待ち，出血点が確認できれば鉗子または縫合により止血する．やみくもな鉗子を用いての止血は創内の正常な神経，血管までも傷つけるので行わない．どうしても直接止血でコントロールできないときは損傷部位より近位を駆血帯で緊縛し止血を図る．この際，緊縛部より遠位部の疎血による障害，駆血解除時の再還流障害を防止するために1時間に一度くらい数分間緊縛を解除する．また上顎骨骨折などで気道の閉塞をきたすような激しい鼻腔，口腔への出血では鼻出血止血用バルーンタンポン＋ガーゼパッキングが必要となる．

### 9 洗浄・異物，壊死組織の除去

組織の損傷壊死，異物の混入，土砂・塵埃・機械油などの汚染により重篤な感染，治癒の遷延をきたす．整復固定，創閉鎖などの処置を始める前に十分に洗浄，異物の除去に努める．洗浄しても汚染の取れない組織は切除する．木片，竹片，着衣の一部など植物性の異物は難治性瘻孔の原因となる．

### 10 目は専門家に

緊急の処置が必要となる角膜，強膜の裂創，虹彩の脱出など眼外傷の検索は重要である．視力がある程度以上あれば眼球の損傷の可能性は少ない．強膜の裂創による眼球破裂では不用意な圧迫で虹彩，水晶体の脱出を助長することがある．眼圧の左右差，前房出血，虹彩の不正円形など少しでも疑われるときには眼科医の精査を求める．

## おさえておきたいポイント

### 1．高エネルギー外傷は重症

◆表1にみられるような受傷機転は高エネルギー外傷と呼ばれ，大きな外力による重篤な外傷が予測される．救急隊の情報から患者の重症度を予測し，あらかじめ準備しておく．

### 2．出血量の推定

◆外出血の場合は現場の血溜りの大きさの聴取などから推定できるが胸腔内，腹腔内，後腹膜腔，長管骨骨折による内出血の量の推定は難しく，予想される損傷部位，初期輸液治療に対する反応から推定する（表2）．

### 表1 ● 高エネルギー外傷

| | |
|---|---|
| 時速60km以上の事故 | 時速30km以上のバイク事故 |
| 車外放出 | 同乗者の死亡 |
| 車の横転 | 救出に20分以上を要した |
| 車の変形50cm以上 | 患者の横のドアの変形30cm |
| 運転手が飛ばされたバイク事故 | 歩行者，自転車が車（鉄道を含む）にはねられた |
| 高さ6m以上からの転落 | 狭圧外傷 |

### 表2 ● 出血量の推定

| | |
|---|---|
| 外出血 | 床や衣類 約30cm平方の拡がりで100mL |
| 血胸 | 1,000〜3,000mL |
| 腹腔内出血 | 1,500〜3,000mL |
| 骨盤骨折（後腹膜腔出血） | 1,000〜4,000mL |
| 上腕骨骨折 | 300〜500mL |
| 大腿骨骨折 | 1,000〜2,000mL |
| 下腿骨骨折 | 500〜1,000mL |

### 表3 ● 破傷風予防のための免疫療法

| 予防接種歴 \ 創傷の状態 | 汚染・挫滅なし 受傷後6時間以内 | 汚染・挫滅著明 受傷後6時間以上経過 |
|---|---|---|
| 未施行・不明 能動免疫摂種2回以下 | 破傷風トキソイド 0.5mL 筋注 | 破傷風トキソイド 0.5mL 筋注 破傷風免疫グロブリン 250U 静注 |
| 能動免疫摂種3回 最終摂取から5年以上 | 破傷風トキソイド 0.5mL 筋注 | 破傷風トキソイド 0.5mL 筋注 破傷風免疫グロブリン 250U 静注 |
| 能動免疫摂種3回 最終摂取から5年以内 | 必要なし | 破傷風トキソイド 0.5mL 筋注 |

### 3．外傷のgolden hour

◆出血性ショックの患者の救命には受傷してから手術室で根本治療による止血が行われるまでの時間が重要なポイントになる．この間の1時間を"外傷のゴールデンアワー"と呼ぶ．個々の処置に許される時間はごく限られたものとなる．短い時間の間に正しい決断に従って治療を進めなければならない．

### 4．破傷風予防治療

◆破傷風はワクチン，免疫グロブリンの普及により発病の頻度は著しく減少している．受傷から6時間以上経過した外傷，土砂などで著しく汚染された外傷，高度な挫滅，銃創，熱傷などでは感染の危険性が高い．表3にみられるように幼少時の能動免疫完成の有無，追加免疫が維持されているか，傷の汚染度などにより治療法が選択される．

## 事故防止のための注意点

◆**感染症からは自分で自分を守る**：救急外来に運ばれてくる外

傷患者は感染症罹患の既往が不明と考えるべきである．初療スタッフの血液，体液を介しての感染の危険性はきわめて高い．ガウン，エプロン，ゴーグル，シールド付のマスクの着用，一操作一手袋を励行し，常に患者の体液から自分自身を守ることを忘れない．

- ◆**情報は初療チーム全員で共有する**：初療室の中では救急隊・患者の家族からの受傷機転，既往歴・常用薬・通院歴などの情報，検査結果，手術室・病室の準備態勢など多くの情報が錯綜する．チームの一人ひとりが知りえた情報を全員に通達し，情報のブラックホールにならないように気をつけなければならない．

### 参考文献

- ◇ 初期診療総論．「外傷初期診療ガイドライン JATEC」（日本外傷学会外傷研修コース開発委員会 編），へるす出版，2004
- ◇ 「トラウマルール」（小関一英ほか 訳），メディカル・サイエンス・インターナショナル，2001
- ◇ 安瀬正紀：形成外科領域．「新外科学体系 13 救急外科」，中山書店，1989
- ◇ "Trauma"（Moore, E. E. et al. eds.），McGraw-Hill, 2003

### ●患者説明のポイント

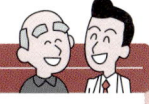

1. 患者，家族には病態・症状について事実を正確に，簡潔に説明し，十分に納得したうえで必要な処置についての同意を得る．
2. 患者以外の家族・親族への説明は，説明する者も説明を受ける家族もできるだけ1人のキーパーソンを決めて情報の錯綜を避ける．
3. 説明を受けた患者・家族の反応，説明に対して述べられた疑問，異議についてもカルテに記載しておく．

memo

## 5章 基本的手技

# 15）気管挿管

気管挿管は気道確保の優れた方法であるが，一歩間違えば気道閉塞のトラブルの原因となる．そのため常に安全を確保することが重要で，安全に基づいた挿管手技と，挿管後から抜管までの適正な管理が求められる．

### ヒヤリとしないための 事前チェック事項

- [ ] 6時間以上絶飲食中であり胃内容が空であること，誤嚥のリスクがないことを確認する．誤嚥のリスクがある場合には意識下挿管が選択される．

- [ ] 挿管には開口3横指以上で口蓋垂が見え，喉頭展開による声帯の直視が望まれる．そのため，気管挿管困難症を予測することが重要である．以下に予測因子を挙げる．
  - 開口障害がある
  - あごが小さい
  - 舌が大きい
  - 頸部が短い
  - 頸部の伸展（前屈・後屈）障害がある
  - 頸椎が癒合状態である
  - 咽頭・喉頭の手術・損傷を受けている
  - 頸髄損傷がある

- [ ] 挿管困難症が予測される場合には，その対策を準備する．以下に準備アイテムを挙げる．
  - ラリンジアルマスク
  - 気管支鏡

- [ ] 必要性と状況に応じて，経口挿管か経鼻挿管かを選択する．

### 手技の基本手順

1. 気管挿管準備アイテムを揃える（図：下線アイテム）．
- 気管挿管に必要なアイテム：気管チューブ，スタイレット（気管チューブ内に挿入して形を作り挿入しやすくするアイテム），カフ用シリンジ，喉頭鏡（必要サイズの大きさ），吸引装置，吸引チューブ（必要サイズ：気管内用12Fr，口腔用16Fr），バイトブロック，固定用テープ

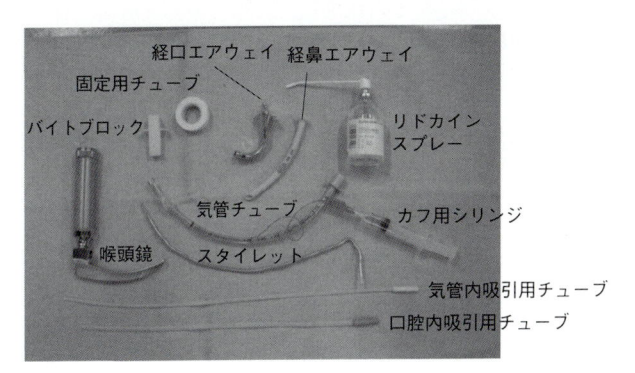

**図●気管挿管用準備品一式**

(画像ラベル: 固定用チューブ、経口エアウェイ、経鼻エアウェイ、バイトブロック、リドカインスプレー、喉頭鏡、気管チューブ、スタイレット、カフ用シリンジ、気管内吸引用チューブ、口腔内吸引用チューブ)

- 酸素吸入用手的人工呼吸器
- 気道確保補助アイテム：<u>経口エアウェイ</u>，<u>経鼻エアウェイ</u>，ラリンジアルマスク，気管支鏡，<u>リドカインスプレー</u>（挿管操作を容易にするため，咽頭・喉頭に表面麻酔を行うが，誤嚥のリスクがある場合には使用すべきでない）

⬇

**2** マスクにて酸素投与を行い，十分に酸素化する．

⬇

**3** 気管挿管操作の体位（Sniff position）をとる．

⬇

**4** 麻酔器・アンビューバッグ・ジャクソンリース回路などを用いてマスクによる加圧（用手的換気）が可能なこと，および100％酸素を吸入させることが常に可能なことを確認する．

⬇

**5** 手の届く範囲に挿管アイテムを準備する．

⬇

**6** 吸引をいつでも使用可能な状態にしておく．

⬇

**7** 意識を低下させる場合にはここで鎮静薬・鎮痛薬・麻酔薬・（筋弛緩薬）を投与する．

⬇

**8** 開口して左手に持った喉頭鏡を右口角から口の中に挿入する．

⬇

**9** 舌を左に除けて口内の右半分が覗けるように喉頭鏡を操作する．操作により歯牙の損傷を起こさないように注意する．

⬇

**10** 喉頭蓋を見つけ，さらに喉頭鏡を操作して喉頭蓋を持ち上げ，その奥に声門が見えるように操作する．

⬇

11 喉頭展開による声帯の直視のまま，介助者からスタイレットの入った気管チューブを右手に渡してもらう．

↓

12 右口角から気管チューブを口内へ，そして声門内へ挿入する．

↓

13 気管チューブのカフを含めた長さが挿入されたら挿入をやめ，それ以上挿入しないように口元で右手により固定する（深すぎると片肺挿管となってしまうため）．介助者はスタイレットを抜き，カフに空気を注入し膨らます．

↓

14 左手に持った喉頭鏡を口内から取り除く．また，介助者は気管チューブに酸素投与回路を接続し，口元での手による固定を交代して行う．

↓

15 聴診器を用いて呼吸音を聴取し，気管チューブが適切な位置にあることを確認する．

↓

16 バイトブロックを口元に挿入し，気管チューブとともに固定する．

↓

17 挿管日時，挿管の方法・容易さ，チューブの種類，口元での長さ，カフ注入量（圧）を記載する．長期挿管が予定される場合には胸部X線写真を撮る．

↓

18 それぞれの手順の間にも，常に換気と酸素化を維持すべく，加圧による適切な人工呼吸を行う．

## おさえておきたいポイント

◆気道確保は必須事項である．気道確保に手間取って低酸素症に陥ってはならない．手間取った場合もしくは手間取りそうな場合には，すぐに上級者の応援を依頼する．

◆挿管が不成功の場合には再度挿管手技を行うが，1回目よりも2回目の方が難しく，一般に繰り返すほど難しくなる．そのため，1回目の挿管手技で成功させるつもりで行う．挿管の成功不成功は換気の確認により迅速に判断し，不成功の場合には用手的気道確保と再挿管の準備を行う．

◆気道内異物・分泌物により気道閉塞に陥る危険性があるので，常に吸引を準備する．

◆気管チューブの種類には塩化ビニールチューブ，らせんチューブ，特殊チューブがある．それぞれカフあり・カフなしがあり，成人男子で内径8.0mm，成人女子で7.0mm付近のサイズを

用いる.
- ◆カフ圧はシールできる最低圧とする(過剰圧を避ける).挿入前にカフが破れていないことを確認する.

## 事故防止のための注意点

### 1. 呼吸は生命維持に必須
- ◆たとえ気管挿管が達成されなくても気道が確保され呼吸できることが大前提である.

### 2. 意識下挿管と麻酔下挿管
- ◆一般に意識清明な状態では気道は保たれており,気道を確保する必要はない.その点で,意識下で行う気管挿管は安全であるということができる.しかし,患者の苦痛は想像を絶するほどであろう.苦痛を少なくするために,鎮痛薬や鎮静薬を用いて意識を低下させる,もしくは麻酔薬を用いて意識をなくすことがしばしば行われる.いずれも意識が低下するとともに気道閉塞の方向に向かう.そのため気道確保の準備が必須である.さらに気管挿管をより容易にするために筋弛緩薬を加えることがある.この場合には気道確保の他に人工呼吸が必須となる.
- ◆繰り返すが,気道確保して人工呼吸ができることが必須の前提条件である.もしこれが行える確信がなければ,意識を失くしてはならない.筋弛緩薬投与はなおさらのことである.短時間に確実に気管挿管ができる,もしくは別の方法で気道確保ができるという確信がなければ,筋弛緩薬を使用してはならない.
- ◆ただし,筋弛緩薬を用いなければ安全かというとそうでもない.浅麻酔・浅鎮静状態での喉頭への刺激は喉頭痙攣(気道閉塞)を誘発するリスクがあるからである.またこの対処は筋弛緩薬の投与であり,投与しておけば喉頭痙攣は起きない.

### 3. 技術的向上の必要性
- ◆気管挿管は手順マニュアル通り行えば達成されるというものではない.そこには確かな技術が必要である.また,症例によっても難易度がある.
- ◆自分の手には負えないと判断したら直ちに上級者に代わることが重要である.

### 4. 気道確保の最終的手段の考慮
- ◆施行者の技術的な面,患者の上気道の状態などにより,気管挿管手技が成功するとは限らない.そのため気管挿管以外の気道確保の手段を考慮して準備しておく必要がある.
- ◆気道確保が非常に難しく緊急を要する場合には,気管切開,簡易的緊急気管切開手段を考慮する.

### 5．主な合併症

◆合併症イベントの早期発見が重要である．
- 気管挿管不成功に気がつかず，換気不全・低酸素症に陥る
- 気管チューブが屈曲して換気不全・低酸素症に陥る
- 気管チューブが分泌物などで閉塞して換気不全・低酸素症に陥る
- 気管チューブが途中で気管から抜けて換気不全・低酸素症に陥る
- 片肺挿管による低酸素症
- 挿管操作により歯牙の損傷を起こす
- 経鼻挿管により副鼻腔炎・中耳炎を起こす
- カフのパイロットチューブの張力により鼻・口唇を損傷する
- カフの圧排による声帯損傷により声が出ない声楽家
- カフの過剰な膨らみにより気管食道瘻を形成する
- 長期気管挿管により気道感染を起こす
- 誤嚥のリスク

## ●患者説明のポイント

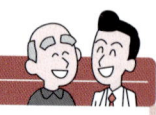

1. 生命維持に必須の医療行為であることを認識してもらう．
2. 侵襲的手技であり，合併症が多いことを説明し，同意を得る．
3. 自己抜管しないように，また気管内吸引が苦痛であるが必要なこともできる限り理解していただく．

memo

## 5章 基本的手技

# 16) 電気的除細動

電気的除細動とは，心臓に瞬間的に直流電流を通電させることで心筋細胞全体を同時に脱分極させ洞調律に回復させる処置である．緊急時に使用することが多く，パドルをあてる位置や圧迫方法のみならず除細動器の操作に慣れておこう（図1）．また，その適応を知っておくことが重要である（表）．
"Treat the patients, Not the monitor"（心電図モニターを治療するのではない！ 患者を治療しよう！）

### ヒヤリとしないための 事前チェック事項

- [ ] **check pulse**（図2）：除細動の前後には必ず脈をチェックすることが基本である．心室細動の波形であるからといって頸動脈の脈をチェックすることなく除細動を行ってはいけない．

- [ ] **除細動のエネルギーレベル**（図3）

- [ ] 心房細動・粗動では発生時期が重要であり，発生48時間以後の例では，経食道エコーで心腔内血栓がないことを確認するか，十分な抗凝固療法を3週間以上行ったうえで除細動する．

### 手技の基本手順

#### 1．電気的除細動（defibrillation）

1. 心電図上，心室細動であり頸動脈の脈が触れないことを確認する．

2. 除細動器の電源を入れる．

3. エネルギー量を設定する（200→300→360J）．

4. 十分な量のペーストを電極に塗る．

5. パドルを適切な位置に置く（右鎖骨直下と左乳頭外側中腋窩線）（図4）．

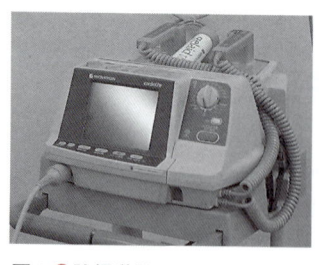

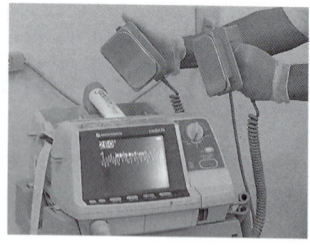

## 図1 ●除細動器

除細動器はどの機種にも少なくとも電源ボタン，除細動のエネルギーの設定スイッチ，同期ボタンが備わっている．現在発売されている除細動器には通常モニターが付いており，不整脈の診断がモニター下にできるようになっている．除細動を行う際に重要なことは，まず十分な導電用ゼリーを両側のパドルの電極に塗布する．パドルは右は鎖骨中線直下，左は乳頭部左側の中腋窩線上に置き，胸壁の電気抵抗を減らすために十分な力で圧迫を加えることが重要である（約10kgの力が適切といわれ，これは胸郭が変形するのに足る力を意味する）．除細動器のパドルはsternumとapex用に区別されているが，通常の除細動を行うときに限り区別する必要はない．また，パドルを使用してモニターを行うことも可能である．除細動の波形は今までは単相性のものだけであったが，最近では二相性の除細動波の出る機器も開発され，そのような機器では除細動のエネルギーを一定にしたままで使用できる．同期とは通常VF/pulseless VT以外の不整脈のときに使用され，R on T現象を回避するために患者の心電図を除細動器にモニターさせ，それにあわせて安全に放電するようにした機能であるが，VF/pulseless VTでは必ずこの機能をoffにしておく

### 表●電気的除細動の適応

|  | R波の検出 | 通電量 | 適応疾患 |
| --- | --- | --- | --- |
| 電気的除細動 | R波非同期 | 200→300→360J | 心室細動，無脈性心室頻拍 |
| カルディオバージョン | R波同期 | 50〜100Jから開始 | 心室性不整脈，発作性上室性頻拍，心房細動・心房粗動 |

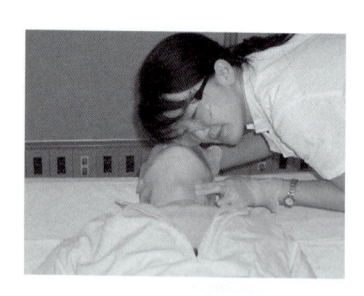

### 図2 ●check pulse
頸動脈をチェックする

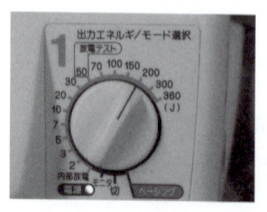

### 図3 ●除細動のエネルギーレベル設定
誤って充電したとき，もしくは充電中に通電が不要になったときには設定スイッチを内部放電にする

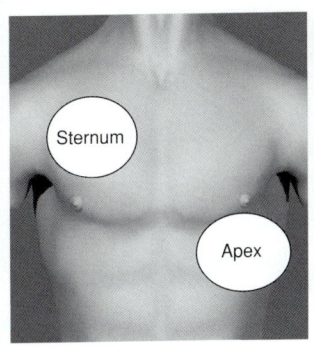

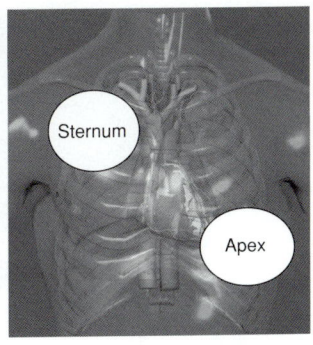

**図4 ● パドルの位置**
Sternum：右鎖骨直下，Apex：左乳頭外側中腋窩線（CHI 3D Atlas of Human Body 心臓編より改変引用）

6 充電ボタンを押す（「充電します」と声を出す）．

7 充電完了したら患者から離れるように大きな声で注意する．
・目視確認（自分，換気・酸素，周囲）

8 パドルを胸壁に強く押し当て，同時に左右の放電スイッチを押す（図5）．
・モニターを見ながら放電操作（「放電します」と声を出す）

9 モニターを確認する．
・心室細動治療時，最初の3連続除細動の間はパドルを離さない
・必ず除細動の前後に頸動脈触知の確認を忘らないこと．

10 不整脈の原因の究明と継続治療が重要

## 2．カルディオバージョン（cardioversion）

1 電源を入れる．

2 除細動器のモニター電極を患者に装着し，モニター上に波形が出ていることを確認する．

3 同期ボタンを入れる．

4 モニター波形のR波に同期マーカーが一致していることを確認する．

5 意識のある患者には鎮静薬〔ジアゼパム（セルシン®，ホリゾン®），ミダゾラム（ドルミカム®），プロポフォール（デ

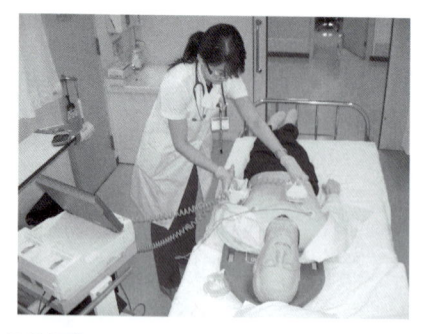

#### 図5 ●電気的除細動
除細動の際は，①自分を見る，②気道管理者を見る，③バックバルブマスク（酸素）が患者から離れているのを見る，④360度周りを見る，⑤モニターの確認，の順に行う．除細動の際はペースト（もしくは生食に浸したガーゼなど）を塗り，通電性を高める処置が必要である

ィプリバン®）など〕の使用を考慮．

6 適切な除細動エネルギーを設定する（50〜100Jから開始する．多形性VTに対しては200Jで開始する）．

7 以後，電気的除細動 4 以降と同じ．

### 3．電気的除細動とカルディオバージョン（表）

- **カルディオバージョン**はリエントリー回路を遮断すること，**除細動**は"心房であれ，心室であれ"細動を起こしている心筋を脱分極させることで細動を抑制すること．
- **カルディオバージョンの適応**：頻脈（心室頻拍，心房細動など）が原因で不安定な状態を呈していれば，即座にカルディオバージョンを考慮する．洞性頻脈，接合部頻拍，異所性心房頻拍，多源性心房性頻拍には適応がないことに注意が必要である．
- **不安定な頻脈**とは，血行動態が不安定，または重篤な症状（呼吸困難，意識障害）が認められる場合をいう．

## おさえておきたいポイント

#### 1．心室細動発生からの時間と救命率

心室細動症例では倒れてから最初の除細動まで院外なら5分以内，院内なら3分以内が目標．倒れてから除細動までの時間と救命率の関係を図6に示す．

#### 2．低体温での心停止における除細動

低体温が原因の心停止では，3回の除細動以降は別の扱いとなる．低体温（30℃以下）の患者で，3回の除細動後にVF/pulseless VTが持続していたら，それ以上の除細動は施行しない．このような患

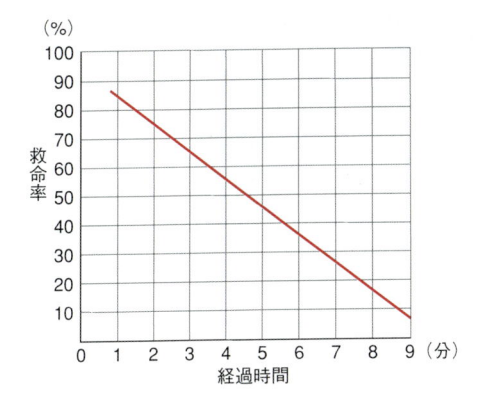

**図6 ●心室細動の発生からの時間経過と救命率**

心室細動発生から自己心拍の再開までの時間が救命率を決定的に左右する．心室細動の細動波は発生直後には粗大であるが，時間経過とともに小さくなり，数分〜数十分後には心静止へ移行する．心室細動への有効な治療は電気的除細動であり，除細動が1分遅れるごとに救命率は7〜10％低下する．心室細動症例の救命率向上には1秒を争う早期除細動が必須である（Circulation，97：1654-1666，1998より改変引用）

者では，細動している心臓が除細動電流に反応できるように，復温（30℃以上）することを優先する．

### 3．単相性（直流）と二相性（交流）

現在，直流である単相性の除細動器に加え，交流を使用する二相性の除細動器も使用されるようになってきている．後者の方がより少ないエネルギーで除細動することができる．使用する除細動器を確認すること．

　例：心室細動に対する電気的除細動
　　　単相性：200→300→360J
　　　二相性：150→150→150J

### 4．自動体外式除細動器（AED：Automated External Defibrillator，5-17参照）

コンピュータを内蔵し，電極を胸に貼ると心電図を自動的に解析し，心室細動か否かを判定し機械が電気ショック（通電）を指示する．総重量2〜3kgの小型軽量化が図られている．欧米では，病院や救急車のほか，パトカー，航空機・空港・スポーツ施設，カジノ・ゴルフ場・フェリー等での導入が進んでいる（図7）．

## 事故防止のための注意点

### 1．心電図モニターの取り扱い
◆リード線の装着
◆電源・誘導・感度の操作

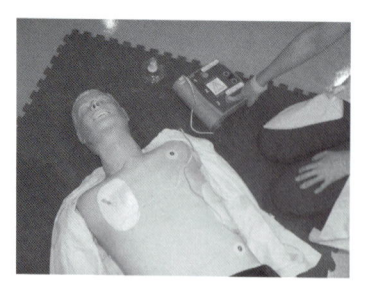

図7 ●AED

- ◆放電前の安全確認（アースの接続）
- ◆メインテナンス（充電，放電を毎日確認）

## 2．周囲の安全確認

- ◆患者に接触している人はいないか？
  ⇒ 除細動施行直前に声をかける
- ◆水に浸っていないか？
  ⇒ 濡れた皮膚は拭く

## 3．患者の安全確認

- ◆熱傷対策
- ◆胸に経皮的治療貼付薬剤（ニトログリセリンパッチなど）が貼られていないか？
  ⇒ その上から通電すると，通電時に胸郭インピーダンス（電気的抵抗）が増して通電効果が減弱する．また皮膚に熱傷をきたす
- ◆ペースメーカー，ICD（植込み型除細動器）がないか？
  ⇒ もしあればパドルをペースメーカーから12cm以上離す．AEDの場合は電極パッドを最低2.5cm離して貼る．
- ◆アクセサリー等の金属があれば，外す．
- ◆胸毛は，胸郭インピーダンスを増加させ除細動効果を減弱させるので剃る．

## 4．誤って充電したとき，もしくは充電中に通電が不要になったとき

- ◆空中放電せずに内部放電する．

### 参考文献

◇ The American Heart Association in collaboration with the International Liaison Committee on Resuscitation (ILCOR): Guidelines 2000 for cardiopulmonary resuscitation and emergency cardiovascular care: An International consensus on science. Circulation, 102 (suppl), 2000

### ●患者説明のポイント

1．意識のある患者さんに緊急カルディオバージョンを施行する際には苦痛を伴うので鎮静薬の使用を考慮する．

# 17) AED
(automated external defibrillator, 自動体外式除細動器)

VF, pulselessVTの心停止患者においては，心肺蘇生（CPR）は除細動までの時間稼ぎに過ぎない．迅速な除細動こそが，VF, pulselessVTへの唯一の治療法である．除細動器と異なりAEDは，自動的に心臓のリズムを解析し，電気ショックが必要か判断し，必要な場合には救助者に指示を出す．さらに，電極の接触が不良な場合には，電極パッドの密着を指示したり，電気ショックが必要でない心電図の場合は適応でないと教えてくれる．

### ヒヤリとしないための 事前チェック事項

- □ AEDは，心肺蘇生のABCDのDとして使用できる．
- □ 循環のサイン（呼吸，咳，体の動き，脈拍）がないことを必ず確認する．
- □ AEDは循環のサインがない場合にだけ使用できる．
- □ 日頃のトレーニングが重要である．

## 手技の基本手順

**心肺蘇生の一環として使用する．**

**1** 患者に循環のサイン（呼吸，咳，体動，脈拍）がないことを確認する．

⬇

**2** AEDが届くまでCPRを続行する．

⬇

**3** AEDが届いたら，患者の左耳の横に置き，機械の電源を入れる（スイッチをONにするタイプとふたを開けると自動的に入るものがある）．ここからはAEDの指示に従う．

⬇

**4** パッドを患者の右鎖骨の下，左側胸部に貼り付ける．さらにコネクターの接続が必要な機種もある．

⬇

**5** 自動的に心電図の解析が始まる（少ないが解析ボタンを押す必要がある機種もある）．このとき，解析に影響が出ないように患者には触らない．周囲の人にも触らせない．

⬇

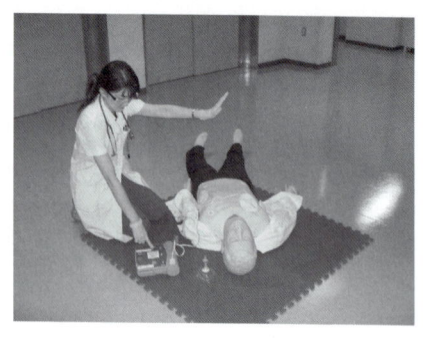

**図1 ●AEDを用いた除細動**
AEDは患者の左耳の横に置かれ，パッドは左鎖骨下，右側胸部に貼られている．放電ボタンを押す前に周りの人に知らせる

6 除細動が必要な心電図波形（VF, pulselessVT）の場合には，AEDの除細動のアルゴリズムに従い，除細動を行う．必要な場合には3回連続の除細動が行われる．

7 除細動をする場合には，放電ボタンを押す前に「私は離れます，あなた方も離れてください，皆さん離れてください，放電します」と自分も周囲の人も患者に触れない（図1）．

8 除細動の適応でない場合には，AEDが呼吸，循環のサインの確認を促してくる．呼吸，循環のサインがない場合にはCPRを継続する．

9 電極パッドは，モニター付き除細動器が到着するまで貼ったままとする．それまでに，VF, pulselessVTなどの除細動が必要な心電図波形になった場合には，自動的に解析，充電が行われる．

## おさえておきたいポイント

以下の4つの特殊な状況を理解すること．4つとは小児，水，貼付薬，ペースメーカーである．

### 1．1歳以上8歳未満または体重25kg以下である場合

- ◆現在，日本ではAEDの適応とならない．
- ◆ただし，2004年の改定によりAHAでは循環兆候のない小児には1分間のCPRを続け，AEDを装着することを推奨している．この場合小児用パッドを利用する（日本では未認可）．パッド同士の辺縁が触れないように使用する．状況により胸部前面と後面に貼る場合もある．また，VF, pulselessVTが明らかな小児に対しては除細動が適応となっている．

**理由**：小児では心停止の原因が，呼吸不全や外傷によることが多いため．

### 2．胸壁に水分の付着がないか
◆胸壁の水分（水に浸かっていた場合やショック時に伴う冷や汗など）はふき取る．

**理由**：電気が皮膚表面の水を伝わって流れるために除細動の効果が低下する．

### 3．植込み型ペース・メーカー/植込み型除細動器の移植後の場合
◆通常はどちらも，左前胸部に植込まれているが，右鎖骨下（2次的に選択される）や左側胸壁（小児期に選択される場合がある）に硬く平らな分厚い物体が植込まれている場合，その辺縁から3cm離す．

**理由**：この上にAED電極パッドを置いた場合，除細動効果が減弱する可能性があるため．

### 4．貼付薬が使用されている場合
◆貼付薬は必ず剥がして，皮膚の接着面をタオルで拭く．

**理由**：貼付薬の上にパッドを貼った場合に，電極から心臓への通電エネルギーが遮断されたり，皮膚にやけどを起こす可能性があるため．

## 事故防止のための注意点

◆胸毛などが濃い場合には，パッドが十分に密着できればよいが，密着できない場合にはAEDが「電極を確認してください」などの確認メッセージを出す．この場合，パッドを押しつけて密着させる．これでも駄目な場合は貼り付けたパッドを毛とともに剥がし予備のパッドを使用する．

◆**金属表面**：AED使用時に金属の床などは問題にはならない．

◆**AEDのケースの中には**（図2）：予備の成人用パッドを含めて2組，ポケットマスクなどの感染防御用人工呼吸器具，手袋，かみそり2つ，はさみ1つ，タオル1枚．

◆**注意**：AEDの練習は，それぞれの練習用のAEDトレーナーで行おう．AEDは通常5年間もつ電池が組み込まれている．しかし，AEDの電源を練習のために入れたり，切ったりすると意外に電池を消耗する．

参考文献
◇ 「実践AEDマニュアル」（岡田和夫，三田村秀雄 監訳），中山書店，2004
◇ 「BLSヘルスケアプロバイダー（日本語版）」，pp90-121，中山書店，2003

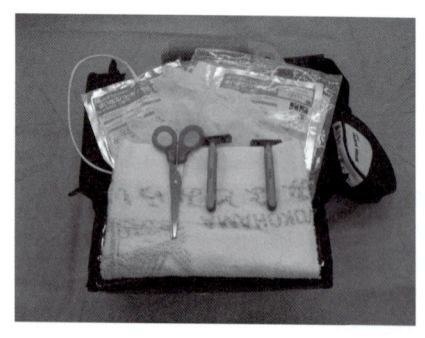

**図2 ●AEDの携帯用バックの中の物**
AED本体，予備パッド，手袋，ポケットマスク，はさみ，T字かみそり，タオル

◇ http://www.nihonkohden.co.jp/aed/index.html
　AEDの使い方をストリーミングビデオで解説している
◇ http://acls.jp/
　日本ACLS協会：BLS，ACLSの講習会の情報

### ●患者説明のポイント

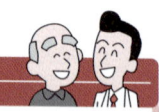

1. AEDを使用する場合，患者さんは意識がなく特に説明の必要はないが，周囲の人への配慮が必要である．
2. パッド装着後，AEDがリズムの解析をしているときや放電するときには自分も患者から離れ，周囲の人も患者から離れさせる．
3. AEDが適切に使用され早期に除細動が行われると，患者の意識が回復する．この場合，AEDを使ったことを説明し安静にさせる．時に状況がわからず暴れ出す場合もあるが，落ち着いて説明し，安静にさせる．

memo

5章 基本的手技

# 18）中心静脈ラインの確保

気胸や動脈穿刺など，重篤な合併症を引き起こす率の高いアクセスルートは，鎖骨下静脈，内頸静脈，外頸静脈の順である．ただ，経験を積むほどに，その発生率は低下する．手技に慣れるまでは，静脈の選択，体位の工夫，超音波診断装置の併用などあらゆる方策を講じて安全確実な穿刺を心がける．

## ヒヤリとしないための 事前チェック事項

- ☐ 出血凝固異常
- ☐ 肺の過膨脹の可能性
- ☐ 脱水状態か，むしろうっ血状態か．
- ☐ single lumenでよいか，multiple lumenであればdoubleかtripleかを確認．
- ☐ 患者自身が，顎を穿刺側に向けることができるか．できなければ，介助者に依頼する．

## 手技の基本手順

### 1．準備

**1** 出血凝固異常の有無をチェックする．これらの異常がある場合には，鎖骨下静脈穿刺は適応外となる．この点，より安全なアクセスルートは，大腿静脈や，前肘静脈，外頸静脈などである．

**2** COPDや喘息発作状態，高PEEPなど肺が過膨脹状態にある場合には，気胸を避けるために鎖骨下静脈を避ける．内頸静脈の場合も，"深追い"は禁物である．

**3** あらかじめ，穿刺する静脈を超音波診断装置で確認しておくと，より安全に手技を行うことができる（図1）．皮膚から静脈内腔までの距離，静脈の径，伴走する動脈との位置関係，圧迫によって静脈がどの程度虚脱するかなどを確認することができる．穿刺に適切と思われる皮膚の部位をマーキングしておく．

**4** 超音波診断装置が利用できなければ，外頸静脈の怒張具合や皮膚の乾燥度などの身体所見，病歴，最近の胸部写真を参考に，穿刺する静脈の圧の高低，径の大小を推察する．

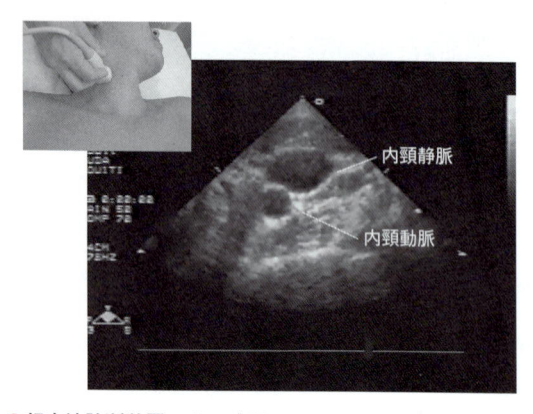

### 図1 ●超音波診断装置による確認

刺入部位から静脈までの深さ，静脈の径，動脈との位置関係，圧迫による径の変化などを観察できる．最も安全な刺入部位を超音波で確認し，マーキングしてから穿刺するとよい．図は，右の内頸静脈の短軸像を描出したもの．長軸像を描出すれば，穿刺針の角度による静脈までのおおよその到達距離を知ることもできる．ただ，プローベによる圧迫の強さによって距離や内径は容易に変わるため，絶対値を盲信することはできない．また，鎖骨下静脈穿刺や前肘静脈穿刺の際，超音波診断装置で同側の内頸静脈を観察してもらうと，カテーテルが迷入してきているかどうかを確認できる

脱水状態が予想される患者の場合，きちんと逆トレンデレンブルグ位（頭部を低く，下肢を高位にする）をとらないと穿刺針が静脈に当たりにくいうえに，シースを静脈内に留置した状態で大気に開放すると瞬時に空気塞栓を引き起こす可能性がある（特に鎖骨下静脈の場合）．逆に，静脈圧が高い場合には，本穿刺で逆流してくる血液の圧が高く，あたかも動脈を穿刺したかのように感じることがある．明らかに動脈血とわかる鮮紅色をしていなければたじろぐ必要はない．

5 穿刺部位の視診，触診を行う．穿刺部位に感染性の局所病変がある場合は場所を変更する．内頸静脈の場合，脱水状態でなければ，胸鎖乳突筋の付近で皮膚が呼吸性に上下を繰り返しているのが確認できる．直下にある内頸静脈の径が呼吸性に変動していることを反映しているので，場所の確認のうえで有用である．また，外頸静脈の場合には，穿刺部位より心臓側を圧迫閉塞して，静脈の怒張具合を確認する．内頸，大腿静脈穿刺の場合，伴走する動脈を触知して静脈穿刺位置の決定に役立てる．鎖骨下静脈の穿刺部位を触診すると，まれに動脈の拍動を触知することがある．この場合は，超音波診断装置により動静脈の位置関係の安全性が確認できなければ，別の部位に変更した方が賢明である．

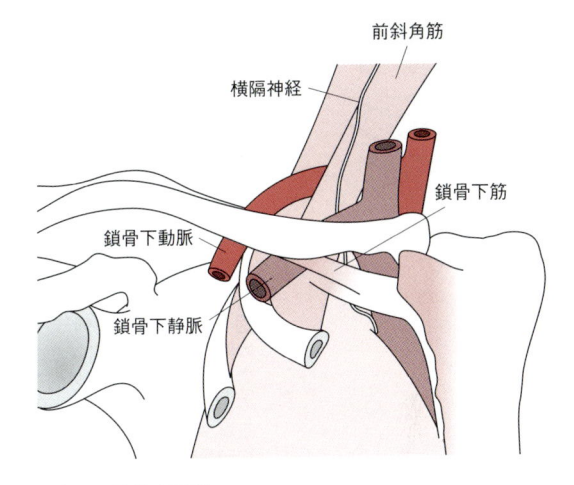

## 図2 ● 鎖骨下静脈穿刺[1)]

S字状になっている鎖骨の，最も手前に凸な部分の尾側1横指あたりを刺入点とする．術者は，左示指で鎖骨直下の皮膚を圧迫し，鎖骨を浮き上がらせ，針がなるべく上胸部の皮膚面と平行になるようにしながら刺入する．方向は，水平よりやや頭側に向ける．針の向きを背中に向けるほど肺を穿刺して気胸を起こしやすい．また，深すぎると動脈穿刺，肺穿刺，気管穿刺などを起こす．ガイドワイヤーを進める際には，顎を穿刺側に向け，内頸静脈への迷入を避ける

### 2．穿刺手技（図2〜4）

6 局所の消毒を行う．

7 帽子，マスクをしたうえに清潔な手袋をはめ，清潔なガウンをまとう．穿刺部位には，十分大きな穴あきの四角巾（90×90cm以上）を，サイドテーブルには通常の四角巾（90×90cm以上）をかけて清潔野をつくる．

8 22Gのカテラン針で局所麻酔を行いつつ，静脈までの方向，深さを探る（斥候針）．

9 静脈穿刺針を，やや陰圧をかけながら進める．静脈に当たったら，さらに2〜3mm進めたところで内筒を抜き，ガイドワイヤーを挿入する．ガイドワイヤー挿入時に少しでも抵抗があれば正しく血管内を進んでいない証拠なので，静脈穿刺からやり直す．抵抗なくガイドワイヤーを進めることができ，心電図モニター上で心室性期外収縮が確認できたら，方向が正しい証拠である．鎖骨下静脈穿刺や前肘静脈穿刺によりカテーテルを進めた場合，しばしば上大静脈に至らず内頸静脈に入ってしまうことがある．これを防ぐためには，ガイドワイヤーを進める前に患者の顎を，穿刺側の肩につけるようにするとよい（図2，図4）．

10 ガイドワイヤーを残して，留置針を抜去する．そのガイドワイヤーごしに，留置するカテーテルを挿入し，十分カテ

胸鎖乳突筋

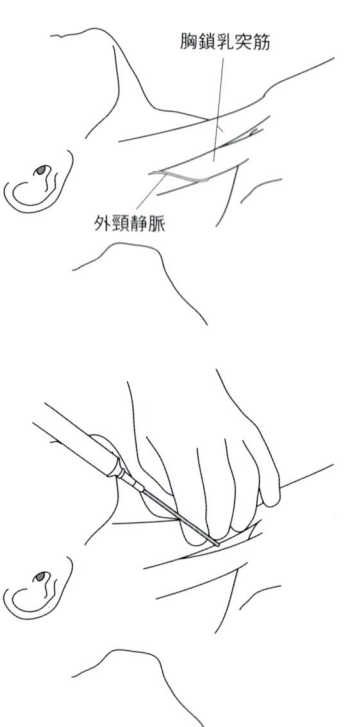

外頸静脈

### 図3 ●内頸静脈穿刺[1]

内頸静脈は，胸鎖乳突筋の直下で，内頸動脈のすぐ外側を走っている．よくみると，呼吸性に皮膚が上下している部分がある．内頸静脈が呼吸性に拡張，収縮を繰り返しているためで，刺入点の良い目安となる．視診で明らかでなければ，胸鎖乳突筋の，胸骨枝と鎖骨枝が合流するあたりの筋束の中央を穿刺部位とし，穿刺側の乳頭に向けて進める．2，3cmの深さで静脈血の逆流を確認できる．静脈をそれたまま深く進めると，動脈穿刺や肺尖部を刺すことになる

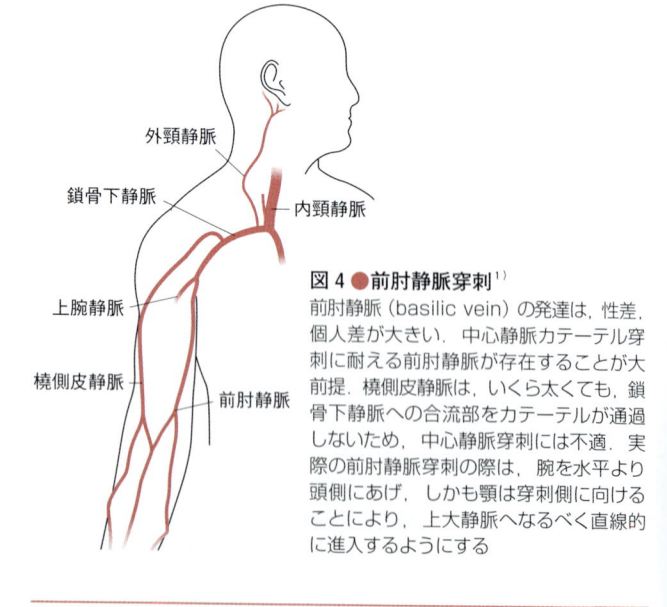

外頸静脈
鎖骨下静脈
内頸静脈
上腕静脈
橈側皮静脈
前肘静脈

### 図4 ●前肘静脈穿刺[1]

前肘静脈（basilic vein）の発達は，性差，個人差が大きい．中心静脈カテーテル穿刺に耐える前肘静脈が存在することが大前提．橈側皮静脈は，いくら太くても，鎖骨下静脈への合流部をカテーテルが通過しないため，中心静脈穿刺には不適．実際の前肘静脈穿刺の際は，腕を水平より頭側にあげ，しかも顎は穿刺側に向けることにより，上大静脈へなるべく直線的に進入するようにする

表●中心静脈カテーテル挿入目的別，状況別アクセスルートの選択

|  | 第一選択 | 第二選択 | 第三選択 |
|---|---|---|---|
| 肺動脈カテーテル | 右内頸 | 左内頸 | 左鎖骨下 |
| 　凝固障害あり | 右外頸 | 左外頸 | 右内頸 |
| 　肺合併症，高PEEP | 右内頸 | 左内頸 | 外頸 |
| 高カロリー輸液 | 鎖骨下 | 内頸 | |
| 　長期 | 鎖骨下（埋め込み） | | |
| 急性血液浄化 | 鎖骨下 | 大腿<br>内頸 | |
| 心肺停止 | 大腿 | 鎖骨下 | 内頸 |
| 緊急経静脈的pacing | 右内頸 | 鎖骨下<br>または左内頸 | 大腿 |
| 末梢静脈を確保できない場合 | 鎖骨下<br>または大腿 | 内頸 | |
| 手術の準備として | 内頸 | 外頸 | 鎖骨下 |
| 血管作動薬の輸液路として | 内頸 | 鎖骨下<br>または大腿 | 外頸 |

　　ーテルが入ったらガイドワイヤーを抜去する．抜去されたガイドワイヤーに不自然な屈曲がある場合には，異所迷入の可能性があり注意を要する．

11 鎖骨下静脈穿刺，内頸，外頸静脈いずれもカテーテル先端から14〜15cmの部分を皮膚に固定して終了する．前肘静脈，大腿静脈の場合は30〜40cm付近で固定する．

12 終了後，バイタルサインの異変がないことを確認し，さらに胸部写真でカテーテルの走行，深さ，肺野の異常がないことなどを確かめる．

## おさえておきたいポイント

◆出血凝固異常の有無．
◆循環血液量の多寡を見極めておく．
◆目的により，内腔の数を決定する．
◆重篤な合併症の多くは鎖骨下静脈穿刺による．他のアクセスルートが使用できる場合は，他を優先させる．

## 事故防止のための注意点

◆アクセスルートの選択を正しく（表）．
◆静脈圧が低いことが予想される場合は，きちんと逆トレンデレンブルグ位をとり静脈の内径拡大をはかる．
◆できれば，あらかじめ超音波診断装置による確認が望ましい．

**参考文献**

1) Seneff, M.: Central venous catheters. I. Procedures and techniques. Intensive care medicine, third edition, volume I (Rippe, J. M. et al. eds.), 15, Little Brown and Company, Boston, 1996

### ●患者説明のポイント

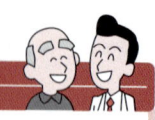

1. 中心静脈カテーテル挿入の目的（高カロリー輸液，血管作動薬投与，中心静脈圧モニタリング，肺動脈カテーテル挿入，血液浄化用カテーテル，ペースメーカー用）を伝える．
2. アクセスする静脈ごとの合併症のリスクを説明する．穿刺中の合併症として，動脈穿刺，不整脈，空気塞栓，気胸などの可能性がある．経時的な合併症としては，静脈炎，カテーテル感染，血栓形成，動静脈瘻形成などがある．鎖骨下静脈穿刺の際は特にその場所の必然性と，重篤な合併症（気胸，血胸，血腫形成，気道圧迫，乳糜胸など）のリスクが他の場所と比較して高いことを説明する．

memo

## 5章 基本的手技

# 19）肺動脈カテーテル挿入実施および管理

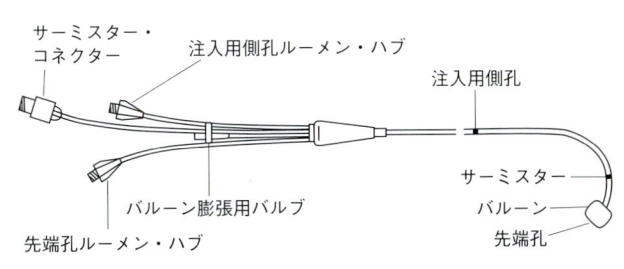

スワンガンツカテーテル（SGC，図1）は肺動脈に留置することによりさまざまな血行動態に関する計測が可能であり，診断，病態把握，治療方針の決定，治療効果の判定に有用である．

### ヒヤリとしないための 事前チェック事項

- ☐ 穿刺前に**超音波**にて静脈の走行，緊満度，動脈との関係を見ておくことでより安全に穿刺可能．
- ☐ 脱水状態があると静脈が虚脱し穿刺が通常より困難となる．下肢挙上（頭側を下げる），補液等で静脈を拡張させた状態で手技を行う．
- ☐ 血管内圧波形をモニターとしてカテーテルを進行させるため，圧測定システムを事前に準備することが必要である．

### 手技の基本手順

1. 適応（表）

   Class Ⅰ ：スワンガンツカテーテルを入れることが一般的に認められている状態
   Class Ⅱa ：スワンガンツカテーテルを入れることが過半数以上で認められる場合
   Class Ⅱb ：スワンガンツカテーテルを入れてもよいが，少数意見である場合
   Class Ⅲ ：スワンガンツカテーテルを入れることが，むしろ認められない場合

図1 ● スワンガンツカテーテル（SGC）の構造

### 表 ● ACC/AHAのスワンガンツカテーテル法の適応基準

| Class Ⅰ |
| --- |
| 1．重症もしくは進行性うっ血性心不全 |
| 2．心原性ショックもしくは進行性低血圧 |
| 3．心室中隔欠損や乳頭筋破裂などの心筋梗塞の機械的合併症 |

| Class Ⅱa |
| --- |
| 1．肺うっ血の認められない患者に輸液を投与し，速やかな効果がみられない低血圧 |
| 2．循環不全患者および肺うっ血の疑われる患者に補液療法を開始する前 |
| 3．心臓内シャント，急性僧帽弁不全，あるいは心タンポナーデが疑われる場合の診断方法として |

| Class Ⅱb |
| --- |
| 1．血行動態的に安定であるが，軽症肺うっ血が認められる急性心筋梗塞患者 |

| Class Ⅲ |
| --- |
| 1．血行動態的に安定で，しかも心臓あるいは肺合併症が認められない急性心筋梗塞患者 |

「循環器内科マニュアル」（小川 聡 監修），南江堂より

## 2．挿入経路

一般的に大腿静脈，前肘静脈，内頸静脈，鎖骨下静脈が用いられるが，特に右心系への到達距離が短く，患者の体動に支障の少ない内頸静脈，鎖骨下静脈がよく用いられる．この2経路では非透視下で肺動脈までの挿入が容易である．

## 3．挿入手技

### 1 準備

・カテーテルの内腔をヘパリン加生食水でフラッシュし，外周を濡らしておく．
・生食水内でバルーンを膨らませ，空気漏れのないことを確認する．

### 2 静脈の穿刺

・通常の中心静脈ライン確保と同様の手技で，静脈を穿刺．

### 3 カテーテルの挿入

・ガイドワイヤーを挿入し外筒を除去，皮膚を十分切開しシースイントロデューサー（8Fr）を挿入する．
・スワンガンツカテーテルを圧トランスデューサーに接続し，カテーテル先端の圧をモニタリングできるようにする．
・先端をシースより約5cm挿入し（シースの先端よりカテーテルの先端が出るまで），スワンガンツカテーテル先端のバルーンに1.0mLの空気を挿入し膨らませる．
・圧波形をモニタリングし，右房圧波形を確認する．
・圧波形をモニタリングしながら，時計方向に回転させ，少しずつカテーテルを送り込む（図2）．
・右室波形を確認したら，時計方向に回転させながらさらにカ

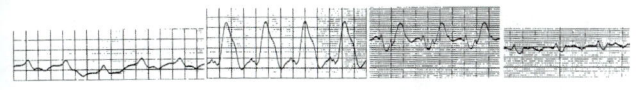

**図2● 右心系正常圧波形**
右房　　　右室　　　肺動脈幹部　肺動脈楔入圧

テーテルを送り込み，肺動脈波形を得る．さらに送り込むと，肺動脈楔入圧が得られる．
- バルーンの空気を抜き肺動脈圧が出ることを確認する．
- カテーテルを1～2cm引き抜き再度バルーンを拡張，肺動脈楔入圧が出ることを確認．
- この操作を繰り返し，肺動脈楔入圧の得られる最も浅い位置でカテーテルを固定する．
- 患者がシースの留置に違和感を感じる場合は，カテーテルは固定しシースのみを抜去する．

## 4．測定
- 通常は肺動脈圧をモニターし，必要に応じ右房圧，肺動脈楔入圧を測定する．
- 圧トランスデューサーの高さ（ゼロ点）は胸壁の厚さの2分の1の点とする．
- 測定値は呼吸による影響を受けるため，呼気時に軽く息を止めて測定すると安定した値となる．

> **測定項目**
> 右房圧，右室圧，肺動脈圧，肺動脈楔入圧

### 心拍出量測定
- 冷却された生理食塩水または5％ブドウ糖液を用いる．あらかじめ凍結させておいた液を溶かし，氷の残存した状態で使用する．
- 条件が一定になるよう均一な手技で行う．
- 通常2～3回測定しその平均値を用いる．

### 混合静脈血酸素飽和度測定
- カテーテル先端より採血し，その酸素飽和度を測定する．
- 肺動脈から小さなシリンジ（5mL程度）でゆっくりと血液の吸引を行う．

## 5．挿入後の管理
### 1 厳重な固定
- 自然抜去，患者自身による抜去を予防するため厳重な固定が必要である．
- 針糸を用い最低2カ所以上の固定，その上より強力なテープで皮膚に固定する．

### 2 カテーテル内腔の閉塞防止

・加圧バッグに接続し少量のヘパリン加生食を注入することで逆流，凝固，閉塞を防止する．

## おさえておきたいポイント

◆スワンガンツカテーテルは先端に付いているバルーンを膨張させることにより，血流に乗ってカテーテルが自然に肺動脈までたどりつくため，ベッドサイドで非透視下に挿入することができる．

◆大腿静脈からのアプローチでは多少困難である．

## 事故防止のための注意点

◆鎖骨下静脈穿刺は気胸，動脈穿刺などの合併症のリスクが内頸静脈穿刺に比較して高く，出血時の穿刺部圧迫止血が困難であるため，特別な場合を除きこの部位の穿刺は避けるべきである．

◆ガイドワイヤー挿入時，血液の逆流があっても，少しでも抵抗を感じるときは血管外への挿入，側枝への迷入の可能性がある．スムーズに挿入できる部位まで無理な挿入はしない．

◆シース挿入時，ガイドワイヤーの遠位端にテンションをかけることでシースの血管外への進行を予防する．

◆肺動脈圧の持続モニター中に，圧波形がなまる，平坦になるなど正常圧波形を示さなくなったとき，カテーテル先端が深く挿入されすぎている，あるいは血液が逆流しカテーテルが閉塞しかけている可能性を考え，血液の逆流をチェックする，胸部X線をチェックすることが必要である．

◆**不整脈の出現**：カテーテルの挿入が浅いとき，先端が右室内に落ちて心室性不整脈を生じることがある．右室内で大きくたわんでいるとき，このたわみによる機械的刺激で不整脈を生じることがある．挿入時に迅速にスムーズに挿入すること，挿入後すみやかに胸部X線で位置を確認することで予防可能である．

◆**感染症のリスクに対して**：①心拍出量測定では，繰り返し施行するためシリンジの内筒部を素手で触って不潔にしない．②予防的抗菌薬を投与する．③原因不明の発熱時にはカテーテルを抜去しカテーテル先端を培養する．

### 参考文献

◇ ACC/AHA Task Force report：Guidelines for the evaluation and management of heart failure. Circulation, 92：2764-2784, 1995

◇ 堀 進悟：Swan-Ganz カテーテル．救急医学，20：1243-1245, 1996
◇ 「冠動脈疾患の集中治療」（平盛勝彦ら 編），南江堂，1988

## ●患者説明のポイント

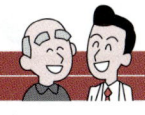

1. 内頸静脈，鎖骨下静脈からの穿刺では，頭部，顔面が清潔な布で覆われるため，不安を軽減することが大事で，頻回に声をかけること，特に穿刺など痛みを伴う手技の際には必ず事前に声で説明することを心がける．

memo

## 5章 基本的手技

# 20) 胸腔・腹腔穿刺の実施と管理

適切な部位から安全かつ確実に穿刺することが重要である．診断目的か治療目的の穿刺かをはっきりと認識し，施行手順に従って行うことが重要である．

### ヒヤリとしないための 事前チェック事項

- ☐ 穿刺・ドレナージを行う前に，必要な備品（局所麻酔や穿刺針や注射器・チューブや持続吸引器など）および施行手順を指導医と介助する看護師とともに確認し，どのような順序で行うか想定してから実際の手技にとりかかる．

- ☐ 手術や既往歴から癒着の状況や出血傾向の有無をチェックしておく．

## 手技の基本手順

　診断目的で，穿刺により胸水，腹水の一部を採取し検査に提出する場合もあるが，多くは治療目的で穿刺後に持続ドレナージを行う．穿刺・ドレナージを行う前に必要な備品（局所麻酔や穿刺針や注射器・チューブや持続吸引器など）を確認する．

### 1. 胸腔穿刺

**1** 胸部X線やCT検査により，肺の虚脱による気胸か液体（血液）の貯留かを正しく診断し，穿刺の必要性と穿刺部位を決定する．

**2** 脱気を目的とする場合は，仰臥位やFowler位にて第3肋間鎖骨中線で穿刺する

**3** 胸水の場合には，超音波診断装置を用いて貯留状況を確認する．一般的に，座位で行う場合には患者の前にテーブルを置き両手をその上にのせた状態で，術者は後方に位置し第7～8肋間・後腋窩線上で穿刺する．超音波ガイド下に，胸水と肺や胸壁の関係を観察しながら行うと，より安全である．

**4** 刺入予定部位に局所麻酔を皮膚，皮下，筋肉，壁側胸膜まで十分に浸潤させ，陰圧をかけながら刺入する．肋間動静脈や神経の損傷を避けるために，肋骨の上縁に沿って行う．胸腔内に達したら，その穿刺の方向や胸腔に達するまでの

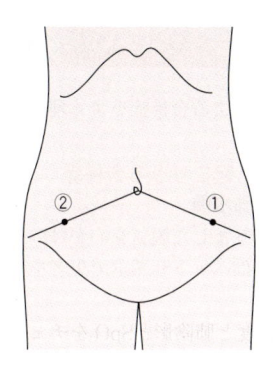

**図●腹腔穿刺の穿刺部位**

長さを覚えておき，実際の穿刺の参考にする．
5 診断目的の胸水採取の場合は，穿刺針が胸腔内に達したら延長チューブに接続し注射器で吸引する．吸引した液体は，細胞診など検査に送る．

## 2．胸腔ドレナージ
1 治療目的で持続ドレナージを行う必要がある場合は，胸水ドレナージチューブ（トロッカーカテーテル）を挿入し持続吸引器に接続し，吸引圧を決める．
6 穿刺終了後は，必ず胸部X線により肺の虚脱の変化や液体（血液）貯留の変化を確認する．ドレナージチューブを挿入した場合には，正確な位置に挿入されているかどうかを確認する．

## 3．腹腔穿刺
1 CTや超音波診断などにより，腹水の貯留状況と腹腔内癒着を把握する．
2 仰臥位で行う．
3 穿刺部位は，腹直筋の外側で，Monro-Richter線の外側3分の1の点（図①）やMcBurney点（図②）が適している．超音波診断装置を用いて，超音波ガイド下に行うとより安全である．
4 穿刺吸引した液体の分析や細胞診断を行う．
5 持続で行う必要がある場合は，ドレナージチューブを持続吸引器に接続する．

## おさえておきたいポイント

◆液体の貯留に対する穿刺の場合は，確定診断を得るための穿刺と治療目的の穿刺に分けられる．前者は腹腔内貯留液の性状に関する情報を得て，治療につなげる．後者は肝硬変や癌性腹膜炎による腹水を除去し，患者の苦痛を軽減する．これを持続的に行う場合はドレーンを挿入するドレナージ術を行う．

5章　基本的手技

## 事故防止のための注意点

安全かつ確実に行うには，本手技による合併症をよく理解して行う．

### 1．胸腔穿刺・ドレナージに伴って起こりうる合併症

#### 1）気胸後の脱気に伴う再膨張性肺水腫

高度な気胸の場合には，ゆっくりとした脱気を心がけ，急激な肺拡張を避ける．脱気開始時にはベッドサイドで患者をよく観察して，胸痛や咳に注意する．

施行後の胸部X線で，拡張の程度と肺陰影と$SpO_2$をチェックし，肺水腫が生じた場合には，適切かつ早急な治療（ステロイドの投与や人工呼吸管理）が必要なので，指導医に報告する．

#### 2）肋間動静脈損傷による出血

肋間動静脈を損傷すると，胸腔内に血液が貯留し血胸になる．肋骨の上縁に沿ってドレーンを挿入することで，この合併症は防ぐことが可能である．しかし，肥満や肋間が狭く挿入が困難な例もあり，損傷する場合もある．バイタルサインの変化とドレーンからの出血の有無に注意する．ドレーンからの時間あたりの出血量の推移をチェックするのと同時に，胸腔内の血腫の量も貧血の進行度や胸部X線やCTで確認する．バイタルサインの変化やドレーンからの出血量の増加や貧血の進行程度によっては，開胸止血が必要となる．

#### 3）肺損傷

穿刺時に泡沫状の血液を吸引した場合には，肺実質を穿刺した可能性がある．聴診所見や胸部X線から気胸の有無を確認する．通常の穿刺によるものは経過観察でよいことが多いが，状態の変化に注意する

#### 4）肺動静脈損傷

稀ではあるが，胸膜癒着がある場合にドレーンを深く挿入すると起こる可能性がある．外科的な緊急処置が必要なので，指導医と共に対処する．

### 2．腹腔穿刺・ドレナージに伴って起こりうる合併症

#### 1）腹直筋血腫

腹壁動脈損傷による血腫を生じる可能性がある．下腹壁動脈の走行を考慮すれば損傷することは少ない．少量の出血は圧迫止血で対応できる．

#### 2）内臓損傷

超音波診断装置を用いて施行すれば，安全である．誤って腸管を穿刺した場合には，内容を十分に吸引してから抜去する．細い針の場合には問題ないことが多いが，腹膜刺激症状や炎症所見を細かく観察する

#### 3）ショック

大量の腹水を除去するとショックに陥ることがある．ゆっく

り時間をかけて除去することで防ぎうる．ショックに対応できるように補液ルートを確保して行うと安全である．

**参考文献**
- 布施 明，木村 理：腹腔穿刺．消化器外科，26：861-864, 2003
- 川辺高史ほか：胸腔穿刺とドレナージ．消化器外科，26：1017-1020, 2003

### 患者説明のポイント

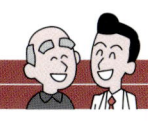

1. 本手技を行う必要性と危険性（合併症）について図を用いて十分に説明し，承諾を得る．
2. 気胸や胸水，腹水の貯留した場合の全身状態は，不良な場合も多いので，安全かつ確実な方法で施行するが，合併症が生じる可能性があるので十分に説明する．

memo

# 5章 基本的手技

# 21）ドレーン・チューブの管理

ドレーンやチューブ管理上の注意点は，①安全で確実な挿入手技を行うこと，②排液の内容と排出量を綿密にチェックし，変化に速やかに対応すること，③患者自身による抜去に注意することである．

## ヒヤリとしないための 事前チェック事項

☐ ドレーン・チューブの先端部位は，ドレナージが最も有効な位置に正確にあるかどうかを再度チェックする．

## 手技の基本手順

### 1．ドレーンの挿入法

#### A）手術時にドレーンを留置する場合

1. 留置部位と手技上の注意点として，仰臥位で最も液体が貯留しやすい部位や，吻合部および切離面など浸出液が出る近傍に留置する．

2. 留置部位から最短の経路を通るように皮膚切開をおき，ドレーンを挿入する．

3. 位置がずれたり抜けることがないように，確実に皮膚固定する．

#### B）胸腹水や気胸の治療目的でドレーンを挿入する場合

（5-20 胸腔・腹腔穿刺の実施と管理の項を参照）

1. 治療目的で持続ドレナージを行う必要がある場合は，穿刺後に胸水ドレナージチューブ（トロッカーカテーテル）を挿入し持続吸引器に接続し，吸引圧を決める．

2. 穿刺終了後は，必ず胸部X線により肺の虚脱の変化や液体（血液）貯留の変化を確認する．ドレナージチューブが正確な位置に挿入されているかどうかを確認する．

### 2．チューブ（胃管チューブ）の挿入法

1. 経鼻的にチューブを挿入する．

**2** 正しく挿入されたかどうかを確認する．胃液や胆汁が吸引できるかを確認する．

**3** 挿入後X線撮影で，チューブの先端の部位を確認する．

## おさえておきたいポイント

体内に貯留した膿，血液，浸出液，消化液を体外に誘導し排除することがドレナージで，そのために使用する管をドレーンと呼ぶ．

### 1．使用目的別の分類

①**診断目的（information drain）**
　術後の出血や腸液の漏出を早期に診断する

②**治療目的（therapeutic drain）**
　縫合不全や腹膜炎などの場合に，腸液や膿汁を排出させて炎症の波及を局所だけに限局させ治療する

### 2．形状と材質による分類

**フィルム型**：柔らかく波状膜状のドレーンで，漿液性の浸出液の排液目的に使用する

**チューブ型**：硬く円筒状で，血液や膿の排除による治療目的に使用する

### 3．ドレナージの方法別の分類

開放式と閉鎖式があり，後者は感染予防に役立つ．

## 事故防止のための注意点

ドレーンやチューブを挿入した際の合併症は以下に示すものがあり，十分に理解しておくことが安全な管理を行ううえで大切である．

- ◆**ドレーンの閉塞**：ドレーンからの排液量と性状および排出量の推移を観察する．ドレーンからすべてのものが排出されているとは限らないので，ドレーンの閉塞に注意し必要に応じ交換や洗浄を行う．交換する場合には，ガイドワイヤーなどを用いて，逸脱を防ぐ．

- ◆**ドレーンの破損と遺残**：ドレーンの抜去は，排液量が少なくなり（一般的には50mL以下），液の性状も感染がなければ抜去する．不必要な期間の留置は逆行性感染の危険性を増すので避ける．抜去したドレーンの形状を確認し，途中で切れて体内に残っていないかをチェックする．

- ◆**チューブ（胃管チューブ）の誤挿入**：チューブ（胃管チューブ）の挿入を行う場合に，老人や意識のない患者では気道に入っても咳反射が弱く，誤挿入に気づかない場合が多い．吸引で胃液や腸液の内容を確認することが重要である．空気を

入れて上腹部で通過音を確かめることは不確実なので，X線写真（レントゲンに写る種類のチューブを購入使用すること）で走行と先端の位置を確認する．また，胃管を栄養補給ルートとして利用する場合に，誤って肺に挿入され経管栄養を入れてしまう事故もあるので注意を要する．

**参考文献**
- ◇ 炭山嘉伸，中村陽一：ドレーンの管理．消化器外科，26：757-762，2003
- ◇ 幕内雅敏：私のドレーンの選択と処置．外科，59：1151-1154，1997

### ●患者説明のポイント

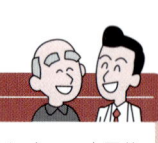

1. ドレーン・チューブの管理の中で，患者さんによって自己抜去されるインシデント事例が全体の約60％と多くを占めている．患者さんおよび家族にもドレーンの必要性と挿入の期間を前もって十分に説明し，理解してもらうことが重要である．

memo

# 6章 基本的治療

## 1) 療養指導

療養指導は，疾患およびその背景因子に対して，食事，運動，休養，禁煙などの日常生活における行動変容を促す介入や，環境整備，薬物使用に対する助言などを通して，的確に指示していくことである．

### ヒヤリとしないための 事前チェック事項

- ☐ 各病院によって一般食と特別治療食の食事箋は標準化されて作成されており，その中から患者の病態にあわせて選択することになっている．内容を吟味し，決定し，患者にも説明しておく．
- ☐ 病院ごと，あるいは各病棟に基準となる安静度表が設定されていることがある．その中でどの段階に当てはまるのかを指導医と検討して指示を出す．

### 診療の基本手順

1. 療養指導の必要性について，エビデンスの確認をしておく．
2. 単なる禁止，指示をするだけでは，患者が行動を変えていくことは不可能である．患者の志向にあわせ効果的な対話をしながら，指導していく．
3. 療養指導は，健常者に対する疾病の発症を防止する1次予防が目的となる場合もある．
4. 疾病が発症した患者の場合は，その疾患の再発や拡大を防止することが目的になる．
5. 指示を出すのは医師の役割であるが，患者の指導を行う際には，看護師，管理栄養士などコメディカル・スタッフと協力していく．
6. 安静度：患者は病状によって異なった安静の程度を必要とする．主治医が安静度を指示し，必要性を説明する．
    - ・入院中：移送の方法，行動範囲，食事の方法/場所，排泄，保清の手段，面会など
    - ・外来通院中：休業，安静臥床，入浴，通院頻度など
7. 体位：病態にあわせた適切な体位を指示する．
    - ・半座位（Fowler位．上半身を45度起こす．うっ血性心不全時）

- 座位（呼吸困難時）
- 昏睡体位（麻痺側を上にした側臥位．昏睡時の誤嚥予防）
- 骨盤高位（Trendelenburg体位．頭部を腹部・下肢より低くする．出血性ショック，神経原性ショック時）

**8 食事**：食事は疾患によっては治療の主たる手段となる．他の患者すべてにおいても治療の一部であり，主治医は患者の病状にあわせた適切な食事箋を作成する必要がある．

## おさえておきたいポイント

### 1．安静
◆ 安静の目的は，安静を保つこと自体が治療となるからである（特に心不全，急性肝炎などの場合）．エネルギーの消耗を抑制し，回復を促す効果もある（急性感染症，手術後）．また，患者の安全を守る意義もある（脳血管障害急性期，意識障害など）[1]．

### 2．食事
◆ 食事箋を発行するだけでなく，その患者が実際どの程度食事を摂取したかを確認していく．それをしなければ，摂取カロリー，栄養素，塩分など治療の評価をする際に不十分となる．

### 3．入浴
◆ 入浴は全身を清潔にし，血液循環を良好にし，精神の安定をもたらす効果がある．その反面，体力の消耗と血圧の変動をきたす危険性もある．

◆ 重症患者で入浴が不可能と考えられる場合は，清拭を看護スタッフに指示する．特に，陰部，口腔，頭髪は不潔になると，感染症や精神的ストレスの原因となる．

### 4．排泄
◆ 患者の排尿，排便回数，便の性状，1日尿量に注意を払う必要がある．

◆ 患者の羞恥心に配慮すること，感染症に留意すること．しかし，安静の必要性などから，ベッドサイドでのポータブルトイレ使用，ベッド上での尿器・便器，おむつ，留置カテーテルなどから方法を選ぶ．

### 5．環境整備
◆ 病棟内の環境整備について，看護師や病棟管理者とともに点検し，よりよくなるよう配慮する．

◆ 緊急時の対応ができるように整備されているか．トイレ，浴室，エアコンなど不潔な箇所はないか．転倒の危険性が考えられる箇所がないか．病室，談話室，アメニティーなどが快適な環境になっているか（室温，音，におい，照明など）．

# 安全・適切に診療するための注意点

## 1．安静の注意点
- 患者の病状により安静度は適宜変更されるべきである．
- 長期，過度の安静は，精神的ストレス，筋萎縮，褥瘡，痴呆，血栓形成などを助長する．
- 絶対安静（水平仰臥位）を指示された患者でも，褥瘡予防の観点から，2時間ごとに体位変換を行い，円座やエアマットレスなどを用いて同一部位に加わる圧迫を防ぐ．

## 2．食事指示での注意点
- 極端な塩分制限から食欲低下につながることもある．また，輸液に含有されている塩化ナトリウムも換算すること．
- 食事アレルギーに関しては事前に確認し，食事内に含まれないように徹底すべきである．
- 検査による食止めが重なったりして，1日の食事量が極端に減ってしまうことを避け，時間がずれても食べることができるような配慮もしていく．

## 3．入浴での注意
- 入浴は，食事の前後は避ける．
- 湯の温度は熱すぎないようにし，長湯は避ける．
- 血圧の変動に注意する．
- 転倒や熱傷などが起こらないようにする．
- 入浴後は休息し，水分補給をするよう指導する．

## 4．排泄に関する注意
- 入院患者は臥床している時間が長くなり，便秘になりやすい傾向があるため，十分に予防する．
- 免疫状態が低下している患者は，肛門部の感染症を生じやすいため，清潔に保つよう留意する．
- 排便後の手指の消毒は十分に行うように指導する．

## 参考文献
1）岡田 隆：療養指導．medicina, 40：457-459, 2003

## ●患者説明のポイント

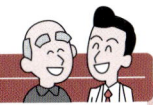

1. 行動変容を実現するために患者の努力に任せるだけでは不十分な場合が多い．家族や同僚の協力，医療者や経験者の継続的な助言が必要である．また個人より集団で指導した方がよい場合もある（禁煙，運動，断酒など）．
2. 入院患者は病状によって異なった安静の程度を必要とする．主治医が安静度を指示し，必要性を説明する．
3. 入院食以外の間食に関して制限が必要な場合，患者によく説明し納得してもらう．

# 6章 基本的治療

## 2) 輸液

輸液療法は全身管理の中心をなしており，患者の病態にあわせて，随時，適切な輸液製剤の選択と投与量を決定していく．その後も，輸液の継続，変更，中止の判断をする．常に安全，確実な輸液ルートの確保をする．

### ヒヤリとしないための 事前チェック事項

- [ ] 院内採用の輸液製剤，電解質補正用剤の品目とそれぞれの特徴を確認しておく．

### 診療の基本手順

1. 輸液は体内の水分バランスを補うことが主な目的であるが，その他に水分・電解質の維持，酸塩基平衡の維持，栄養分（糖質，アミノ酸，脂肪）の補給，循環血漿量・血漿浸透圧の維持，静脈確保，薬剤の投与経路などがある．
2. 血管確保はその後の留置が患者の苦痛にならない場所を選び，固定法も考慮する．
3. 初期輸液はまず，その患者の輸液の目的を確認し，患者の病態を診察，検査所見から把握し，内容，投与量（総量，輸液速度）を決めていく．
4. 体内の恒常性を維持するために輸液療法単独でいく場合では，一般的には水分1,500〜2,500mL，Na 70〜120mEq，K 40〜60mEq，Ca 10mEq，Cl 100mEq，$HCO_3$ 50mEqの組成をもつ輸液が必要となる．カロリーは入院中の安静患者であっても，20〜25kcal/kgが必要である．

### おさえておきたいポイント

#### 1. 体内水分の分布と出納

- ◆体重の約60%は水分であり，その3分の2が細胞内に，3分の1が細胞外に分布する．細胞外液は血管内（血漿）：血管外（間質）＝1：3に分かれる．
- ◆水分出納は，1日の摂取量が，食事 700mL，飲水 1,500mL，代謝水 300mLで，1日の排泄量は，尿 1,500mL，便 100mL，不感蒸泄 900mLなどと計算される．食事・飲水量が増減

すれば便・尿量が変化するし，発熱すれば発汗量が増えることとなる．

## 2．水分維持量

- ◆摂取量には飲食物として摂取する水分のほかに，体内の代謝により生じる代謝水が含まれ，成人での代謝水は5mL/kg/日で計算される．
- ◆排泄量には，尿や便の他に不感蒸泄として喪失する水分が含まれる．不感蒸泄は一般的には15mL/kg/日で計算することができるが，室温，発熱，発汗などの影響を大きく受けることに注意が必要である．発熱に伴い加算される不感蒸泄量は，200×(BT−36.8)で計算することができる．しかし，不感蒸泄を正確に計算することは難しく，慎重に診察をすることでおおよその値を用いることが多い．
- ◆下痢，出血，持続的な吸引などの異常な病態がない限り，1日に必要な水分量は以下のように求めることができる．

**水分量＝尿量＋便中水分＋不感蒸泄−代謝水**

## 3．ナトリウム（Na）の維持量

- ◆Naの摂取量は個人差が大きいが，平均的には食塩（NaCl）として摂取する量は10g（Naイオンとして170mEq）前後である．腎機能が正常であれば，輸液によるNaの投与量も食事療法と同様である．Naの欠乏などがなければ，NaClとして1日4〜7g程度（Naイオンとして70〜120mEq/日）でよい．
- ◆浮腫や心不全など体液量が過剰な状態があれば，Naの投与量を減少させる必要がある．汗の中に含まれるNa濃度はおよそ45mEq/Lであり，高度の発汗がある場合には，汗中のNa排泄も考慮すべきである．
- ◆尿中のNa濃度を適宜モニターし，投与量に見合ったNa排泄があるかどうかを定期的にチェックする．

## 4．カリウム（K）の維持量

- ◆平均的な食事からのK摂取量は約60mEq/日程度である．尿中Kの排泄は主に集合管から管腔内への分泌によって起こる．Naとは異なり，Kは摂取量が極度に低下しても，尿中への排泄は一定量続くため欠乏状態に陥りやすい．
- ◆高K血症が出現するのは，腎機能が低下しているときにKを負荷した場合である．このため腎機能の低下がない限り，ある程度のKの投与は必要である．
- ◆激しい嘔吐や下痢，利尿薬の使用時には低K血症からK欠乏に移行しやすくなる．低K血症が，必ずしも体内K欠乏とは限らないが，輸液療法中に慢性的な低K血症を認める場合には，酸塩基平衡を評価したうえで，K欠乏の診断をしなければならない．

## 5．輸液製剤の特徴

- ◆輸液製剤の基本は，**生理食塩水**（0.9%食塩水）と**5%ブドウ糖**

液である．いずれもNaイオン，ブドウ糖という浸透圧物質により血漿浸透圧と等しくできている．細胞膜は水分を通すが電解質イオンは通さない．血管壁は電解質イオンも水分も通す．

◆**生理食塩水**を投与すると，細胞外液全体に拡散し，輸液された分の水分は血漿と間質液となる（＝血管内に25％が残る）．

◆**5％ブドウ糖液**を投与すると，ブドウ糖はインスリンの作用で速やかに血中から取り除かれ，輸液は自由水として，血漿と間質液と細胞内液になる（血管内に残るのは8％である）．

◆**乳酸加リンゲル液**は生理食塩水のもつ欠点（KやCaを含まない，高Cl濃度が希釈性アシドーシスを生じる）を改善した製剤であるが，基本的には生理食塩水と同じである．

◆**1号液**は開始液，半生食とも呼ばれ，生理食塩水と5％ブドウ糖液を1：1で混合したものである．病態が不明な場合や体液欠乏がある場合など，輸液開始時にまず使用する．Kが含まれていないことが特徴で，Kが低値であることが判明すれば補充する．

◆**3号液**は生理食塩水と5％ブドウ糖液を1：2で混合したもので，Naやカロリーが維持輸液とほぼ等しい．浸透圧比は約1のものが多いが，2〜3のものもある．

## 安全・適切に診療するための注意点

◆輸液バッグと輸液チューブの接続，ドリップチャンバー，三方活栓，クレンメなどの扱いについて自らの手で行い習得しておくべきである．特に，回路内の空気の抜き方などは周知すべきことである．

◆水分欠乏時の1日輸液量は，推定欠乏量（表）に安全係数の2分の1〜3分の1をかけた値とする．これは，短時間に負荷をかけるのは危険であり，2〜3日をかけて輸液を行った方が安全であるという考え方に基づいている．水・電解質異常がいかに迅速に是正されるかは，輸液を受ける患者の心肺機能や腎機能にも左右される．常に患者の身体所見や検査成績を参考にして輸液の量や内容が決められる．

◆中心静脈栄養でしか使用できないものを末梢から補給してはいけない．よって輸液単独で治療する場合，末梢からの投与では十分なカロリー投与は困難である．しかし，数日間であれば，400kcal投与していれば異化亢進やケトーシスを予防できると言われている．

◆輸液によりKを補充するときには，40mEq/L以下の濃度の輸液を用い，20mEq/時以下の速度で投与し，血清K濃度や心電図などで高K血症を生じていないかをチェックする．

◆病態にあわせた輸液を使用する．中心静脈カテーテルが留置されたからとすぐに，高濃度の高カロリー点滴製剤（IVH）

**表●水分欠乏量の推定**

| 短期間に発生した水分欠乏 | 水分欠乏量＝健常時体重－現在の体重 |
|---|---|
| Marriottの臨床症候による推定 | 軽度：2％の体重減少，成人で1～2Lの水分欠乏，症状は軽度の口渇と尿量減少<br>中等度：6％の体重減少，成人で3～4Lの水分欠乏，症状は高度の口渇と乏尿<br>高度：7～14％の体重減少，成人で4～8Lの水分欠乏，症状は高度の口渇，乏尿と精神症状 |
| ヘマトクリット値（Ht），血清蛋白濃度（TP）による推定 | 水分欠乏量（L）$=健常時の体重 \times 0.6 \times \left(1 - \dfrac{健常時のX}{現在のX}\right)$<br>XにHtまたはTPの値を入れる |

へ変更しない．腎不全時にはふさわしいアミノ酸製剤を選択する．肝不全時に通常のIVH製剤は禁忌である．

**参考文献**
◇「輸液療法の進め方ノート」（杉田 学 編），羊土社，2003

## ●患者説明のポイント

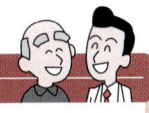

1. 「食事ができないから点滴をしましょう」という説明は，輸液の目的が正しく患者側に伝わらない．輸液の必要な理由と，目標を伝えるようにする．
2. 特に，癌の進行，再発期，癌性悪液質にて食思不振に陥っている場合は点滴をする場合が多いが，必要量は通常よりごく少ない量の方がむしろ症状緩和につながるといわれている（水分総量500～1,000 mL/日程度）．

memo

6章 基本的治療

# 3）輸血

輸血療法は種々な病態に対しての有効な補充療法であるが，一種の臓器移植でもあり，その実施には副作用や合併症を常に認識する必要がある．また，倫理的配慮・適応を検討し，過不足ない適正な輸血を心がけなくてはならない．

## ヒヤリとしないための 事前チェック事項

- ❏ 輸血の必要性があるのか，臨床所見や検査所見から判断する．
- ❏ 輸血後の必要成分の目標値を，使用指針に基づいて設定する．
- ❏ 患者および家族に十分な説明を行い，同意を得たうえで同意書を作成し，1部は患者に渡し，1部は診療録に綴じておく．
- ❏ 最も効果的で副作用の少ない血液製剤を選択し，必要最低限の輸血量を決定する．
- ❏ 不適合輸血は致命的な副作用を起こすことがあり，最も過誤が起きやすい事項でもある．このため，患者と輸血用血液型の確認は幾度も確認を徹底する．
- ❏ 輸血製剤を予約する際，患者の姓名，ID，血液型を診療録で確認する（この際，暗記に頼ることは誤認の恐れがあるため厳禁である）．
- ❏ 実際に輸血する際には患者自身に姓名と血液型を確認してもらい，交差適合試験票と血液製剤に記載してある患者姓名，有効期限，血液型，製造番号を複数の職員で復唱して確認，サインする．

## 診療の基本手順

1. 輸血とは，血液という臓器の一部を用いた臓器移植であり，血液成分の欠乏や機能低下の病態に対して行う補充療法であることを認識する必要がある．
2. 実証的な輸血（evidence-based transfusion medicine）を行うために，患者の病態を把握し，輸血を行うことの利益と不利益をよく鑑みる．

3. 輸血以外に代替治療がない場合にのみ行う．手術時に使用する血液は可能な限り自己血輸血を優先する．
4. 輸血は原則として，旧厚生省の「血液製剤の使用指針及び輸血療法の実施に関する指針について」（平成11年6月10日厚生省医薬品安全局通知，医薬発第715号），「血小板製剤の使用基準」（平成6年7月11日厚生省薬務局通知，薬発第638号）に沿って行う．
5. 輸血を施行する前には，必ず患者から文書による同意が得られていることが義務づけられている．その内容については日本輸血学会の指針を参考にすること．

## おさえておきたいポイント

近年では，献血血液のスクリーニング検査等により，血液製剤の安全性は飛躍的に向上しているが，それでもなお，免疫性，感染性の合併症や副作用が発生する危険性は絶えず存在する．時には致命的な事象も起こりうることから，これらの危険性を認識し，適正使用を心がけなくてはいけない．また血液製剤は，血液という臓器の一部を用いていること，善意の献血により供給されていることからも，倫理的配慮からも適正使用が必要不可欠である．

次におのおのの血液製剤の使用目的を指針から抜粋するが，その適応・使用については必ず旧厚生省の指針を参照すること．その際，(財)血液製剤調査機構から，この指針を加筆・修正した冊子[1]が刊行されているので，常に携帯されることをお勧めする．

### 1．赤血球濃厚液の投与目的
◆急性あるいは慢性の出血に対する治療および貧血の急速な補正．末梢循環系への十分な酸素の供給と循環血液量の維持．

### 2．新鮮凍結血漿の投与目的
◆凝固因子，特に複数の凝固因子の欠乏による出血傾向の是正．他に安全な代替医薬品（リコンビナント製剤など）のない場合にのみ適応．

### 3．アルブミン製剤の投与目的
◆血漿膠質浸透圧の維持，循環血漿量の確保，治療抵抗性の重度浮腫の治療．

### 4．血小板製剤の投与目的
◆血小板の減少または機能の異常により，重篤な出血ないしは出血の予測される病態に対し，止血を図り，出血を防止．

### 5．小児に対する赤血球製剤の投与について
（未熟児早期貧血に注目して）
◆未熟児早期貧血は，鉄剤に反応しないが，エリスロポエチン投与により改善のみられる症例も多い．高度の貧血には，赤血球輸血が必要．

## 安全・適切に診療するための注意点

- ◆日本輸血学会が行ったABO型不適合輸血実態調査[2]によると，アンケートに回答した300床以上で年間3,000単位以上の血液製剤を使用した578病院のうち，5年間で166件もの不適合件数が認められ，このうち特に時間外や緊急時に多く発生していると報告された．

  この結果から，特に使用直前に患者姓名，ID番号，患者の血液型と輸血用血液の血液型が一致することの照合確認は時間外においても最重要であるとしている．

- ◆日本輸血学会が作成した輸血実施手順書（表）を参考に，院内での実施手順を周知徹底することが必要である．緊急時の輸血・ABO不適合輸血時の処置方法については日本輸血学会のホームページ[3]を参照されたい．

### 表●輸血実施手順（日本輸血学会 2001年3月作成）

| |
|---|
| **1）輸血同意書の取得** |
| 主治医は輸血の必要性，リスク等について患者（または家族）に説明し，一連の輸血を行う毎に，必ず輸血同意書を得る． |
| **2）血液型の検査と記録** |
| 輸血を実施するまでに患者の血液型〔ABO型，Rho（D）型〕を検査する．検体には患者姓名，採血日，所属科等を記入する．<br>検査結果を患者に知らせるとともに，カルテに血液型検査報告書を貼付する． |
| **3）輸血指示の確認** |
| ・主治医は複写式の輸血申し込み伝票（血液型検査報告書を確認し，血液型，患者姓名，ID番号，血液製剤の種類・量，使用日時等を記入）と交差適合試験用の患者血液（血液型検査用とは別に採血したもの）を輸血部門へ提出し，また当該患者の処置指示書に上記輸血の内容を記載する．<br>・輸血実施者は輸血前に輸血申し込み伝票と処置指示書を確認する． |
| **4）血液バッグの確認（一患者毎に実施）** |
| 次の3つの事項を医療従事者2人で，声を出して照合し，所定欄にサインする．<br>①血液型について，血液バッグと交差適合試験適合票（以下適合票）並びにカルテの三者で照合する．さらに，血液バッグと適合票の患者姓名・製造番号が一致し，有効期限内であることを確認する．<br>②放射線照射が主治医の指示通り行われているか確認する．<br>③血液バッグの外観に破損，変色，凝集塊等の異常が無いか確認する． |
| **5）患者の確認** |
| ・患者に姓名と血液型を聞く．<br>・患者リストバンドの姓名と血液型が血液バッグの血液型及び適合票の姓名，血液型と一致していることを確認する．<br>　注1：患者自身から姓名・血液型を言ってもらう．<br>　注2：リストバンド未装着者はベッドサイドで，カルテを用いて，医療従事者2人で患者確認を行う．<br>　注3：意識のない患者は，ベッドサイドでカルテを用いて，医療従事者2人で患者確認を行う． |

| 6）適合票にサイン |
|---|
| 患者と血液バッグの照合後，ベッドサイドで適合票のサイン欄にサインして輸血を開始する． |
| 7）輸血患者の観察 |
| 輸血開始後5分間，患者の状態を観察する．15分後と終了時にも観察し，輸血副作用の有無・内容を記録する． |
| 8）使用血液の記録 |
| カルテに血液バッグの製造番号（貼付ラベル）を記録する． |

日本輸血学会ホームページより

### 参考文献

1) 血液製剤の使用指針（要約）及び輸血療法の実施に関する指針（財団法人 血液製剤調査機構 編），1999
2) 柴田洋一ほか：ABO型不適合輸血実態調査の結果報告．日輸血会誌，46：545-564，2000
3) 柴田洋一ほか：輸血手順書：輸血の検査と血液の出庫手順・緊急時の輸血・ABO型不適合輸血時の処置方法．日本輸血学会，2001
日本輸血学会ホームページ（URL：http://www.yuketsu.gr.jp）

### ●患者説明のポイント

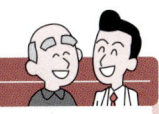

1. 輸血を実施するには必ず患者の同意を文書で得なくてはならず，その際，以下の項目についてわかりやすく説明し，理解されなくてはならない．①輸血が必要な理由，②輸血代替療法の種類と可能な選択肢，③同種輸血によって起こりえる副作用，④副作用回避の方法とその限界点，⑤緊急時の対応方法などである．これらについて十分に説明し，患者自身の自己決定権を尊重する．
2. 救命するうえで絶対に輸血が必要な場合であっても，患者の価値観，例えば宗教的な信義に基づき輸血を拒否される場合には，主治医は患者および家族に十分にその危険性を説明したうえで，患者の自己決定権を尊重し，かつ救命に最大限の努力を注ぐ必要がある．

memo

## 6章 基本的治療

# 4）基本的な薬物治療

臨床上汎用される基本的な薬品については，薬効，適応，用法用量，副作用はもちろん，剤形，体内動態（吸収，分布，代謝，排泄）などの知識を十分にもっている必要がある．

### ヒヤリとしないための 事前チェック事項

- [ ] ガイドラインの存在する疾患（市中肺炎，院内感染肺炎，癌性疼痛，胃癌など）の場合はまず参考にする．
- [ ] 入院患者には，院内採用薬が病院ごとに異なるので，その一覧を確認する．
- [ ] 保険診療の規定される範囲内であるかどうかを意識する．
- [ ] 抗菌薬使用の際は，各病院での薬剤感受性，菌の検出に関する年次推移の報告などを参考にした院内における治療指針がある場合は，十分に考慮したうえで選択する．
- [ ] 血中薬物濃度測定の検査可能薬剤と検査所要時間について確認し，効果判定，副作用対策に役立てる．
- [ ] 麻薬に関しては，処方する医師は都道府県に届けて免許を取る必要があり，さらに医師は処方箋と適切な記録を残す義務がある．

### 診療の基本手順

1. わが国で市販され，日常診療に用いることができる薬剤の数は膨大となっている．これらすべてを十分理解しようとすることは不可能である．薬物療法に精通するには，常用する基本的な薬剤の種類をできるだけ制限し，最小限必要な薬剤に関しては十分に知識を蓄え，症例を多数経験し使い勝手を覚えていくことである．
2. プライマリ・ケア診療には，約100種類の薬剤についてまずは基本として押さえておくべきであると言われている．その候補を表にする．
3. 患者の病態を理解し，エビデンスにのっとった薬物療法を心がける．

4 処方医は，効果を最大限に引き出して薬物療法を行えるよう，患者ひとりひとりに指示を出し，また，有害事象が発生していないかどうかを注意深く観察していく責任がある．そのことについて，患者に指導していく必要もある．

### 表●使用法をマスターしたい基本的な薬剤[1]

| A. 抗菌薬 | |
|---|---|
| ベンジルペニシリン（ペニシリンG®） | アンピシリン（ビクシリン®） |
| ピペラシリン（ペントシリン®） | セファゾリン（セファメジン®） |
| セフトリアキソン（ロセフィン®） | セフタジジム（モダシン®） |
| クリンダマイシン（ダラシンS®） | イミペネム・シラスタチン（チエナム®） |
| テリスロマイシン（ケテック） | クラリスロマイシン（クラリス®） |
| レボフロキサシン（クラビット®） | バンコマイシン（バンコマイシン®） |
| シプロフロキサシン（シプロキサン®） | |
| スルファメトキサゾール・トリメトプリム（バクタ®） | |
| アムホテリシンB（ファンギゾン®） | フルコナゾール（ジフルカン®） |
| アシクロビル（ゾビラックス®） | オセルタミビル（タミフル®） |

| B. 循環器疾患治療薬 | |
|---|---|
| ジゴキシン（ジゴシン®） | ドパミン（イノバン®） |
| ニトログリセリン（ニトロペン®） | ベラパミル（ワソラン®） |
| ニフェジピン（アダラート®） | プロプラノロール（インデラル®） |
| カンデサルタンシレキセチル（ブロプレス®） | プラゾシン（ミニプレス®） |
| アテノロール（テノーミン®） | ジソピラミド（リスモダン®） |
| カプトリル（カプトリル®） | メキシレチン（メキシチール®） |
| リドカイン（キシロカイン®） | フロセミド（ラシックス®） |
| トリクロルメチアジド（フルイトラン®） | ヘパリン（ヘパリンナトリウム®） |
| スピロノラクトン（アルダクトンA®） | ワーファリン（ワーファリン®） |

| C. 呼吸器疾患治療薬 | |
|---|---|
| プロカテロール（メプチン®） | テオフィリン（テオドール®） |
| クロモグリク酸（インタール®） | ケトチフェン（ザジテン®） |
| デキストロメトルファン（メジコン®） | ブロムヘキシン（ビソルボン®） |

| D. 消化器疾患治療薬 | |
|---|---|
| ファモチジン（ガスター®） | オメプラゾール（オメプラール®） |
| スクラルファート（アルサルミン®） | テプレノン（セルベックス®） |
| 水酸化マグネシウム・アルミニウムゲル（マーロックス®） | |
| ブチルスコポラミン（ブスコパン®） | ドンペリドン（ナウゼリン®） |
| 塩酸ロペラミド（ロペミン®） | |
| ピコスルファート・ナトリウム（ラキソベロン®） | |
| サラゾスルファピリジン（サラゾピリン®） | |
| ウルソデオキシコール酸（ウルソ®） | ラクツロース（モニラック®） |
| グリチルリチン製剤（強力ミノファーゲンC®） | |

| E. 神経疾患治療薬 | |
|---|---|
| グリセリン（グリセオール®） | エルゴタミン（カフェルゴット®） |
| ベタヒスチン（メリスロン®） | フェニトイン（アレビアチン®） |
| フェノバルビタール（フェノバール®） | カルバマゼピン（テグレトール®） |
| レボドパ（ドパストン®） | スマトリプタン（イミグラン®） |
| チクロピジン（パナルジン®） | |

| F. 血液疾患治療薬 | |
|---|---|
| クエン酸第一鉄ナトリウム（フェロミア®） | シアノコバラミン（レヅゾール®） |
| 葉酸（フォリアミン®） | フィトナジオン（ケーワン®） |

| G. 内分泌・代謝疾患治療薬 | |
|---|---|
| チアマゾール（メルカゾール®） | レボチロキシン（チラーヂンS®） |
| ヒトインスリン注射液（ヒューマリンR®） | グリメピリド（アマリール®） |
| イソフェンインスリン水性懸濁注射液（ヒューマリンN®） | |
| グリベンクラミド（オイグルコン®） | ボグリボース（ベイスン®） |
| ピオグリタゾン（アクトス®） | プラバスタチン（メバロチン®） |
| アロプリノール（ザイロリック®） | |
| ポリスチレンスルホン酸ナトリウム（ケイキサレート®） | |
| 塩化カリウム（スローケー®） | アレンドロン酸ナトリウム（ボナロン®） |
| ラロキシフェン（エビスタ®） | |

| H. 抗炎症薬，鎮痛薬 | |
|---|---|
| アセトアミノフェン（カロナール®，アンヒバ®） | |
| インドメタシン（インダシン®） | ジクロフェナク（ボルタレン®） |
| ナプロキセン（ナイキサン®） | プレドニゾロン（プレドニン®） |
| コハク酸ハイドロコーチゾンナトリウム（ソル・コーテフ®） | |
| デキサメタゾン（デカドロン®） | オキシコドン（オキシコンチン®） |
| フェンタニル（デュロテップ®パッチ） | |
| 塩酸モルヒネ（MSコンチン®，オプソ®，アンペック®） | |

| I. 睡眠薬，抗不安薬，抗うつ薬 | |
|---|---|
| ニトラゼパム（ベンザリン®） | ジアゼパム（セルシン®） |
| ハロペリドール（セレネース®） | アミトリプチリン（トリプタノール®） |
| パロキセチン（パキシル®） | ミダゾラム（ドルミカム®） |
| フルマゼニル（アネキセート®） | 塩酸ミアンセリン（テトラミド®） |

# おさえておきたいポイント

### 1．抗菌薬（詳しくは11-4を参照）

◆抗菌薬を投与するときは，治療対象となる菌に関して，感染症の病態，抗菌薬の特性，薬物動態，有害作用，薬物相互作用について熟知，そして症例ごとの検討をし，感染巣に抗菌薬を十分量でかつ副作用なく届かせることが肝心である．

◆まず起因菌を明らかにするのがよく，培養検体の提出はできるだけ抗菌薬の投与前に行う．そのうえで，起因菌が不明でも，今までに報告されている疫学データを参考に抗菌薬を決定し投与する．

### 2．副腎皮質ステロイド

◆炎症性疾患，自己免疫性疾患，アレルギー性疾患，リンパ系腫瘍，副腎不全，ショック，頭蓋内圧亢進症などに対して用いる．

◆主な副作用としては，感染症の誘発，消化性潰瘍，糖尿病，副腎不全，精神症状，骨折，脂肪沈着，アクネ，ミオパチー，白内障，緑内障，高脂血症などがあげられる．

◆投与方法の基本

①まず十分量を投与し，効果に応じて漸減していく．

②均等な分3でも，朝3：昼2：夕1などの比でもよい．少量であれば朝1回でよい．副作用軽減で隔日投与することもある．

③短期投与であれば，多量を投与し早期に中止してよい．長期投与では反跳現象や離脱症状を防ぐため，ゆっくり漸減する．

## 3．鎮痛薬

◆身体面の症状把握だけでは不十分である．精神的，社会的な面も把握して対応すべきであり，チームアプローチが必須である．

◆痛みの診断の説明はもちろん，治療に関しては，処方の内容と目的，用法用量，服用時刻，予想される副作用について説明する．さらに図表や文で記載して渡すと誤解をしたりすることなく治療できる．

◆原疾患の治療と鎮痛薬による痛み治療は並行して実施する．

◆術後疼痛には，抗炎症鎮痛薬の投与だけでなく，局所麻酔薬，オピオイド製剤などを硬膜外ルートから投与して十分にコントロールする対処法もあり，早期離床につなげる．

◆癌性疼痛にはWHO方式にて治療方針をたてる．その際には，できるだけ経口的に，時刻を決めて規則正しく，除痛ラダーに沿って効力の順に，患者ごとの個別的な量で，そして細かい配慮をしていく．

◆除痛ラダーの第1段階は非オピオイド鎮痛薬（非ステロイド性抗炎症鎮痛薬＝NSAIDs）である．第2段階は軽〜中等度の強さの痛みに用いるオピオイド鎮痛薬（コデイン，オキシコドンなど）である．第3段階は中等度から強度の痛みに用いるオピオイド鎮痛薬（塩酸モルヒネ，フェンタニルなど）である．各段階には，NSAIDsと鎮痛補助薬を必要にあわせ併用する．

◆神経因性疼痛は，非オピオイド鎮痛薬にもオピオイド鎮痛薬にも反応しないことが多いが，主役は薬物療法である．抗うつ薬，抗けいれん薬，局所麻酔薬などの中から，単独ないし組み合わせて使用する．コルチコステロイドの併用も有効なことがある．

◆便秘，嘔気・嘔吐，眠気などのオピオイドの副作用対策は，投与開始時から緩下剤，制吐薬などを使って予防，最小限にする．

## 4．向精神薬

◆薬物投与開始前に，精神症状に対する診断を確実につけておく．薬物療法が無効あるいは，かえって症状悪化につながってから専門医に相談するのでは遅いからである．

## 5．抗悪性腫瘍薬投与

◆選択された化学療法のプロトコールの適応に当てはまるか，原疾患の診断，年齢，全身状態，臓器障害（特に骨髄，肝，腎）の確認を事前に行う．

- ◆投与薬剤,投与量,投与経路,投与時間を十分に確認する.
- ◆副作用の発現は薬剤により,またプロトコールごとに報告されている頻度が異なる.その対策については事前から可能な限り予防し,細心の観察をしながら経過をみていく.
- ◆注意すべき有害事象としては,①腫瘍崩壊症候群,②嘔気・嘔吐,③骨髄抑制,④心毒性,⑤腎毒性,⑥肺毒性,⑦膀胱障害,⑧皮膚毒性,⑨神経毒性,⑩血管外漏出などがある.

### 6.薬物療法の副作用・相互作用

- ◆常用量の投与で,効果が不十分であったり,予想外の副作用が発現する場合があるが,個々の症例による体内動態の差などを考慮して,投与量の変更や薬物変更を考えていく.
- ◆肝機能や腎機能が低下した症例では,副作用の出現しやすさが予想されるため,周到な注意が必要となる.

## 安全・適切に診療するための注意点

### 1.高齢者に対する薬物療法

- ◆高齢者では代謝が遅延するため,常用量から投与開始しないで,半量から投与すべきであると推奨されている薬剤もある(例:鎮静催眠薬).
- ◆慢性疾患の治療目的で多種服用している場合や,服用に関する理解不足から誤用,飲み忘れなどがあることを意識しておく.

### 2.妊娠中,授乳中の注意

- ◆臨床上の安全性が確保されている薬物,避けるべきであるといわれている薬物などについて確認のうえ,処方をする.

### 3.薬物アレルギー

- ◆アナフィラキシー反応,薬疹などの過敏症状は免疫学的な機序に基づくものが多い.原因薬を確定するためには,パッチテスト,薬物リンパ球刺激試験などを行うが,必ずしも陽性になるわけではないことも銘記すべきである.予防対策としては,薬物投与前に丁寧な薬物副作用歴を聴取するのが最も重要な対処法と考えられる.

### 4.抗悪性腫瘍薬の血管外漏出

- ◆抗悪性腫瘍薬の漏出は医原性の事故であり,時には重篤かつ不可逆的な障害を残す.血管外に漏出することにより,皮膚や筋組織に発赤,硬結,びらん,壊死,潰瘍などの障害を起こすことがある.予防するために,留置針を漏れやすい部位(関節付近,手背など)は避けて刺入し,投与中は十分に観察をしていく.

### 5.薬剤相互作用

- ◆複数の薬物を併用する機会が日常的となっている.効果が減

弱したり，増強する場合が報告されているので併用時には留意をする．外来診療においては，自科以外の処方について患者から確認のうえ，できれば情報を得てから処方をしていく．

### 6. 代替・補完療法

◆現代では，多くの人々が市販やインターネットにて購入した代替・補完療法を施行している．病状に悪影響を与えていると考えられる場合や明らかに薬物療法との併用が危険であることが予想される場合は，患者に中止することを勧めるべきである．

**参考文献**

1）「内科医の薬100—Minimum Requirement 第3版」(北原光夫, 上野文昭 編), 医学書院, 2005

### ●患者説明のポイント

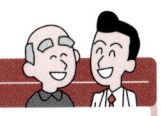

1. 薬剤の添付文書に記載されていることは，遵守していく必要がある．
2. 薬物療法の効果と不利益に関するエビデンスにのっとって判断するのと同時に，患者側の希望も聞いて患者の志向，ライフスタイルにあわせた薬物療法を行う．
3. 予期できない有害事象が出現することも決して稀ではないので，薬物投与開始後の変調はすべからく報告してくれるよう依頼する．
4. オピオイド製剤の副作用として報告されている混乱・錯乱，呼吸抑制は，患者の痛みにあわせた増量を徐々にしていく限り生じることは稀である．長期投与例では，退薬症状が出現するため漸減する必要があるが，痛みの原因が治癒してくれば，減量，中止することも可能である．

memo

# 5）嚥下障害の管理

嚥下障害は脳血管障害や神経筋疾患のみならず，術後や長期臥床後の廃用症候群にも合併することが多い．適切な評価を行ったうえで早期からアプローチを行うことは栄養状態の改善につながり，嚥下性肺炎を予防する．

## ヒヤリとしないための 事前チェック事項

- ☐ 経口摂取の開始基準は意識障害がなく，全身状態が安定しており，嚥下反射を認め，咳が可能な状態である．
- ☐ 経口摂取は1日1回の訓練から段階的に進める必要があり，訓練中の摂取量は無理をせず，経管栄養と併用することが望ましい．

## 診療の基本手順

1. スクリーニング検査には**飲水テスト，反復唾液飲みテスト**などを行う．
2. スクリーニング検査で誤嚥が著しく，さらに専門的な評価・訓練が必要と判断される場合にはリハビリテーション科医師や耳鼻科医師に相談する．
3. 経口摂取の開始にあたってはアイスマッサージ，嚥下体操などの間接的嚥下訓練が有効である．
4. 摂食開始時の姿勢は30度程度の仰臥位で頸部を軽く前屈すると，咽頭と気道に角度がついて誤嚥を防ぐことができる．
5. 嚥下開始食には口腔・咽頭残留の少ない**ゼラチンゼリー**がよく，摂取には小さめのスプーンでの**丸飲み嚥下**が推奨される．
6. 移行食にはトロミをつけた**ペースト食**，さらに咀嚼しやすい一口大の**嚥下訓練食**と進めていく．

## おさえておきたいポイント

### 1．経口摂取の開始基準

- ◆刺激しないでも覚醒している（Japan Coma Scaleで1桁）．
- ◆重篤な循環器・呼吸器合併症がなく，全身状態が安定している．
- ◆飲水テスト（5mL）で嚥下反射を認める．

◆十分な咳（随意性または反射性）が可能である．
◆著しい舌運動・喉頭運動の低下がない．

## 2．スクリーニング検査

### A) 飲水テスト

**手順**

シリンジを用いて5mLの水を計量して口腔内に注入し，自然に飲んでもらい，時間を測定する．

**プロフィール**

① 1回でむせることなく飲むことができる．
② 2回以上に分けるが，むせることなく飲むことができる．
③ 1回で飲むことができるが，むせることがある．
④ むせることがしばしばで，全量飲むことができない．

**評価**

プロフィール①で5秒以内 → 正常範囲
プロフィール①で5秒以上またはプロフィール② → 異常の疑い
プロフィール③，④ → 異常

### B) 反復唾液飲みテスト（RSST：Repetitive Saliva Swallowing Test）

**手順**

空嚥下を繰り返してもらい，30秒間に何回**空嚥下**ができるかをみる．

**評価**

4回以上 → 正常
3回以下 → 異常

## 3．口腔ケア

◆嚥下性肺炎の予防には**スポンジブラシ**，**オーラルバランス**，柔らかめの歯ブラシ等を用いた口腔ケアが有効である．

## 4．嚥下方法の工夫

◆一側性の麻痺がある場合には麻痺側の梨状陥凹に食物が残留しやすくなるため，顔を麻痺側に向ける（**横向き嚥下**）と麻痺のない側に食塊が通過しやすくなる．
◆一口ごとに通常食を嚥下した後にゼリーを飲み込むようにする（**交互嚥下**）と咽頭の残留物を送り込むことができる．

# 安全・適切に診療するための注意点 ⚠

## 1．嚥下性肺炎に対する注意点

以下の徴候があれば，嚥下訓練を一時中止し，採血，胸部X線写真でのチェックを行う必要がある．

◆摂食中・後に咳が頻発する．
◆摂食後に疲労が著しい．

- ◆摂食後に声の質が変わる．
- ◆夜間の咳や痰が増加する．

### 2．経口摂取訓練に対する注意点[5][6]

- ◆**嚥下反射**を誘発するために**冷たいもの**から始めるとよい．
- ◆開始時には小さめのスプーン1杯（約3 mL）を用い，時間をかけて介助する．
- ◆ステップアップの基準は提供した食物の7割以上を疲労しない程度で摂取でき，この状態が連続して3日以上続くことである．

### 参考文献

◇ 「脳卒中の摂食・嚥下障害 第2版」（藤島一郎），pp88-95，医歯薬出版，1998

### ●患者説明のポイント

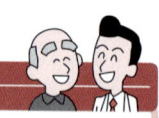

1. 嚥下を開始する際には患者から急速なステップアップを望まれることが多いが，嚥下性肺炎のリスクを説明し，徐々に進めていくことが肝要である．
2. 患者は経口食で栄養をすべて補うことを期待するが，嚥下障害が著しい場合には経口食はあくまで楽しみのためとし，主たる栄養は経管から行うのがよい．

memo

6章 基本的治療

# 6）栄養サポートチーム（NST）

NSTは看護師，薬剤師，栄養士，臨床検査技師などのコメディカルと医師からなる栄養の専門知識をもったチームであり，患者の栄養状態評価を行い，最適な栄養管理を提供する．

## ヒヤリとしないための 事前チェック事項

- [ ] 疾患がなかなか改善しない場合，感染症や褥瘡などの合併症出現の原因に栄養不足がないかどうか．
- [ ] 現在実施されている栄養管理が適切か否か．

## 診療の基本手順

栄養状態評価の指標として，以下の項目について検討する．

**1 問診**
・体重・食習慣の変化，消化器症状の有無

**2 身体計測**
・身長・体重測定から標準体重・BMIの算出，皮下脂肪の計測

**3 臨床検査**
・血清アルブミン濃度・末梢血リンパ球数・尿中クレアチニン排泄量・窒素バランス

## おさえておきたいポイント

- ◆体重変化は急激か緩徐か
- ◆悪心・嘔吐・下痢・食欲不振の有無
- ◆歩行など身体機能について評価
- ◆標準体重の90％以下，BMI 18.5未満はやせ
- ◆皮下脂肪の減少は栄養障害を表す
- ◆血清アルブミン濃度の低下は長期の低栄養状態を表す
- ◆低栄養による末梢血リンパ球数の低下は免疫能低下
- ◆尿中クレアチニン排泄量は筋蛋白である骨格筋量と相関
- ◆窒素バランスが負であれば蛋白質の異化状態

### 安全・適切に診療するための注意点

- ◆**末梢静脈栄養法（PPN）**：管理が簡便で重篤な合併症が起こりにくいが，栄養学的効果は制限され，長期的な栄養管理には不適．
- ◆**中心静脈栄養法（TPN）**：管理が煩雑でカテーテル留置の際に気胸・血胸・動脈穿刺・皮下気腫・胸管損傷・空気塞栓・カテーテル断絶・カテーテル位置異常などの合併症のほか，高血糖・高浸透圧性利尿・アシドーシスやカテーテル敗血症などの恐れもあるが，栄養学的効果は大きく，長期間の栄養管理も可能．
- ◆**経腸栄養法（EN）**：管理は比較的容易で重篤な合併症は起こりにくいが，気管への誤挿入・逆流性食道炎・嚥下性肺炎など合併症のほか，下痢などの腹部症状もみられるが，栄養学的効果も大きく，長期の栄養管理も可能．

**参考文献**

◇ 「認定NSTガイドブック」（日本病態栄養学会 編），メディカルレビュー社，2004

### 患者説明のポイント

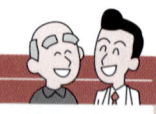

1. 栄養療法はすべての治療の基本であるが，患者は各種疾患による侵襲や食欲不振・検査のための絶食による栄養摂取量の低下あるいは高齢者の体内貯蔵量の減少により，体脂肪や体蛋白が著しく低下している．特にさまざまな慢性疾患を有する高齢者は体蛋白が減少し，創傷治癒遅延・褥瘡の発生や感染症の合併・原疾患の重篤化を招きやすい．適切な栄養管理に基づき目標の設定がなされないと，栄養状態が改善しないばかりでなく，逆に過剰な栄養や水分のために合併症を生ずることもある．疾患の病因・病態と栄養の関係を明らかにし，最も適切な栄養管理を行うことが治療効果をあげるうえできわめて重要である．

2. このような観点から，NSTは1970年に米国でスタートしたチーム医療である．栄養不良患者の早期発見・早期治療，罹病率・死亡率の低下，不必要な医療費の削減や入院期間の短縮を目標としており，個々の患者に最も適切な栄養管理法を指導・助言し，栄養管理に伴う合併症を予防，あるいは早期発見・治療する．

# 1) POSに従った診療録（退院時サマリーを含む）の記載

診療録（カルテ）は覚え書きではなく，公的文書である．カルテの記載内容は公開される可能性がある．診療の内容を後になって証明してくれるただ1つの記録である．
POS（problem oriented system）は問題志向型と訳される．医療は患者の問題を認識し，解決するために行われる．

## ヒヤリとしないための 事前チェック事項

- [ ] 病院ごとに，カルテの記載方法，管理方法は異なっている．マニュアルなどが作成されていれば，十分に学習しておくこと．
- [ ] 研修医のカルテ記載に関しては，指導医の内容吟味，確認を必ず日々受けるようにする．

## 基本手順・考え方

1. カルテを作成すること自体が診療の一要素である．医師法第24条には「医師は，診察をしたときは，遅滞なく診察に関する事項を診療録に記載しなければならない」と記されている．
2. カルテは論理的で思考過程が明確になるように記載する．無駄がなく，科学的なカルテを記載していく方法として，problem-oriented medical record（POMR，表1）が推奨されている．
3. カルテは医師以外のコメディカル・スタッフにも情報を伝えるものである．チーム医療が文書として表れるわけで，看護師，薬剤師，栄養士なども積極的に参加し，診療録によって患者の問題点を共有していく．
4. POMRの作成をしたら，その中の欠陥を発見（＝監査，表2）し修正していく．

## おさえておきたいポイント

◆POMRとは，問題解決理論にのっとって，問題発見，問題点明確化，情報収集，計画立案，結果評価というプロセスを展開し，

**表1 ●POMRの構成**

| |
|---|
| 1）基礎データ（data base） |
| ① 病歴（history） |
| ② 身体所見（physical findings） |
| ③ 検査結果（laboratory data） |
| 2）問題リスト（problem list） |
| 3）初期計画（initial assessment and plan） |
| ① 診断のための検査計画（diagnostic plan：Dx） |
| ② 治療計画（therapeutic plan：Tx） |
| ③ 患者教育の計画（educational plan：Ex） |
| 4）経過（progress note） |
| ① 自覚症状（subjective：S） |
| ② 他覚所見（objective：O） |
| ③ 評価（assessment：A） |
| ④ 計画（plan：P） |
| ⑤ 処置と治療（therapy） |
| 5）要約（summary） |

**表2 ●POMR監査のチェックリスト**

| |
|---|
| 1）基礎データ収集の適切性，見逃しや誤りの有無，記載漏れの有無． |
| 2）問題リストの取り上げ方の適切性．日付，active, inactiveの区別． |
| 3）アセスメントは十分か．図表を用いた関連づけなどによる病態分析は十分か． |
| 4）初期計画における診断的，治療的，教育的な指示・計画は適切か． |
| 5）management planが適切に立てられているか． |
| 6）経過記録がSOAPに従って適切に論理だって記載され，計画の実行状況がわかるか． |
| 7）フローシートが記載されているときは，問題の経過をみるパラメータが適切か． |
| 8）退院時の要約はすべての問題点を要領よくまとめて記載してあるか． |

それに従ったカルテを作成することである．

◆基本として，①患者の問題点は何か，②その問題点を解決するにはどうするか，③行われた結果を評価し，フィードバックし新たな問題点を抽出する，という繰り返しとなる．

◆ただし，問題リストとして取り上げる内容，記載方法などは標準化されたものがない．よって「正しい書き方」と言えるものはない．

◆患者が退院するときには退院時サマリーを作成する．これはPOMRの総括であり，基準の達成度が最終的に評価される．

## 安全・適切に医療を行うための注意点

◆医師は非常事態を除けば，「時間がなくてカルテが書けない」という言い訳は通用しない．

- ◆現代の診療録は一元化される方向にあり，看護師はもちろん，コメディカル・スタッフ皆と情報を共有しあう手段でもある．チーム医療を成立させ，医師も積極的に参加するために，誰にでもわかるカルテ記載を心がける．医師同士でも，悪筆であったり，専門外の医師からすれば理解できない略語ばかりの記載だったりすると，理解不可能となる．
- ◆専門用語であっても，できるだけわかりやすい日本語で記載していくことが，医療事故を防ぐうえでも欠かせないことである．
- ◆診療情報は医師のものではなく，患者のものであるという考えが浸透している．記載内容が公開されることが前提である．「言ったはず」とか，軽はずみなメモ書きは許されない．
- ◆インフォームドコンセントに関しては，必ずカルテに記載もしくは綴じることが当然の義務である．
- ◆電子カルテでは，基本になるフォーマットを利用し記入していくことになる．経過の書き方，所見の取り方が画一的になってしまう可能性が指摘されている．また，医師が画面ばかりを見ていると批判されることにつながる．

**参考文献**

◇ 橋本信也：POSとPOMR，医学の基本ABC．日本医師会雑誌，123：328-333，2000

### ●患者説明のポイント

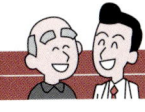

1. カルテは医療スタッフ，病院スタッフ，患者・家族などのさまざまなメンバーと共有する大切な情報源である．患者のプライバシーには十分に配慮される形でオープンになっていなければならない．

memo

7章 医療記録

# 2）処方箋，指示表の記載

日常診療において，処方箋，指示表の作成は医師が行わねばならない重要な業務である．処方・指示記載のルールを守り，ミスの実例からも学び，医療スタッフと安全で潤滑なコミュニケーションを保つ．

### ヒヤリとしないための 事前チェック事項

- ☐ 電子カルテでも紙カルテでも，各病院において医師の指示方法が独自に定められている．研修を開始する前に院内の診療システムについて十分なオリエンテーションを受け，それに従っていく．

- ☐ 院内に指示書や伝票などの所定の形式があれば，それを用いて記載する．

- ☐ 初めて処方・指示する薬剤については，上級医に尋ねたり医薬品集などで確認し指示を出す．指示間違いが重大な有害事象につながる抗悪性腫瘍薬や免疫抑制薬の投与については，実際の指示書を見ながら，指導医によるチェックを必ず受ける．また，体重あたりでの計算が必要な小児への薬剤投与，循環作動薬，抗不整脈薬など投与方法が複雑な薬剤についても，他の医師からダブルチェックを受ける必要がある．

### 基本手順・考え方

1. 通常，患者に対する医療行為は医師の処方や指示からスタートし，多くの医療スタッフが関与しながら進行していく．医師が出す指示は，処方や注射をはじめとして，検査，処置，手術，リハビリ，食事など多岐にわたる．

2. すべての処方や指示は「誰が，いつ，何を，どのように，いつまで」行うかが明確になっている必要があり，特に他の医療スタッフへ指示者の意図が確実に伝わるよう配慮されなければならない．

3. 指示内容が誤っていないか，他の医療スタッフに的確に伝わるかを確認し，指示の末尾に署名または捺印する．指示は書きっ放しにせず，指示を出したことや口頭で追加するべき内容については看護師に伝え，さらに伝達漏れがない

ように看護師の理解を確認しておく．

4 誤解をしやすい指示や理解できない不明確な指示があると，業務が滞るだけではなく，医療行為を実施する段階においてミスを引き起こす可能性が生じる．

## おさえておきたいポイント

◆処方箋は公的文書であり，院内処方を行う際の院内処方箋と外来患者が院外の保険薬局で薬剤を受け取るために交付する院外処方箋がある．

◆院外処方箋では，患者名や生年月日，性別のほかに，保険者番号，公費番号，患者区分，保険医療機関名，保険医の氏名を記載しなければならない．処方箋の使用期間は，原則として交付日を含めて4日以内となっている．処方欄には，薬品名，分量，用法および用量，部位を記載することが必要である．備考欄には，その他の必要事項や薬剤師への調剤上の留意事項を書く．麻薬処方では，患者住所，麻薬施用者免許証番号を記入する．

◆処方を終了する際には，偽造防止のために処方の最終行の次に「以下余白」と記載し，再度患者名や内容を確認し，処方医欄にフルネームの署名か押印を行う．

## 安全・適切に医療を行うための注意点

### 1．処方の記載上の注意

◆手書きする場合は，判読不明の文字，数字にならないように注意する．コンピュータ入力の場合は，候補薬品からの誤選択が問題になる（例：サクシゾン®とサクシン®など）．

◆薬品名（商品名または一般名），剤形，規格（含量）・単位の3要素は省略せず正確に記載する．

◆内服薬の場合，1日あたりの投与量，服用回数，服用時点などを記載する．

◆頓服薬の処方の場合は，1回分の投与量および投与回数（5回分など），服用時点（発熱時など）を記載する．

◆外用薬は1回分，投与総量，使用回数，使用時点，使用部位を記載する．

◆注射薬の場合は，投与総量，1回あたりの使用量，1日あたりの使用回数，使用時点，使用に際しての留意事項などを記載する．

◆投与期間の制限は原則廃止されている．しかし，向精神薬などでは，投与上限（14，30，90日など）が設けられている．

### 2．正確な指示の必要性

◆薬剤師は処方箋に疑わしい点がある場合，交付した医師に問い合わせてから調剤する義務がある．そのため，処方箋の不

備や用法・用量などに安全上の問題があった場合，医師へ疑義照会が行われる．疑義照会は患者の安全を確保するためにも重要であり，照会を受けた場合は薬剤師と協力して正しい処方へ改める．

◆投薬や注射にかかわる医療ミスは多く，患者の安全確保のためにミスを防止する努力を日常的にしなければならない．特に不明瞭な記載・口頭指示は緊急時であっても細心の注意が必要である（例：mgかmLなのか不明な「ミリ」や含有量が違う「1アンプル」）．

◆開始する際の指示だけでなく，変更，中止時の指示が誤りや遅滞なく伝わることも大切である．

### 参考文献
◇ 土屋文人：処方せんの書き方．臨床医，Vol. 30増刊号：684-687，2004

### ●患者説明のポイント

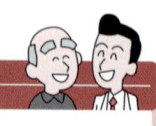

1. 処方したこと，指示したことに関しては，患者にも随時説明し，理解してもらい，それらが問題なく行われているかを患者自らに確認してもらうことも大事である．

memo

# 3）診断書，死亡診断書，その他証明書の作成

診断書は重要な公文書であることを認識し，診断書の作成にあたっては指導医の指示を受けたうえで記載し，その内容につき指導医の確認を受ける．

## ヒヤリとしないための 事前チェック事項

- ☐ 死亡診断書は厚生労働省の「死亡診断書記入マニュアル」に則って記入する．
- ☐ 死亡診断書を交付する場合は，診療継続中の患者の臨終に立ち会い，死亡を確認したとき，あるいは診察後24時間以内に診療中の疾患で死亡したことが確実なときとされている．
- ☐ 診断書・証明書は指定の用紙がある場合は，それに記入するが，病院の所定の用紙を用いる場合もある．

## 基本手順・考え方

1. 患者から診断書作成の依頼があったときは，正当な理由がない場合は拒否できない．
2. 診断書は医師が診察し，または治療を行ってきた患者の病状について，ある時点における医師が到達した判断を要約して記載した文書である．
3. 診断書は事実および医学的に証明可能な事柄のみを記載する．診断書を発行した後は，その診断書に関して法的責任を負うことになる
4. 死亡診断書は人の死を医学的・法律的に証明するものである（図）．さらに死亡診断書は死因統計の基礎資料になる．死亡の原因欄のⅠ欄には，死亡に直接つながった病名を記載し，因果関係のある病名を順番に記載する．
5. 他に，入院・通院証明書がある．発病の時期や原因に関しては注意深く記載が必要である．明らかな証明ができない場合は「不詳」とする．

## おさえておきたいポイント

◆診断書などに虚偽を記載した場合，その他の証明書に虚偽を記

| | | | | |
|---|---|---|---|---|
| I | (ア) 直接死因 | 嚥下性肺炎*1 | 発病(発症)又は受傷から死亡までの期間 | 5日間 |
| | (イ) (ア)の原因 | 癌性腹膜炎 | | 約4カ月 |
| | (ウ) (イ)の原因 | 胃前庭部未分化腺癌*2 | | 不詳 |
| | (エ) (ウ)の原因 | *3 | | |
| II | 直接には死因に関係しないが、I欄の傷病経過に影響を及ぼした傷病名 | 脳梗塞 | | 約3カ月 |

### 図●死亡診断書作成上の注意点[1]

*1 直接死因に原疾患を書くのは誤り。肺炎にて呼吸不全で亡くなった場合も「呼吸不全」とは書かない。 *2 Iの最下段(この症例ではウ欄)が死因統計として集計される。 *3 悪性新生物の原因は不明であることが多いが、この欄に「不詳」とは書かない。ここが「不詳」となると、*2で指摘したように、不明死となってしまうからである

載し結果として公正証書に不実を記載させた場合、他人の名義で診断書などを偽造した場合などにおいては、処罰の対象となる。無診察で記載したためにこの刑法規定に触れる場合もあり、専門家としての責任は重い。

◆一般診断書の様式は定められておらず、医師の良識に基づき、診察の結果到達した病名、治療に要する日数、その他患者またはその看護義務者が知りたいと思う事項の要点について記載すればよい。記載内容や記載の程度はすべて医師の自由に任されている。

## 安全・適切に医療を行うための注意点

- ◆いずれの診断書も、患者を診察した医師が自分が診察を行った範囲の内容で作成するのが原則である。
- ◆日本においては、人の死を診断できるのは医師・歯科医師のみである。死亡診断書は死亡に関する客観的な医学的事実を正確に記載する。
- ◆健康診断書を作成する際には、検査結果に関しては通常3カ月以内は利用可能とされている。
- ◆自筆したものを患者に渡し、コピーしたものを診療録にはさみこむ。開封したまま渡す場合と、厳封して渡す場合については、内容を吟味しながら判断する。

### 参考文献

1)「あなたの死亡診断書」(柳田純一)、東京書籍、2000

### ●患者説明のポイント

1. 診断書で診察前の状態の証明を求められることがあっても、診察時からの状態しか証明できないことを了解してもらう。

7章 医療記録

# 4）紹介状と，紹介状への返信の作成

患者を中心に考えて，「当方も先方もともに主治医である」という認識でいるとよい．患者を診察するときは患者に，紹介状や返信を書くときには相手の医師に意識を向けることが求められる．

## ヒヤリとしないための 事前チェック事項

- ☐ 患者が何を望んでいるのかをしっかり確認しなければならない．あくまでも患者が主人公であり，紹介医と紹介元とは共同して患者の医療を行う存在である[1]．
- ☐ 紹介先は患者の要望に応えるのに適切な医療機関であるか，あるいは当院に紹介されて期待された医療が行えた（る）かどうかにも気を配る．
- ☐ 事実と自分の考えをはっきりと分けて記載するとよい[3]．

## 基本手順・考え方

[1] 患者に関する情報，問題点を簡潔かつ明瞭に記載する．
[2] 紹介先あるいは紹介元に尊敬の念をもって記載することが大切である．
[3] SOAP形式（表1）に従うと，わかりやすい手紙となりやすい．
[4] 正規の診療記録に含まれるものであり，患者が読んでも差し支えない表現をとる．
[5] 紹介状に記載すべき事項は，紹介元連絡先，紹介理由，診断名，病歴，処方などである．さらに必要に応じて入院概要，全身状態，患者への説明などを追加する．
[6] 返信には，連絡先，受診報告，症状経過，方針などを記載する（表2）．
[7] 記載者の実力を示す資料となるので，日付と文責を明らかにする．

## おさえておきたいポイント

◆紹介先あるいは紹介元ともに患者の主治医であり，相手に敬意

## 表1 ● SOAP形式の診療録記載

**POS**（ピーオーエス：problem oriented system「問題志向型システム」）は，「患者の視点に立ってその患者の問題（problem）を解決する」考え方に基づく．

SOAP：
- POSを上手に活用するための記録方法
- ProblemのないSOAPはPOSにはならない
- S（subjective data）：患者の述べたこと（なるべくそのまま）
- O（objective data）：患者の行動，表情，検査データ，処方内容，保険情報，説明した内容など
- A（assessment）：S情報，O情報から得られる判断あるいは感想
- P（plan）：行ったこと，次回チェックすること

## 表2 ● 紹介状の返事，例

○○○○先生

 ご紹介いただいた安全一郎様（60歳），本日私の外来を受診されました．

 1年前から右手に安静時のふるえが出現し，ここ2カ月ほどは右手動作が鈍くなったため，書字やはさみの使用に差し支えが出ているとのことです．診察所見でも，右上肢優位に安静時振戦と筋強剛，さらに軽いすくみがみられ，左上肢や右下肢にも程度は軽いものの同様の傾向がみられました．歩行はスムーズですが，姿勢がやや前傾で右手の振りが小さくなっています．以上から，パーキンソン病を考えます．本人も不便さを訴えているので，本人と相談のうえL-DOPAを少量開始してみたいと考えております．二次的なパーキンソン症候群は考えにくい経過だと思いますが，血圧が若干高めであることからも，頭部画像検査は行う予定とさせていただきます．

 以上簡単ですが，とりあえずご報告申し上げます．

 平成○年2月1日

△△病院内科　　羊土対策

を払うことが必要条件である[2]．

◆患者に関する診療記録でもあるので，患者に見られて困る表現は避けるべきである．

### 安全・適切に医療を行うための注意点

◆医療の機能分担は必要であるが，患者自身が紹介されることを納得あるいは希望している点が大切である．患者の希望に反して他医に紹介すると，トラブルの元になるばかりか，紹介先にも失礼である[2]．
◆紹介された場合にも，患者が当院に何を求めているかを明確に把握し，それに応えられるかどうかを吟味するとよい．
◆手紙を書くことは，診療内容をもう一度振り返る機会になる．

疑問点はきちんと確認すること．

**参考文献**
◇ 「専門医への紹介と事後の対応」（橋本信也 編），日本医師会生涯教育シリーズ 61，メジカルビュー社，2003

### ●患者説明のポイント

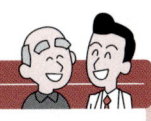

1. 患者には，どのような内容で記載したかを説明しておく必要があろう．
2. 記載には**SOAP形式**の理解と実践が非常に役立つ．問題リストを再確認するとよい．
3. 紹介元あるいは紹介先を非難するような発言はしないこと．たとえ診断や対応が適切でないと判断される場合でも，その背景にはさまざまな事情が絡んでいることを理解する必要がある．

memo

# 7章 医療記録

# 5）CPCでの症例呈示

患者サマリー作成は，単なる業務ではなく研修そのものであることを理解するとよい．サマリー作成によって，患者の生活や人生にあらためて向き合う機会が得られる．全経過を冷静に見つめなおし，全経過を再評価することができる．

## ヒヤリとしないための 事前チェック事項

- □ CPCの流れ，症例呈示時間と形式などは，事前に確認しておく必要がある[3]．
- □ 聴衆の立場に立って，自分の症例呈示が聞きやすいものであるかどうかを確認すること．
- □ 資料に過不足や誤りがないかどうかにつき，事前に必ず指導医のチェックを受ける[4]．

## 基本手順・考え方

[1] 患者に関する全基礎データをまとめ，最終的に残った問題点を病理学的解決が期待できる項目を中心に列記する．

[2] 単なる事実の羅列ではなく，主治医たちがどのように考えて医療を行ってきたかに関する流れや思想がわかるように呈示すると，聞いている人が理解しやすい．

[3] 与えられた呈示時間を有効に使えるように，資料や画像を準備する．また，プロトコール中の読み上げる場所には下線を引くなど，スムーズな呈示ができるように心がける．

[4] 呈示資料および呈示内容は，あらかじめ指導医のチェックを受けておく．

## おさえておきたいポイント

- ◆卒後臨床研修においては，自ら受け持ち医として診療に参加した剖検症例に関してレポートを作成し，症例呈示することは極めて有意義な機会となる[1]．
- ◆CPC（clinico-pathological conference，臨床病理検討会）のレポートは，以下の7項目から構成される[3]．

　① 臨床経過および検査所見

② 臨床上の問題点（病理解剖により明らかにしたい点）
③ 病理解剖所見（肉眼所見，肉眼所見に基づく暫定病理診断，顕微鏡所見の簡単なまとめ）
④ 最終病理診断
⑤ CPCにおける討議内容のまとめ
⑥ 症例のまとめと考察（臨床病理相関）
⑦ 参考論文

臨床研修では，このうち特に①，②を適切に行えるようにする．

## 安全・適切に医療を行うための注意点

◆資料作成にあたっては，個人のプライバシーに配慮して，診療関係者以外には患者名が特定されないように配慮する．
◆あとから全体を振り返って考察することも大切であるが，経時的に各場面での情報およびそれに対する考察をまとめておくとよい[2]．
◆CPCで呈示された症例レポートが患者家族に開示されることは通常ないが，患者の尊厳を傷つけるような表現を用いないように配慮することも必要である．

### 参考文献
1) 発熱と一過性の意識障害で発症し，脳内に腫瘤性病変を認めた62歳男性例．脳と神経，56：617-630, 2004
2) 横浜医学, 56：73-83, 2005

### ●患者説明のポイント

1. 剖検に際しては，自らの医療行為を振り返る機会が与えられたことを感謝するとともに，死者の尊厳に配慮すること．
2. 解剖結果については，主治医とともに遺族に説明し，協力に対する感謝の気持ちを表す．

memo

## 8章 診療計画

# 1）入院診療計画書の作成

入院にあたっては，詳細な診療計画を作成し，文書化して患者に手渡し十分に説明を加える．これにより，医師および医療スタッフにとってもその患者に関する情報を整理でき，入院の目的が明確となり今後の方針を立てるうえで有益である．

### ヒヤリとしないための 事前チェック事項

- ☐ 入院診療計画書のフォーマットは必要項目を網羅するために，病院で，あるいは各診療科ごとに作成されている．
- ☐ 入院を決めた外来担当医と入院後の主治医とが異なる場合は，どのように患者側に説明したかを確認しておく必要がある．

### 基本手順・考え方

1. 診療計画の作成と開示は，インフォームドコンセントの観点に基づくものである．
2. 入院診療計画においては，なぜ入院が必要となったのか，現時点で最も考えられる病名，他に可能性のある病名，今後の検査計画，手術を含めた治療計画を明確にし，現時点で予想される入院必要期間を説明し，明示する必要がある．
3. 医師，看護師，その他の関係職種が協働して総合的な診療計画を作成する必要があり，医療のみならず保健および福祉の側面にも十分に配慮して，QOL（quality of life）を考慮した総合的な管理計画（リハビリテーション，社会復帰，在宅医療，介護などを含む）をも明らかにする．
4. 急性疾患においては，クリニカルパスに準じて，可能な限り1日ずつの単位で詳細なプランを明示する．
5. 保健・医療・福祉の各側面に配慮しつつ診療計画を作成する必要がある．そのためには医師のみならず看護師，薬剤師，栄養士，理学療法士，ソーシャルワーカーをはじめとした医療チームが情報を共有し，患者本位の医療を行う必要性を認識していく．
6. 退院に向けての準備としては，入院期間が1カ月を超える患者または家族などに対して，医師，看護師などが共同して，退院後に必要となる保健医療サービスまたは福祉サービス等に関する計画を策定し，所定の退院療養計画書を用

いて必要な指導を行う．

## おさえておきたいポイント

◆保険医療法規において医療費の加算が1996年4月に初めて認められた．その後時代の流れとともに入院診療計画書の作成と患者への説明は当然のことと考えられるようになった．

◆2000年4月からは適切な入院診療計画の策定と患者への説明がなされなかった場合に，入院診療計画未実施減算として，入院基本料の所定点数より350点減算することとなり，現在に至っている．なお急性期入院加算を算定している病院においては，155点の加算が認められている[1]．

## 安全・適切に医療を行うための注意点

◆入院時に限らず，刻々と変化する診療計画を適時患者・家族に説明し，選択肢を提示したうえで患者の意向を尊重する姿勢は医療における基本である．特にこの診療計画の作成において強く求められていることは，病気の診断と治療のみではなく，その患者に全人的に対応するにはどうしたらよいか，という視点である．

◆入院診療計画書には，主治医，担当医の署名だけではなく，担当の看護師も内容を医師とともに吟味し作成したことを示すために，署名をする．

### 参考文献
1) 診療点数早見表（医科・老人医科）平成16年4月版，医学通信社

## ●患者説明のポイント

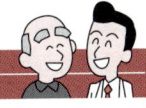

1. この入院診療計画は，入院後7日以内に文書で患者へ説明することが求められている．なお，①入院時に治療上の必要から，患者に対し病名について情報提供しがたいと判断される場合にあっては，可能な範囲について情報提供を行い，その旨を診療録に記載すること，②医師からの病名などの説明に対して理解できないと考えられる患者（例えば，小児，意識障害者など）については，その家族などに対して行ってもよい，③説明に用いた文章は，患者（説明に対して理解できないと認められる患者についてはその家族など）に交付するとともに，その写しを診療録に綴じること，を遵守する必要がある．

2. 検査予定，治療計画だけでなく，食事，安静度に関しても，入院後の検査結果，治療効果などの経過しだいで随時変更されるものである．変更の必要性が生じた場合は，医療チームでの情報共有だけでなく，遅滞なく患者にも十分に説明をしていく．

8章 診療計画

# 2）診療ガイドラインの使い方

診療ガイドラインとは，「特定の臨床状況のもとで，臨床医や患者が適切な判断をするための支援をする目的で体系的に作成された文書」と定義される．患者の状況と意向に基づき，ガイドラインの推奨を適用するか否かを決定することは，臨床医の責務である．

## ヒヤリとしないための 事前チェック事項

☐ 世界的には，さまざまな形でいろいろな機関によって数万の診療ガイドラインが発表されている．診療ガイドラインを使う場合，まずそのガイドラインが信頼しうるものであるかどうかを評価・選択する必要がある．開発の経緯によりいくつかの分類がなされているが，現時点では根拠に基づいて作成された診療ガイドラインが最も有用である．エビデンスの入手方法や評価方法，勧告の決定方法などが明記されているかどうかを確認する必要がある．

## 基本手順・考え方

1. 医師の行う診療方針の決定に関しては，以前は経験によることが多く，10～20％程度の科学的な根拠が認められるのみであった．EBMの実践が求められる現在，多忙な臨床医がすべての患者のエビデンスを検索し，評価することは困難である．そこで科学的根拠を基にした診療ガイドラインの必要性が生まれてきた．

2. 診療ガイドライン作成の主な目的は，①医療の質の向上，②適正な診療，③医学教育への応用，④医療費の改善，⑤医療過誤や訴訟の減少，である．

3. すでにインターネット上で誰もが診療ガイドラインにアクセスすることができ，医師のみでなく患者の情報収集，治療法選択に活用されている．また，医療費抑制の1つの政策としても考えられており，現在わが国においても厚生労働省の指導のもと，いくつかの診療ガイドラインが作られている（表）．近年，増加している医療訴訟の場においては，診療ガイドラインは標準的医療の基準として利用され

**表 ● 治療ガイドライン対象疾患（厚生労働省，医療技術評価推進検討会）**

| | |
|---|---|
| 1. 本態性高血圧症 | 25. 肝硬変 |
| 2. 糖尿病 | 26. 躁うつ病 |
| 3. 喘息 | 27. 変形性関節症 |
| 4. 急性心筋梗塞および虚血性心疾患 | 28. 慢性副鼻腔炎 |
| 5. 白内障 | 29. 屈折および調節の障害 |
| 6. 関節リウマチ | 30. 気管，気管支および肺の悪性腫瘍 |
| 7. 脳梗塞 | 31. 四肢の骨折 |
| 8. 腰痛症 | 32. B型肝炎以外のウイルス肝炎 |
| 9. 胃潰瘍 | 33. 結膜炎 |
| 10. くも膜下出血および脳出血 | 34. 急性鼻咽頭炎 |
| 11. アレルギー性鼻炎 | 35. 老年期及び初老期の器質性精神病 |
| 12. アルコール依存症 | 36. 胃炎及び十二指腸炎 |
| 13. 肺結核 | 37. 接触性皮膚炎及びその他の湿疹 |
| 14. アトピー性皮膚炎 | 38. てんかん |
| 15. 胃の悪性新生物 | 39. 椎間板損傷 |
| 16. 急性上気道感染症 | 40. 角膜炎 |
| 17. 慢性閉塞性肺疾患 | 41. 脊椎症及び類似の障害 |
| 18. 急性咽頭炎および急性扁桃炎 | 42. 慢性及び詳細不明の腎不全 |
| 19. 中耳炎 | 43. 感染症と推定される下痢及び胃腸炎 |
| 20. 神経症 | 44. 麦粒腫及びさん粒腫 |
| 21. 慢性肝炎 | 45. 精神分裂病（統合失調症） |
| 22. 急性気管支炎および細気管支炎 | 46. 四肢以外の骨折 |
| 23. 膀胱炎 | 47. 軟部組織障害 |
| 24. 胆石症 | |

ている．（財）日本医療機能評価機構のホームページの中では医療情報サービスMindsとしていくつかの診療ガイドラインが公開されているので，随時参照していくこと（http://minds.jcqhc.or.jp/to/index.aspx）．

4 臨床医が，臨床判断・決断を下す場合に拠りどころとする要素は，臨床医の医師としての専門性，エビデンスおよび患者の意向などによる．したがって，いかに優秀な診療ガイドラインであっても，医師としての専門性が劣れば，適切な臨床判断を下すことができない．診療ガイドラインを使いこなすことができるように医師としての専門性を高める努力が必要である．

## おさえておきたいポイント

◆ 診療ガイドラインがカバーする範囲としては60〜95％の患者にとどまるといわれている．95％以上の患者に適用できる基準である「スタンダード」や，反対にアウトカムが必ずしも明確ではなく50％程度の患者にしか適用できないものと考えられる「オプション」と，ガイドラインは区別される．

◆ したがって診療ガイドラインの情報は，目の前にいる患者に適用できるものなのかどうか，患者の状況，特性に応じて検討し

8-2 診療ガイドラインの使い方

て，柔軟に利用していくべきである[1]．

## 安全・適切に医療を行うための注意点

◆ 医療過誤・医療事故において診療ガイドラインは大きな意味をもつ．過失や注意義務違反の判断において，診療ガイドラインに従ったかどうか，診療ガイドラインに従わない根拠が存在するかどうかなどが司法の判断根拠となる．特に診療ガイドラインに従わない場合には，その明確な説明が求められる．よって，診療ガイドラインの適応を熟知する必要がある．

◆ 患者の視点も取り入れて作られた診療ガイドラインは，それを活用すればインフォームドコンセントを巡るトラブルを回避するだけではなく，インフォームドコンセント自体を充実させ，その結果として医療の質・安全性，そして患者満足度を高めるための中核的な手段となりうる．

**参考文献**

1) 小山 弘：診療ガイドラインの使い方—総論．JIM, 13：19-21, 2003

### ●患者説明のポイント

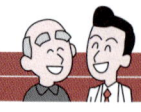

1. インターネットなどを利用することにより患者自身が診療ガイドラインを入手し，それに基づいた診療を希望してくる場合が想定される．どう対応するかを前もって準備するためにも，ガイドラインの内容，信頼性，評価などについて勉強しておく．
2. 診療ガイドラインの推奨に盲目的に従うものでもなく，個々に対して適切に対応・助言できる能力が必要とされる．

memo

## 8章 診療計画
# 3) クリニカルパス

現代医療においては，医療に質の向上とともに効率化が強く求められている．一方，医療の現場においては医療費の包括化（DPC）や電子カルテの導入が進んできている．このような状況において，より安全に，さらに患者の満足度を高める医療を施行するためには，クリニカルパスの使用が不可欠である．クリニカルパスを理解し，その適応を広げることが重要である．

### ヒヤリとしないための　事前チェック事項

- 一般的疾患に対してのクリニカルパスの作成から開始する．
- 使用する際，クリニカルパスの適応となるかを十分に判断する．
- バリアンスの評価を忘れないこと．

## 基本手順・考え方

### 1．クリニカルパスとは
もともと，工業分野において品質管理，効率管理手法として用いられていたものである．医療分野においては，医療の質の管理と向上および効率的な提供のための手段である．一般にはクリティカルパス（critical pathway）といわれている．

### 2．クリニカルパスの目指すもの

#### A) 医療の標準化・適正化
効率化を進めるためには標準化が不可欠である．標準化を進めることがさらに医療の適正化につながり，医療の質の向上に結びつく．画一化とは異なる．

#### B) 患者の満足度の向上
標準化された医療は本来EBMに基づくものであるため，インフォームド・コンセントが容易となる．また，患者の満足の評価が可能となり，その結果患者の満足度の向上につながる．

#### C) 業務の効率化（在院日数の短縮）
標準化された医療の確立により在院日数も適正化される．在院日数の減少のみを目的とすると破綻をきたすことになる．

### 3．クリニカルパスの作成・実施と評価（バリアンス分析）
クリニカルパスを作成するには，対象とする疾患あるいは治療

人工膝関節全置換術（TKA）クリニカルパス
セメント PSタイプ

(医療者用)

| IDカード印字　または患者名ラベル貼用 | | |
|---|---|---|
| 経過 | 1（入院/手術前日） | 2（手術当日） |
| 月日 | / | / |
| | | 術前 |
| 成果目標<br>(アウトカム) | | |
| 治療<br>処置 | □入院診療計画書<br>□手術・輸血・麻酔同意書<br>□自己血確認（有・無）<br>□除毛処置<br>□手術部位 マーキング<br>□足底名前記入（任意） | □GE<br>□弾性ストッキング着用 |
| 与薬<br>注射 | □持参薬確認<br>□薬剤アレルギー確認<br>□下剤・眠剤 | □内服薬（麻酔科指示により）<br>□前点滴（On Call時）<br>□抗菌薬OPE室持参<br>（パンスポリン®） |
| 検査 | □入院前検査確認（血液型・感染症・ECG・X-P)<br>□クロス採血 | |
| 後療法<br>安静度 | □院内フリー | |
| 食事 | □22時以降絶食<br>□24時以降水分不可 | 絶飲食 |

**図1●人工膝関節置換術のクリニカルパスの実際**

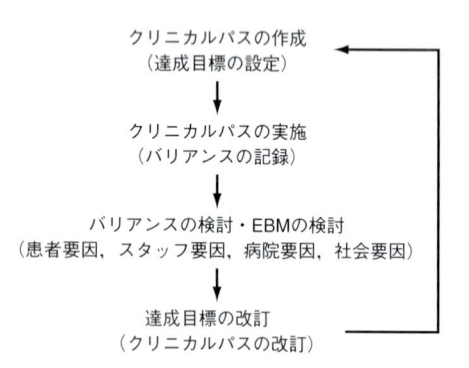

クリニカルパスの作成
（達成目標の設定）
↓
クリニカルパスの実施
（バリアンスの記録）
↓
バリアンスの検討・EBMの検討
（患者要因，スタッフ要因，病院要因，社会要因）
↓
達成目標の改訂
（クリニカルパスの改訂）

**図2●クリニカルパスの作成・実施および改訂**

法において過去の症例を検討しEBMを参照することから始まる．関連職種が集まり達成目標（アウトカム）を設定し，検査，治療，看護，リハビリ等の項目を設定する（図1）．でき上がったパスをある程度の症例数に実施し，逸脱（バリアンス）の検討とさらなるEBMの検討を加えてクリニカルパスの改善をする（図2）．

## 4. 展望

クリニカルパスは医療各層の間の情報共有に有用であり，また患者中心の医療チームの向上につながる．医療の質の向上にきわめて有用な手段である．クリニカルパスのない分野での積極的導入を期待したい．医療関係者（特に医師）の評価につながってくるものと考えられる．

### おさえておきたいポイント

- ◆クリニカルパスの作成は，その疾患に関わるすべての医療関係者の参加が必要である（チーム医療）．
- ◆定期的なバリアンスの評価を行い，必要に応じてクリニカルパスをより良いものに作り替える．

### 安全・適切に医療を行うための注意点

- ◆頻回に出現するバリアンスに対しては医療の内容を再検討する必要がある．
- ◆ほとんどバリアンスの発生しないクリニカルパスも見直しが必要である．

### 患者説明のポイント

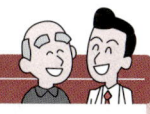

1. 医療者用のクリニカルパスとともに患者用のクリニカルパスを作成することが重要である．
2. 患者用のクリニカルパスはわかりやすく見やすいものにする必要がある．
3. 患者用クリニカルパスは入院前より患者に説明・理解させることが患者の満足度を上げることにつながる．

memo

# 4）入退院の適応

入院の必要な病態，検査，治療について理解し，入院の適応を判断する．入院の目的を明確化することが大切である．退院に必要な病態を理解し，退院時の指導，環境調整などを行い，時期を決定していく．

## ヒヤリとしないための 事前チェック事項

- ☐ 研修医が検査や治療目的の入院を決定することは少ない．しかし，夜間休日当直の際などには，入院を検討する場面にも遭遇する．その場合でも，最終的には上級医師の判断を仰ぐ必要がある．
- ☐ 外来診察医が入院を必要と考えた要因について確認する．
- ☐ 退院後の診療担当医へ，必要十分と思われる情報提供を退院前あるいは直後に行う．

## 基本手順・考え方

1. 入院の適応は，昼夜を問わない厳重な経過観察の必要な場合，持続的な点滴の必要な場合，侵襲的な処置・手術の加わる場合，隔離が必要な場合，短期間に集中して検査を行い早期に方針を決定することが適切な場合などである．また，連日診療が続く場合にも通院より入院が適当である．したがって，救急，手術，化学療法，移植，感染隔離，精密検査などが相当するが，回復期リハビリテーションなども含まれる．数日間食事がとれないといった場合でも入院の適応になりうる．このように入院は，病状に応じて，あるいは検査または治療の必要性に応じて決定される．
2. 病診連携を進めていくという観点から，日常臨床は診療所で，入院治療，精密検査は病院で行うという傾向が推奨されている．また，入院診療が包括化されるに従って，入院期間を短縮し，入院で行う検査を最低限度にするといったことが要求される．その場合にはクリニカルパスの活用が有効である．
3. 入院の目的が完了すれば，すみやかに退院を決定すべきである．クリニカルパスに沿って診療を進める場合には，基本的には患者にとって入院時から退院時期がはっきりして

いることになる．

4. 退院時には，家庭で対応できる全身状態であることが基本である．退院後も治療の継続が必要であることを確認する．症例によっては，介護の必要性も十分に検討して，対応できる体制を整える．特に脳血管障害などで日常生活動作が不十分なために自立できず介護を要する場合には，家族を含めて十分な退院時指導を行い，退院後の療養方針と計画を確立してから退院する必要がある．退院前に外泊をして，実際に家庭で生活，介護を体験してもらい，不都合なところを再調整することが望ましい．

5. 家庭復帰が困難な場合には，療養型病床，老健施設など後方施設を紹介する．その相談業務には主に医療ソーシャルワーカー（medical social worker：MSW）が携わっている．ここでは，社会資源を活用するさまざまな方法を紹介している．在宅サービスとの連携，介護保険の手続きなどの紹介も行っている．継続看護の観点から，訪問看護ステーションの活用も推進されている．

## おさえておきたいポイント

◆入院の適応は，各病院，各診療科の特性，事情により，独自のルールがある．しかし病院によっては，入院判定委員会・病床運営システムを構築して，あらかじめ入院受け入れ基準・手順が決められている．このような場合は，これに従って入院適応患者の選択や入退院時期，病棟や病床を決定することも行われている．

## 安全・適切に医療を行うための注意点

◆入院を決定する際には，入院の目的が明確でなければならない．そのためには，十分な病歴聴取，身体的所見の把握が不可欠である．これに基づいて病状・病態を捉えて，入院に至った経過，この入院で何をどこまで行うか，どういう状態になったら退院とするか，などを診療録に明確に記載しておく．これによって，医療者側が共通の認識をもつことができる．

◆病床の選択をする際には，病状，処置の必要性とその種類，日常生活動作などの情報も必要である．

## ●患者説明のポイント

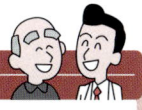

1. 患者に入院の目的が十分に理解されていない場合は，医療者側は退院の時期に至ったと考えても，患者側は入院中の診療

に満足できず,さらなる入院の継続を求める場合がある.この場合に,患者側に再度説明する必要があるが,入院診療計画書に沿ったものであれば,その確認で済む.しかし,治療後の経過が思わしくない場合には,理由などを明確にして説明する必要がある.説明はそのつど診療録に記載しておく.これによって,方針を確認できると同時に,医療者側の一貫した説明が可能となる.

2. 退院時には,わかりやすい言葉で,入院中に得られた成果を説明し,退院後の生活に活かすように指導する.退院時指導を文書化したものが退院療養計画書である.退院予定日,退院後の治療計画,退院後の療養上の留意点,退院後の保健医療サービス・福祉サービスなどを記入する.

memo

## 8章 診療計画

# 5) 薬物療法における薬剤師の役割

医療の中で、薬物療法は大きなウエイトを占めている。一方、医療事故の約4割は薬剤に関するもので[1]、抗悪性腫瘍薬、塩化カリウム、リドカイン製剤の誤用など致死的事例も多い。薬剤の適正使用は安全管理上、重要であり、薬剤師からの支援を活用すべきである。

### ヒヤリとしないための 事前チェック事項

- ☐ 薬剤師からの疑義照会は軽易な内容と感じられるものも多い。しかし、その中にジョーカーが潜んでいるのであり、思い込みは危険である。
- ☐ 薬剤部の提供するサービスを能動的に利用するとよい。次のような業務への対応は必ず確認すること。
  - ・薬剤管理指導業務（服薬指導）
  - ・医薬品情報室の活用
  - ・癌化学療法支援
  - ・入院時持参薬の識別と代替薬検討
  - ・薬物血中濃度モニタリング
    (therapeutic drug monitoring：TDM)

## 基本手順・考え方

### 1 薬剤管理指導業務

主な目的は、服薬遵守、薬への不安解消、副作用防止・早期発見、患者参加型医療の実現である。この業務を通じ、病棟薬剤師を薬のリスクマネージャーとして活用すべきである。

### 2 医薬品情報室の活用

医薬品情報室には次のような情報が集積されているので、利用するとよい。①薬剤識別、②適応症、用法・用量、③高齢者、小児、腎障害時の投与量、④副作用、相互作用、⑤注射薬溶解後の安定性、配合変化、フィルターの通過性、⑥薬価、新薬に関する情報等。

### 3 癌化学療法支援

癌化学療法は、使用薬剤・プロトコールの多様化が進み、厳重な管理が求められる。処方内容確認・抗悪性腫瘍薬の混合調製等を薬剤師が行うことで、患者個々に合わせた安全で適

切な治療を実施できる．

#### 4 入院時持参薬の識別と代替薬検討

一包化調剤・後発医薬品の普及で，持参薬識別は困難さを増しており，薬剤師に依頼することでスマートな対応が可能になる．

#### 5 薬物血中濃度モニタリング（TDM）

血中濃度は，薬物療法のモニター指標として重要である．抗MRSA用薬，免疫抑制薬，抗てんかん薬等は，安全域が狭く，適切な血中濃度を維持することで有効性，安全性を確保できる．

#### 6 チーム医療における薬剤師の役割

感染制御，栄養支援，緩和ケア，褥瘡対策等のチームがあり，薬剤師も参加している．チーム活動の中で，より専門的な薬剤面の情報提供等を行っている．

## おさえておきたいポイント

◆安全性と経済性は相反するものと考えられがちだが，薬に関しては診療報酬上一定の配慮がされている．
薬剤管理指導業務は，週1回350点が月4回まで．TDMは，特定薬剤治療管理料として月1回470点がそれぞれ認められている．さらに，施設要件を満たせば外来癌化学療法支援に対して，1日300点の加算が認められている（2005年4月現在）．

## 8-5 安全・適切に医療を行うための注意点

◆薬物療法には一定の危険が潜在していることを念頭に置くこと．
◆薬剤関連情報は膨大である．これを把握しておくことは事実上不可能で，中でも抗悪性腫瘍薬，TDMが推奨される薬剤等について，適宜情報を入手できるよう情報収集・処理能力を高める必要がある．メーカーのMR，Webの情報等と同様，医薬品情報室の活用，病棟薬剤師との連携が重要である．
◆オーダリングにおける薬剤選択時のクリックミス等，システム由来のエラーも目立つ．検索略称は3文字以上の入力を推奨する．（社）日本病院薬剤師会によると，次のような誤処方事例が報告されている[2]．施設ごとに要注意薬剤を確認しておくこと．

| アマリール®（血糖降下薬） | アルマール®（$\alpha\beta$遮断薬） |
| --- | --- |
| サクシン®（筋弛緩薬） | サクシゾン®（ステロイド） |
| タキソール®（抗悪性腫瘍薬） | タキソテール®（抗悪性腫瘍薬） |
| ノルバスク®（カルシウム拮抗薬） | ノルバデックス®（抗悪性腫瘍薬） |

**参考文献**
1) 川村治子：平成11年度厚生科学研究費「医療のリスクマネジメントシステム構築に関する研究」，2000年6月
2) 日本病院薬剤師会：処方点検や調剤時，病棟への供給時に注意を要する医薬品について，2003年11月

### ●患者説明のポイント

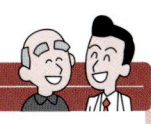

1. 薬物療法を行ううえで，また患者参加型の医療を実現するため，患者への説明は不可欠である．患者は，複数のスタッフから説明を受けることにより医療への信頼や安心感を得ることができる．また，薬剤師から使用中の薬剤について書面で説明を受け，服薬意義を理解し，症状をより明確に表現できるようになる．結果，医師が面談を行う際，副作用の把握が容易になる等のメリットがある．
2. 最良の薬物療法の選択および患者との良好な治療関係を築くために，医師－薬剤師間で薬物療法に対して共通の認識が必要であり，良好なコミュニケーションが重要となる．

memo

# 6) 医療チームの中での臨床工学技士（CE）の役割

機器やシステムに対する安全対策としては，強固なものから簡易なものまで，さまざまなレベルがある．医療機器における国際的な規格を策定している団体であるIEC（国際電気標準会議）は「医療機器の安全性に対する基本的考え方」の中で，機器・システムの「安全対策のレベル」として，「絶対安全」「条件付き安全」「記述安全」という三段階のレベルを示し，可能な限り上位レベルのものから実施すべきであるとしている．

## ヒヤリとしないための 事前チェック事項

☐ 医療機器の使用にあたっては，その「取扱説明書」の熟読に限らず電気設備，医療ガス設備についての病院マニュアルについても理解しておく必要がある．

## 基本手順・考え方

### 1．絶対安全

「どのような操作をしてもエラーを生じない機器」が理想である．しかし「人間はミスを犯す動物である」というのが前提なら，「ミスを犯させない機器」が，人間が犯すミスをカバーすることになる．安全性の視点からこれは「絶対安全」と呼ぶことができる．

しかし，人間がとる行動をすべて予測して，そのすべてに「絶対安全」をあらかじめ装備することは不可能である．しかし，いくつかの重要な機能について絶対安全に近い機構を装備することは可能である．医療機器の場合，生命維持管理装置などの主要な部分は絶対安全により構築したい．

#### A）フェイルセーフ

「フェイル（事故，失敗）が起きても，セーフ（安全）になるような機能」をフェイルセーフという．医療機器の場合，「その機器の重要な機能が損なわれたときに，患者に危害が及ばないように，その機器自身が自動的に，最も安全な状態になること」と定義できる．

電気メスの対極板コードの脱落や断線により，自動的に出力が出なくなる安全機構は，フェイルセーフ機構といえる．

しかし，人工呼吸器に異常が生じた際に，ただ「停止」させれば安全になるわけではない．

### B）フールプルーフ

「フール（愚か者）に対してプルーフ（耐え得る）機構」をフールプルーフという．すなわち，「考えずに使ってもミスが生じない機構」といえる．

医療ガス配管と麻酔器や人工呼吸器との接続に用いられる「ピン方式」は，「ピン」と「受け穴」の形状が合ったときだけ差し込める，別の形状の穴に差し込もうとするフールな行為をしてもこの行為を阻止する耐久性（プルーフ）をもつフールプルーフである．「互換性」を犠牲にし，「操作を煩雑にする」ことにより，使用者に「注意を喚起する」ことがフールプルーフであるともいえる．

### C）その他の絶対安全

**デッドマン機構**：電気メスのハンドピースにあるスイッチなどのように押しボタンスイッチを押し続けていないと作動しない機構をデッドマン機構という．すなわち，「デッドマン（死人）は操作できない機構」という意味である．

**多重系**：同じ機能をもつ機構を複数系統もって，一方が機能を失った場合，もう一方で制御を行う機構が多重系である．停電時の内蔵バッテリへの自動切り替えなどがある．

## 2．条件付き安全

「絶対安全」が理想であるが，実現は難しく，「何々をすれば安全」という安全確保のための条件を付加したものを「条件付き安全」という．

医療機器は3P電源プラグを備えていて，機器を3Pコンセントに接続すると「自動的に」アースがとれる．これは「アースをとれば」という条件付きでの感電に対する安全対策である．

異常状態が発生したときに，アラームを鳴らして，操作者に対処を委ねる「アラーム機構」も，「操作者が気づいて対処すれば」という条件付きでの安全の1つといえる．

## 3．記述安全

「絶対安全」も「条件付き安全」も達成できない場合は，「安全確保のやり方・条件など」の「安全確保情報」を操作者に提示して，操作者側で安全確保をしてもらう方法が，最後の手段として残る．機器の操作パネル面や付属の添付文書・取扱説明書に書かれた「注意事項」が「記述安全」といえる．

医療機器は使用にあたって知るべき事柄が多岐にわたるため，使用者に十分な「情報提供」が必要で，これを製造業者や輸入業者に義務付けている．

医療従事者は，患者への責任として，この「取扱説明書」の熟読と理解が義務付けられていると考えるべきである．

### おさえておきたいポイント

◆ 汎用される医療機器についての，過去のインシデントやアクシデントの情報を院内安全管理室やMEセンターなどから得ることも重要である．

### 安全・適切に医療を行うための注意点

◆ 臨床工学技士（CE）などにより，点検整備された医療機器を使用することが望ましい．

**参考文献**
◇ 小野哲章：医工学治療，Vol. 17 No. 2：80-88

### ●患者説明のポイント

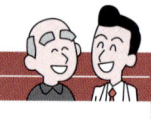

1. 臨床工学技士（CE）は，医療現場において工学的視点で安全性向上に努めている．

memo

# 1）全身倦怠感

全身倦怠感は，臨床的に非常に多い訴えの1つである．ほとんどすべての患者に存在するが，客観的把握が困難で，診断的な特異性が少ない．全身倦怠とは，身体の消耗，精神的活力の減退を意味する．原因は多岐にわたる．医療面接，身体診察を繰り返し行うことが大切である．

## ヒヤリとしないための 事前チェック事項

- [ ] 内科の診療であっても，うつ病の診断基準に当たる項目も確認するのを忘れずに問診する．
- [ ] 基礎疾患を有している症例では，その臨床経過，現在のコントロール状況などを必ず確認する．
- [ ] 仕事に関して，家族状況に関して，女性の場合は妊娠，月経に関しても聴取する．
- [ ] ドクターショッピングをしている症例であることも考えられ，前医の診療内容，説明などについても確かめる．

## 診療の基本手順

**1** 緊急な対応を要する疾患をまずは鑑別する（表）．

**2** 倦怠感の診断には，病歴を十分に聴取することが最も重要なことである．

- 倦怠感の程度・時間経過，随伴症状を正確に聞き出す．
- 以前にも同じようなことがあったか，いつから始まり発症は急激か，日内変動（朝から強いか，午後から強くなるか，1日中か），随伴症状（食欲不振，貧血，浮腫，嘔気・嘔吐，下血，うつ状態など）を聞く．
- 誘因として，運動・仕事との関連，薬剤服用歴，既往歴，手術歴，睡眠時間，食事・水分摂取量などにも注意する．
- 随伴症状としては，発熱，冷汗，下痢・嘔吐，胸痛，呼吸困難，腹痛，めまい感，立ちくらみ等は緊急性を示唆するものなので，その有無を確認する．
- その倦怠感によって，どの程度日常生活が阻害されているか

### 表●全身倦怠の主な原因

| 1）精神・心理的障害 | うつ（＊自殺企図，希死念慮を伴う場合），不安神経症，身体化障害 |
|---|---|
| 2）薬理学的要因 | 睡眠薬，降圧薬，抗うつ薬，薬物依存，退薬症状 |
| 3）内分泌・代謝異常 | 甲状腺機能低下/亢進，高/低血糖（＊），下垂体機能不全，高カルシウム血症，副腎機能不全（＊急性副腎不全），慢性腎不全（＊尿毒症），肝不全 |
| 4）悪性新生物，血液学的異常 | 潜在的悪性疾患（＊），重症貧血 |
| 5）炎症 | 心内膜炎（＊亜急性感染性心内膜炎），結核，伝染性単核球症，肝炎（＊劇症肝炎），寄生虫症，HIV感染，サイトメガロウイルス感染，敗血症（＊） |
| 6）循環・呼吸機能障害 | うっ血性心不全，慢性閉塞性肺疾患，急性心筋梗塞（＊），脱水，消化管出血（＊） |
| 7）膠原病 | |
| 8）睡眠障害 | 睡眠時無呼吸症候群，逆流性食道炎，アレルギー性鼻炎，精神疾患 |
| 9）特発性 | 慢性疲労症候群，特発性慢性疲労 |

＊ 見逃してはならない疾患

　も確認する．
・精神疾患をスクリーニングすることを忘れてはならない．睡眠の時間，質に関しては特に焦点をあてる．心理社会面の要素も把握できるような問診をしていく．
・常用薬，アルコール，栄養補助食品などについても確認する．

### 3 身体所見をとる．
・まず，致死的な疾患を鑑別する．
・全身所見は特に精神疾患を鑑別するために大切である．意識障害，精神運動興奮，痴呆，身だしなみを気にしない，など．
・リンパ節腫大，顔面蒼白，頻脈，収縮期心雑音，甲状腺腫など．
・うっ血性心不全の所見，慢性肺疾患の徴候．
・神経，筋肉の障害を示す徴候．

### 4 検査をする．
・身体所見に乏しいときには，検査を併用したとしても，診断を助けてくれることは少ない．精神心理的要因が強いと考えられた場合も，検査によって否定診断をする．
・しかし，ある疾患の鑑別には重要となるため，血算，血沈，肝機能，腎機能，カルシウム，甲状腺刺激ホルモンなどを行う．さらに，HIV検査，ツベルクリン反応なども必要に応じて追加する．

**5** 症状のマネジメントをする．

- 原因となる疾患の診断がついた場合は，その疾患の治療を検討していく．適宜専門医にコンサルトする．
- 生理的倦怠感と考えられる①労働過多，②運動過多，③不十分な睡眠・休息，④手術，疾病，外傷からの回復期，⑤妊娠中などの場合は，生活指導を含め，対処の方策をアドバイスする．
- 補中益気湯，十全大補湯などの補剤を用いた，漢方診療が奏功する場合もある．

## おさえておきたいポイント

◆ 全身倦怠の病態生理は不明な点がいまだ多い．内分泌ホルモンやサイトカインとの関係，脳内神経伝達物質やそのレセプター異常などの関連がいわれ，研究が進行中である．

◆ 慢性疲労症候群は主に除外診断から診断されるが，本邦における頻度は低いと報告されている．有効な治療法はなく，治癒率は低い．

## 安全・適切に診療するための注意点

次のような致死的な疾患を問診，検査から迅速に鑑別していくこと．

### 1．自殺企図・希死念慮を伴ううつ病

◆ 全身倦怠感の訴えがあり，2週間以上続く気分の落ち込み・憂うつ感がある場合に疑う．

◆ 精神科疾患による全身倦怠感の特徴として，①1日中持続する，②起床時に強い，③1日の終わりに軽減する，④感情，ストレスによる変動が著しい，⑤うつ，不安，身体表現性障害の症状を伴う．

### 2．低血糖・高血糖

◆ 糖尿病患者が全身倦怠感を訴えた場合，まず低血糖，次に高血糖を考える．低血糖を疑った場合，迅速に血糖測定を行い，50%ブドウ糖20mLを2A静注する．

### 3．急性副腎不全

◆ 副腎皮質ステロイド薬内服中の患者が，急に服薬を中断したり，感染・手術・外傷などのストレスが誘因となって，脱力，食欲不振，嘔気・嘔吐，低血圧，発熱をきたした場合に疑う．低血糖，低ナトリウム血症，高カリウム血症，好酸球増多症などの併発がみられることがある．疑った場合，デキサメタゾン4mg投与，迅速ACTH負荷試験を行い，ヒドロコルチゾン200mg×4回/日の投与を行う．

### 4．尿毒症
- ◆腎不全の患者が全身倦怠感に加え，食欲不振，嘔気・嘔吐，呼吸困難を訴えた場合に疑う．腎不全および体液過剰の症状として，乏尿（400mL以下/日），浮腫，ラ音，頸静脈怒張などの所見がみられる．疑った場合，採血，胸部X線，心電図，心電図モニターを行い，専門医にコンサルトする．特に尿毒症に高カリウム血症や体液過剰状態を伴う場合，緊急に血液透析を行う必要がある．

### 5．悪性腫瘍
- ◆中高齢者で，全身倦怠感に加え食欲不振，原因不明の体重減少，貧血，便潜血陽性がある場合に消化管悪性腫瘍を疑う．悪性腫瘍の既往がある患者の全身倦怠感では，高カルシウム血症を治療可能な原因として必ず考慮し鑑別する．

### 6．亜急性感染性心内膜炎
- ◆全身倦怠感に加え，微熱，食欲不振，体重減少，関節痛などがあり，心雑音や塞栓症状を伴う場合に疑う．全身倦怠感や貧血のみの場合もある．症状が多彩であり，関節リウマチやSLEなどの膠原病や血管炎と似た症状を呈するため，この疾患が念頭にないと見逃しやすい．疑った場合，血液培養3セット以上と尿培養を行い，専門医にコンサルトする．

### 7．劇症肝炎
- ◆初期症状には，今まで経験したことのない強い全身倦怠感，食欲不振，嘔気・嘔吐，発熱などがある．急速に意識障害や羽ばたき振戦が起こる場合には劇症肝炎も疑うが，初期症状のみでは急性肝炎との鑑別ができないことが多い．

### 8．敗血症
- ◆高齢者の敗血症では局所症状がはっきりせず，全身倦怠感を訴えることがある．

### 9．急性心筋梗塞
- ◆虚血性心疾患の危険因子を有する高齢者で，急激に全身倦怠感が出現した場合に疑う．

### 10．脱水・消化管出血
- ◆高齢者が高温に曝露されたり，下剤・利尿薬の投与中に急性の全身倦怠感を訴えた場合，脱水を考える．急性の全身倦怠感があり，食欲不振，嘔気・嘔吐，吐血，タール便がみられる場合は上部消化管出血を疑う．

## 参考文献
- ◇ Fosnocht, K. M.：Approach to the patient with fatigue, UpToDate, Vol.12 No.2, 2004
- ◇ 本郷道夫：全身倦怠．「新臨床内科学 第8版」（高久史麿ら 編），pp129-131, 医学書院, 2002
- ◇ 全身倦怠感．「診察エッセンシャルズ」（松村理司 編著），pp22-29, 日経メディカル開発, 2004

## ●患者説明のポイント

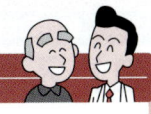

1. 全身倦怠の原因は器質的疾患だけではなく，精神疾患も考えられることを伝える．身体症状が慢性的に持続することで心理状態が悪化したり，心理的要因により摂食不良，睡眠障害などをきたし，身体症状の増悪が引き起こされることも考えられる．
2. 倦怠感そのものに対する有効な対症療法は存在せず，通常，原因除去の加療が行われる．
3. 診察・検査などから異常が認められなかった場合は，経過観察することになる．異常がみられなかった際に，心因性あるいは生活習慣の問題などであることが考えられるが，「気のせい」「仕方ない」などの言葉で説明してはならない．ある期間経過すると，他の症状が出現してくることもあり，その際には再度受診し，再度精査を受けるよう伝えておく．

memo

## 9章 頻度の高い症状

# 2) 不眠

不眠は医療者として日常的に遭遇する症状の1つである．わが国で行われた過去の調査では5人に1人が睡眠に問題を抱えているといわれている[1]が，原因は多岐にわたるため，各人に合った治療を提供する必要がある．

### ヒヤリとしないための 事前チェック事項

- ☐ 睡眠薬のほとんどは経口摂取である．嚥下困難な患者には徐放剤の使用を検討する．
- ☐ 薬剤の半減期によっては睡眠効果が遷延するので，深夜帯〜明け方に投与することは避ける．
- ☐ 点滴による静脈注射を使用する場合，投与量を事前に再確認する．急速投与は呼吸抑制をきたす可能性がある．

### 診療の基本手順

1. 患者の訴えから不眠のタイプ（図）を分類する．
2. 毎日の生活習慣について問診する．例えば，起床時間や就寝時間，日中の運動，昼寝，飲酒習慣，常用薬物，交代勤務など．
3. 不眠発症時の環境変化（転居，出産など）と継続性（持続的か，断続的か，曜日による違い，月経周期との関連など）について問診する．
4. 不眠をきたす病態として身体，精神疾患を鑑別する．特にかゆみ，痛み，頻尿は不眠をきたしやすい．
5. 原因への対策が容易なものから対処していく（就寝時間の是正，勤務時間帯の調整など）．
6. 上記の調整で改善がないものや対処が困難な場合は睡眠薬の使用を考慮する．
7. 睡眠薬の特性を理解し，症状にあった薬剤を選択する（図）と同時に，服用後適宜調整を行う．また，その期間中にも原因除去に努める（うつ病による不眠→抗うつ薬の使用など）．
8. 漫然とした長期使用から薬物依存を形成しないよう，常に離脱を念頭に置いて睡眠薬を使用する．

超短時間型（半減期2～4時間）
トリアゾラム，ゾピクロン，ゾルピデム

短時間型（半減期5～10時間）
エチゾラム，ブロチゾラム，リルマザホン，ロルメタゼパム

中間型（半減期20～25時間）
ニトラゼパム，フルニトラゼパム，エスタゾラム，ニメタゼパム

長時間型（半減期30～120時間）
クアゼパム，ハロキサゾラム，フルラゼパム

| 入眠障害 | 中途覚醒 | 早朝覚醒 |
|---|---|---|
| | 熟眠困難 | |

**図● 不眠の種類とベンゾジアゼピン受容体作動性睡眠薬の選択基準**

### 表1 ● 不眠症の原因－5つのP

| 身体的原因（Physical） |
|---|
| 疼痛性疾患，発熱性疾患，痒みを伴う疾患，腫瘍，感染症，血管性障害，心疾患，炎症性腸疾患，内分泌および代謝障害，頻尿（利尿薬または他の原因による），慢性閉塞性肺疾患または他の原因による低酸素症 |

| 生理学的原因（Physiologic） |
|---|
| ジェット時差，交代勤務，短期の入院 |

| 心理的原因（Phychologic） |
|---|
| ストレス，重篤な疾患，人生上の大変化 |

| 精神医学的原因（Psychiatric） |
|---|
| アルコール症，不安，恐慌性障害，大うつ病 |

| 薬理学的原因（Pharmacologic） |
|---|
| アルコール，抗悪性腫瘍薬，抗高血圧薬，自律神経作用薬，カフェイン，中枢神経系抑制薬，中枢神経系刺激薬，MAO阻害薬，ニコチン，ステロイド，テオフィリン，甲状腺製剤 |

文献2より

## おさえておきたいポイント

◆不眠の原因として，
　①痛みやかゆみなど身体的原因によるもの（Physical）
　②時差ボケなどの生理学的原因によるもの（Physiologic）
　③ストレス関連の心理的原因によるもの（Phychologic）
　④うつ病など精神医学的原因によるもの（Psychiatric）
　⑤薬剤に起因する薬理学的原因によるもの（Pharmacologic）
の"5つのP"[2]があげられる（表1）.

◆詳細な問診は不眠の診断と治療にとって大事な一歩となる．実際の臨床現場では原因の除去または対処を行っても不眠が改善しなかったり，原因への対処そのものが困難である場合も多く，睡眠薬の使用が必要となることも少なくない．

- ◆多くの場合ベンゾジアゼピン受容体作動薬を使用するが，その使用に際しては不眠の種類と薬剤の特性を考慮する必要がある（図）．どんなタイプの不眠にも判で押したような睡眠薬の処方が行われているのを頻繁に目にするが，各人の病態に合った使用法をとらなければ症状は改善せず，薬剤使用量だけがいたずらに多くなり危険な副作用を招くといった結果につながりかねない．
- ◆また，使用禁忌や慎重投与となっている身体疾患を有する患者であるかどうかを把握しておくことが必要である．

## 安全・適切に診療するための注意点

- ◆不眠そのものでは生命に危険が及ぶことはない．明らかな基礎疾患がある場合にはその治療を優先すべきで，睡眠薬を使用するのはその副作用・危険性を十分考慮して有益であると判断した場合に限る．
- ◆身体疾患を有する患者に睡眠薬を使用する場合は慎重を期す．例えば，慢性閉塞性肺疾患に伴う不眠に対しては使用はなるべく避けるべきで，高炭酸ガス血症（$PaCO_2 \geq 45mmHg$）では禁忌である．また，肝機能障害を有する患者は薬剤の代謝能が極端に低下しているため，薬効が遷延する可能性がある．中枢神経系の疾患（脳炎など）で意識障害をきたすものについては，病状の把握が困難になるため使用を控える．
- ◆高齢者への使用は薬物代謝能や筋力の低下などから転倒の危険もあり，通常使用量の半量から開始する．
- ◆比較的安全に使用できるベンゾジアゼピン受容体作動性睡眠薬であるが，副作用も必ず存在するので念頭に置いて使用する（表2）．
- ◆ベンゾジアゼピン受容体作動性睡眠薬は肝臓で酸化酵素CYP3A4により代謝を受けるものが多い[3]．相互作用によりCYP3A4の活性を誘導・抑制する薬物を併用すると睡眠薬の効果が変化するため，投与量や代謝経路の違う薬剤への変更を行う．

### 参考文献

1) 白川修一郎ほか：全国総合病院外来における睡眠障害と睡眠習慣の実態調査．「睡眠障害の診断・治療及び疫学に関する研究」厚生省精神・神経疾患研究委託費，平成7年度研究報告書，pp7-23，1996
2) World Psychiatric Association：A Presidential Education Program：The management of insomnia-guidelines for clinical practice. Pragmaton, Chicago, 1992〔不眠症の診断と治療，実地医家のためのガイドライン（大熊輝雄 監訳）〕
3) 大谷浩一：睡眠薬と相互作用．臨床精神薬理，1：935-939，1998

**表2 ● ベンゾジアゼピン受容体作動性睡眠薬の主な副作用（抜粋）**

| 持ち越し効果 | 翌朝まで眠気，ふらつき，めまい，脱力感，構音障害などが残る. |
|---|---|
| 精神運動機能への影響 | 注意・集中力の低下，反射運動能力の低下をきたし，運転などに支障が出る. |
| 健忘作用 | 前向性健忘で，高用量・アルコールとの併用時に出現しやすい．すべてのベンゾジアゼピン系睡眠薬に認められるが，作用時間の短いものほど報告が多い．用量依存的である. |
| 反跳性不眠 | 服用を突然中断すると，以前よりさらに強い不眠が出現する．作用時間の短いものは早期から強く，長いものは数日後から弱く出現する. |
| 退薬症候 | 突然の退薬時に不安，振戦，発汗，せん妄，けいれんなどの症状が一過性に現れる. |
| 臨床用量依存 | 反跳性不眠と退薬症候のために服用をやめられず，長期にわたって臨床用量の服薬を続け依存状態となる. |
| 筋弛緩作用と転倒・骨折 | 高齢者が夜間覚醒時にトイレに立った際，ふらつきから転倒し，骨折をきたしやすい. |
| 呼吸抑制 | 閉塞性肺疾患を有する患者，特に高齢者にみられやすい. |
| 催奇性 | 危険性は少ないが，妊娠前期3分の1は使用しないのが原則である. |

## ● 患者説明のポイント

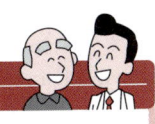

1. 一口に不眠といっても，原因も治療法もさまざまである．一般的に患者は睡眠薬の使用を必要以上に恐れていることが多い．治療上のポイントとして患者本人，家族に説明する際には主に以下のことに気を配る必要がある.

   ①睡眠の改善には，不眠を構成している要素を抽出し，ライフスタイルまたは周囲の環境を見直すことが第一歩である
   ②睡眠薬は服用しても，機械のように正確な睡眠を得られる訳ではなく，不眠の頻度を減らすことが目的である
   ③用法・用量を守った服用であれば危険性は非常に少ない
   ④アルコールと併用はしない
   最後に
   ⑤睡眠は眠った時間で決まるのではなく，日中すっきりと起きていられるかどうかを基準とすべき

   といった点を念頭に置いて説明する.

# 9章 頻度の高い症状

## 3）浮腫

浮腫とは細胞外液が異常に増加した状態である．原因として全身性と局所性に大別される．全身性には心性，腎性，肝性などがあり，局所性には静脈性，リンパ性などがある．浮腫の原因を検索したうえで適切な治療を行う．

### ヒヤリとしないための 事前チェック事項

- [ ] 浮腫をきたしうる疾患のポイントを確認したうえで既往歴や家族歴を含めた十分な病歴聴取を行い，浮腫をきたしている部位のみならず全身の注意深い診察を行う．
- [ ] 内服薬剤のチェックも忘れないようにする．

### 診療の基本手順

浮腫（edema）とは細胞外液，特に組織間液量が異常に増加した状態と定義される．全身に著明な間質液貯留があれば全身浮腫（anasarca）と呼び，腹膜腔に過剰な液体貯留を認めるものを腹水（ascites），胸膜腔に過剰な液体貯留を認めるものを胸水（hydrothorax）という．原因として全身性のものと局所性のものとの2つに大別する．

**1** 浮腫のある患者をみた場合，基礎疾患の有無や浮腫をきたしうる薬剤の内服の有無を聴取し，浮腫の局在や性状を検討する．図に浮腫の原因と分類を示す．
全身性浮腫の原因としては，うっ血性心不全，ネフローゼ症候群，慢性腎不全，肝硬変などがあり，局所性浮腫には血栓性静脈炎やリンパ管炎など静脈やリンパのうっ滞によるものがある．このように浮腫といってもさまざまな原因があるため，十分な病歴聴取，身体所見，検査所見から原疾患を鑑別し，それぞれの病態に応じた対処が必要である．

**2** 病歴聴取の際には，基礎疾患の有無，食塩摂取量，尿量の推移，健康時との体重の変化，自覚症状（顔が腫れぼったい，まぶたが腫れる，物が握りにくい，靴がきつくなったなど），服用薬剤の確認が重要である．

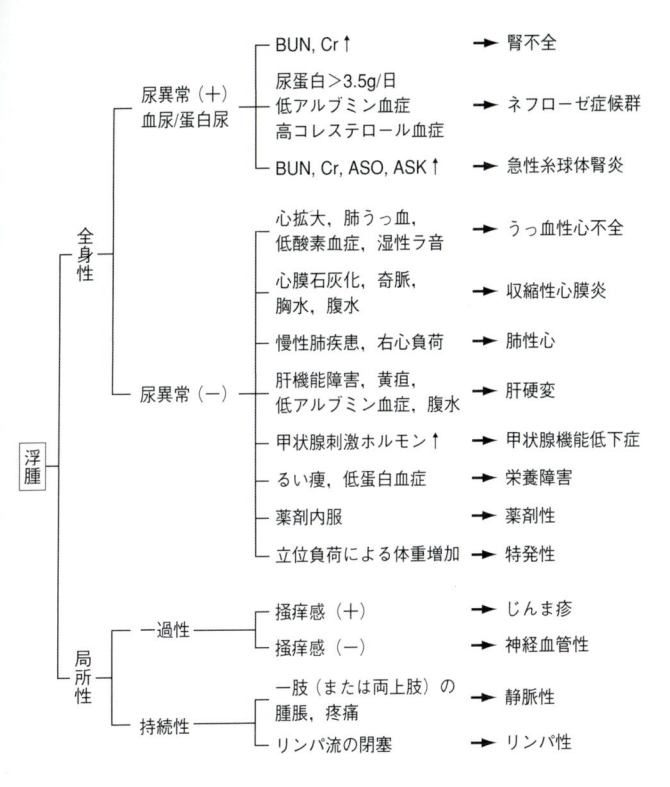

```
                            ┌─ BUN, Cr↑                        → 腎不全
              ┌─ 尿異常(+)   │  尿蛋白>3.5g/日
              │  血尿/蛋白尿─┤  低アルブミン血症               → ネフローゼ症候群
              │             │  高コレステロール血症
              │             └─ BUN, Cr, ASO, ASK↑             → 急性糸球体腎炎
              │
              │             ┌─ 心拡大, 肺うっ血,
         全   │             │  低酸素血症, 湿性ラ音            → うっ血性心不全
         身   │             │  心膜石灰化, 奇脈,
         性 ──┤             │  胸水, 腹水                      → 収縮性心膜炎
              │             │
              │             ├─ 慢性肺疾患, 右心負荷             → 肺性心
              │             │
              │  尿異常(-)  │  肝機能障害, 黄疸,
              └─────────────┤  低アルブミン血症, 腹水          → 肝硬変
浮            │             │
腫            │             ├─ 甲状腺刺激ホルモン↑              → 甲状腺機能低下症
              │             │
              │             ├─ るい痩, 低蛋白血症                → 栄養障害
              │             │
              │             ├─ 薬剤内服                          → 薬剤性
              │             │
              │             └─ 立位負荷による体重増加            → 特発性
              │
              │             ┌─ 掻痒感(+)                        → じんま疹
         局   │  一過性 ────┤
         所 ──┤             └─ 掻痒感(-)                        → 神経血管性
         性   │
              │             ┌─ 一肢(または両上肢)の
              └─ 持続性 ────┤  腫脹, 疼痛                        → 静脈性
                            └─ リンパ流の閉塞                    → リンパ性
```

**図●浮腫の鑑別診断**
文献1より引用改変

**3** 身体所見では,血圧・脈拍,胸部聴診所見,頸静脈の怒張,胸水,腹水,浮腫の部位(眼瞼,顔面,手背,足背,脛骨前面,臥床患者では背面など,両側性か片側性か)と性状(圧痕性か非圧痕性か)および随伴所見(圧痛,発熱,発赤,静脈瘤など)に注意する.

**4** これらを踏まえ,尿検査,血液検査,X線検査,心電図,超音波検査などを行う.図に鑑別診断を示す.

## おさえておきたいポイント

体全体の水分のうち約3分の1は細胞外に存在する.通常はそのうちの25%が血漿であり,残りの75%が間質腔液である.細胞外腔の血漿と間質腔液の分配を調節しているのはスターリング力である.このバランスの破綻により浮腫をきたす.

圧痕性浮腫（pitting edema）とは，脛骨前面や足背など下部に骨のある皮下組織に指圧を加えると圧痕を残すものをいう．これは指圧を加えた部位で組織間液が圧排されることによる．非圧痕性浮腫（non-pitting edema）は，組織間液の水分が沈着したムコ多糖類，ヒアルロン酸，コンドロイチン硫酸と蛋白の結合物に取り込まれるため，流動性に乏しく圧排されにくいために起こる．

　浮腫の分布は，原因検索の重要な手がかりになる．片側の下肢または片側もしくは両側の上肢に限局した浮腫は，静脈またはリンパ管の閉塞による．低蛋白血症による浮腫は，通常は全身性であるが，眼瞼や顔面といった軟部組織で著明であり，朝方に増悪する傾向にある．顔面浮腫には，旋毛虫症，アレルギー反応，粘液水腫など稀な原因もある．心不全による浮腫は，下肢に多く夕方に顕著になる傾向にある．

　浮腫をきたす代表的疾患でのポイントおよび要点を示す．

## 1. うっ血性心不全
- ◆心拍出量の低下と静脈圧の上昇，腎臓でのナトリウム貯留により浮腫をきたす．
- ◆呼吸困難，起座呼吸，心拡大，Ⅲ音，肺野の湿性ラ音，頸静脈怒張，肝腫大などを認める．

## 2. 腎疾患
- ◆ネフローゼ症候群では，低蛋白血症，有効循環血液量の低下，腎臓でのナトリウム貯留などにより浮腫をきたす．著明な蛋白尿，低アルブミン血症，高コレステロール血症を認める．
- ◆急性糸球体腎炎では，ナトリウム貯留および尿量減少により浮腫をきたす．血尿，蛋白尿，高血圧，尿素窒素・クレアチニンの上昇を認める．
- ◆慢性腎不全でも，ナトリウム貯留および尿量減少により浮腫をきたし，尿素窒素・クレアチニンの上昇を認める．

## 3. 肝硬変
- ◆血漿膠質浸透圧の低下や動静脈シャントによる有効血液量の低下により浮腫をきたす．
- ◆しばしば腹水，腹壁静脈怒張，黄疸，くも状血管腫を伴い，肝機能異常，低アルブミン血症，血小板減少などを認める．

## 4. 甲状腺機能低下症
- ◆毛細血管透過性亢進や間質への蛋白漏出により浮腫をきたすが，非圧痕性浮腫を呈することが多い．
- ◆甲状腺刺激ホルモンの上昇，free $T_3$, $T_4$の低下を認める．

## 5. 栄養障害性浮腫
- ◆血漿膠質浸透圧低下，有効循環血液量低下，脚気心などにより浮腫をきたす．
- ◆低蛋白血症，低カリウム血症などを認める．

### 6. 薬剤性浮腫
- ◆非ステロイド性消炎鎮痛薬による腎臓でのナトリウム貯留や，ステロイドによるミネラルコルチコイド作用および腎臓でのナトリウム貯留が原因となって起こることがある．
- ◆この他，血管拡張薬による副作用としての浮腫もよくみられる．その機序としては細動脈拡張，レニン－アンジオテンシン－アルドステロン系の刺激，水分貯留などがあり，ヒドララジンに多く，ジヒドロピリジン系カルシウム拮抗薬など他の降圧薬でも認められる．

### 7. 特発性浮腫
- ◆女性に多く周期的に起こり，しばしば腹部膨満感を伴う．起立位によりナトリウムや水分の貯留などが起こる．
- ◆機序は明らかではないが，毛細血管の透過性の亢進や二次的なレニン－アンジオテンシン－アルドステロン系の亢進などが指摘されている．

### 8. 静脈性浮腫
- ◆血栓性静脈炎や静脈閉塞，悪性腫瘍などによる静脈の圧排により静脈灌流が障害されると，その遠位側での静水圧が上昇し，血管内液が間質腔に移行することで浮腫が起こる．片側の上肢または下肢に限局した浮腫が多い．
- ◆血栓性静脈炎では，圧痛，発熱，発赤など炎症所見を認める．

### 9. リンパ性浮腫
- ◆局所リンパ節の切除やリンパ管炎，フィラリア症などによりリンパの灌流が障害されて浮腫が起こる．片側の下肢または片側もしくは両側の上肢に限局した浮腫が多い．

### 10. 遺伝性神経血管浮腫（クインケ浮腫）
- ◆遺伝性のC1のinactivator欠損により，急性，反復性，限局性に四肢，顔面などの皮膚，消化管粘膜などに浮腫を認める．

## 安全・適切に診療するための注意点

- ◆安全管理上は，緊急性を要する浮腫の鑑別が重要である．急性糸球体腎炎，肺うっ血を伴う心不全，肺動脈血栓塞栓症の原因になりうる下肢の血栓性静脈炎などは迅速な対応が必要である．
- ◆稀ではあるが，遺伝性神経血管浮腫（クインケ浮腫）も時として緊急の治療を要するため注意する．

**参考文献**

1) 小椋陽介：浮腫．「新臨床内科学 第2版」(高久史麿，尾形悦郎 監修)，pp21-24, 医学書院，1998
◇ Braunwald, E.: Edema. In: Harrison's Principles of Internal Medicine

14th ed. (Fauci, A. S. et al. eds.), pp210-214, McGraw-Hill, New York, 1998
◇ 半田俊之介:浮腫.「内科学 第8版」(杉本恒明ら 編), pp156-159, 朝倉書店, 2003

## ●患者説明のポイント

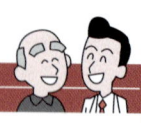

1. 浮腫(むくみ)はさまざまな原因で起こるため,各種検査でその原因を検索し,その原因に応じて治療を行っていくことを説明する.

memo

# 4）リンパ節腫脹

リンパ節腫脹の原因は感染症や自己免疫疾患，悪性腫瘍など多岐にわたる．腫脹したリンパ節そのものが緊急処置を要する場合は少なく，良性疾患の経過観察でよいのか，悪性疾患を疑い生検する必要があるのかを的確に判断することが重要である．

## ヒヤリとしないための 事前チェック事項

診断には十分な問診と身体所見が重要であり，この2つを詳細に診察することにより良性疾患の多くは診断可能である．

☐ 問診では以下の項目をポイントとして聴取する．
- 年齢，性別，出身地，職業，ペットの有無，既往歴，家族歴
- いつから，どの部位のリンパ節が腫脹してきたのか，大きさ・数の変化はあるのか
- 附随する症状はあるのか．疼痛（自発痛，圧痛），発熱，皮疹，皮膚掻痒感，盗汗，咳嗽，全身倦怠感，体重減少などの有無

☐ 身体所見では表1に示す点に注意して，リンパ節の分布や大きさ，硬さ，疼痛の有無，可動性，周囲の皮膚所見，全身身体所見などを診察する．

☐ 良性疾患を疑う場合であっても診断を確定するために，血液検査，超音波検査やX線検査などのスクリーニング検査を行う．

☐ 診断未確定や悪性疾患を疑う場合には，生検による病理組織学的・免疫遺伝子検査を行う．この際，生検部位は最初に病変が発生したリンパ節を選択し，可能であれば鼠径や顎下などの，非特異的反応を伴いやすい部位は避けた方がよい．さらにできる限り大きな検体を採取し，検査後の残余検体は，後日の追加検査に備えて凍結保存しておくことが望ましい．

## 診療の基本手順

**1** リンパ節腫脹とは，局所的あるいは全身性にリンパ節が腫脹し，表在性には触知され，深在性には画像等で確認され

### 表1 ● リンパ節腫脹の診察ポイント

| 分布 | ・局所的か，複数あるいは全身性なのかを入念に触診する |
|---|---|
| 大きさ | ・一般に，直径1 cm以下のリンパ節は非特異的反応によることが多い |
| 硬さ | ・急性炎症では緊張があっても柔らかい<br>・慢性炎症ではやや硬く，悪性リンパ腫との鑑別が困難である<br>・悪性腫瘍の転移では非常に硬い<br>・石灰化を伴った結核でも非常に硬く触知される |
| 疼痛 | ・細菌，ウイルスなどによる急性炎症性疾患では自発痛や圧痛を伴う<br>・慢性炎症，結核，悪性腫瘍による転移などでは無痛である．しかし，急速に腫脹する場合には被膜の伸展により自発痛をもつ |
| 可動性 | ・周囲組織への浸潤を伴う悪性腫瘍では可動性はない<br>・炎症性腫脹や浸潤を伴わない悪性腫瘍では可動性がある |
| 皮膚所見 | ・急性炎症では局所に熱感や発赤があることが多い |
| その他 | ・複数のリンパ節が一塊となって腫脹するものは結核や悪性腫瘍のことが多い<br>・結核や真菌感染症では瘻孔形成することがある<br>・リンパ節以外の症状・所見に注意する<br>　発熱・体重減少・呼吸器感染症の有無・肝脾腫の有無・浮腫・創傷の有無・神経症状の有無・出血傾向の有無など |

る状態のことである．

2 日常の診療でリンパ節腫脹に遭遇することは稀ではなく，それが良性のものか悪性のものかを鑑別することが重要であり，悪性疾患を疑う場合には早期のリンパ節生検が必要である．

3 リンパ節腫脹の診察は一度のみではなく経時的に行い，診察のたびに，部位，大きさ，数，硬度，疼痛の有無，可動性の有無などにつき，カルテに記載する．これにより，その腫脹が良性のものか，あるいは悪性のものか鑑別する重要な情報となる．その際，1 cm径までの大きさのものは健常者でもみることが多く，おおむね1 cm以上の径のリンパ節腫脹を異常とすることが多い．

## おさえておきたいポイント

◆リンパ節は，頸部，腋窩，鼠径部などの表在で触知することが多いが，縦隔や傍大動脈，腹部などの深在性の場合もあるため，成書により，リンパ管の流れに沿ってリンパ節の所在を理解しておくことが必要である．

◆リンパ節腫脹をきたす主な疾患については表2に示すが，これら疾患について鑑別できることが必要である．

◆一般的に感染性のリンパ節腫脹は，柔らかく，圧痛や自発痛があり，周囲組織との癒着が少ないために可動性がある．一方，

### 表2 ● リンパ節腫脹をきたす疾患

| 感染症 | 1）限局性腫脹<br>　急性細菌性感染症，癰，疔，皮膚化膿創，結核，梅毒，野兎病，ねこひっかき病，真菌感染症，サルコイドーシスなど<br>2）全身性腫脹<br>　伝染性単核球症，麻疹，風疹，流行性耳下腺炎，サイトメガロウイルス感染症など |
|---|---|
| 免疫異常症 | 血清病，AIDS，薬物アレルギー，関節リウマチ，全身性エリテマトーデス，Sjögren症候群など |
| 腫瘍性腫脹 | 悪性リンパ腫，白血病，マクログロブリン血症，悪性腫瘍のリンパ節転移など |
| 内分泌疾患 | 甲状腺機能亢進症，副腎機能低下症など |
| リポイド沈着性腫脹 | Hand-Schüller-Christian病，Gaucher病，Niemann-Pick病など |

悪性疾患の場合には，硬く，圧痛や自発痛に乏しく，周囲との癒着により可動性が少ないことが多い．

## 安全・適切に診療するための注意点

◆リンパ節腫脹そのものが緊急処置を要する場合は少なく，ワルダイエル輪や傍気管支リンパ節の急速な腫脹による気道閉塞の危険が伴う場合が相当する．
◆通常では，リンパ節腫脹の診断過程において最も重要なことは，悪性疾患を見逃さないことである．適切な時期に生検を含めた精密検査を要するか否かを判断することが重要である．

## ●患者説明のポイント

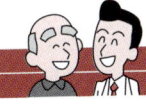

1. リンパ節腫脹をきたす疾患は多種多様であり，その性状や部位によっても疑われる疾患が異なる．詳細な問診と身体診察が必要であることをまず説明する．
2. リンパ節腫脹は，悪性腫瘍の鑑別が重要であり，それにはリンパ節生検が必要不可欠である．生検の意義と目的について説明し理解を得ることが必要である．

## 9章 頻度の高い症状

# 5) 発疹

発疹の分布，発熱，関節痛などの全身症状の有無，粘膜疹の有無を確認する．それにより皮膚に限局する疾患なのか全身性の疾患なのかを鑑別する．発疹の形態が同じでも異なる原因により生じることに注意する．

### ヒヤリとしないための 事前チェック事項

- [ ] ウイルス感染症（麻疹，水痘など）が疑われる患者を診察する場合には，未感染のスタッフは診察室から出す必要があるため，スタッフのウイルス感染の既往または予防接種歴を確認しておく．

## 診療の基本手順

### 1．安全管理上特に鑑別が重要な疾患
即時型食物アレルギー，薬物アレルギーによる薬疹，感染症，膠原病，虐待

### 2．医療面接による確認事項
① 発疹およびそれに伴う全身症状の出現時期（慢性か急性か）
② 過去の同様の発疹の既往，家人に同様の発疹の有無
③ 既往歴（特に糖尿病，精神神経疾患，循環器疾患，膠原病）とそれらの治療薬の服用歴および市販感冒薬，漢方薬，サプリメント，健康食品など処方薬以外の服用歴
④ 免疫抑制状態の有無（内臓悪性腫瘍や血液疾患の既往，ステロイド剤や抗悪性腫瘍薬の投与歴など）
⑤ 過去の薬物アレルギーの有無（蕁麻疹やアナフィラキシー症状で受診した場合は食物アレルギー，ラテックスアレルギーも確認）

### 3．診察時の確認事項
① 発疹の分布（全身性または限局性，露光部または被覆部）
② 発疹の性状（紅斑，紫斑，水疱形成，かゆみ，圧痛の有無）
③ 全身症状（発熱，関節痛，筋痛など）

### 4．全身状態が急速（1日以内）に悪化する可能性のある発疹と疑われる主な診断
A) 急性蕁麻疹（ときにアナフィラキシー症状，気道閉塞症状を伴う）

① 食物摂取後 ⇒ 即時型食物アレルギー（そば，ナッツ類，魚介類，果物など）
② 食物摂取後の運動時 ⇒ 食物依存性運動誘発アナフィラキシー（小麦，魚介類など）
③ 薬剤投与後 ⇒ 即時型薬物アレルギー（抗菌薬，NSAIDsなど），アスピリン不耐症（NSAIDs，食品添加物など）
④ ラテックス製品[1]（ゴム手袋，カテーテルなどの使用後の接触部位の蕁麻疹とアナフィラキシー症状）⇒ ラテックスアレルギー

B）急性の全身性紅斑（しばしば発熱，関節痛，肝障害などを伴う）
① 播種状の紅色丘疹と点状紅斑 ⇒ 薬疹，ウイルス感染症（麻疹，風疹，伝染性単核球症など），溶連菌感染症
② 円形または不整形紅斑の多発 ⇒ 薬疹，単純ヘルペス・マイコプラズマなどの感染に伴う中毒疹としての多形滲出性紅斑，膠原病の急性増悪（SLEなど）
③ びまん性紅斑 ⇒ 薬疹，薬剤以外の摂取物による中毒疹
④ 粘膜疹（眼結膜，口唇口腔粘膜など）と水疱・びらんを伴う円形紅斑 ⇒ スチーブンス・ジョンソン症候群（Stevens-Johnson症候群，SJS，薬物アレルギーまたはウイルスやマイコプラズマ感染による中毒疹），表皮剥離面積が広範になると中毒性表皮壊死症（TEN）へ移行
⑤ びまん性紅斑（疼痛や灼熱感を伴う）と水疱・びらん ⇒ TEN（薬物アレルギー），黄色ブドウ球菌性熱傷様皮膚症候群（小児）

C）四肢の急速に拡大する疼痛を伴う紅斑
① 壊死性筋膜炎（死亡率約30％）

## 5．全身症状を伴わないが注意すべき発疹

① 不自然な分布や形状の紅斑，水疱，紫斑，瘢痕 ⇒ 自損傷（年長児，成人），虐待（小児，老人）
② 全身の著しい掻痒と紅色丘疹 ⇒ 老人では疥癬の可能性を念頭に置く（疥癬では指間，腋下，陰部などに丘疹や水疱あり）．

## おさえておきたいポイント

◆アスピリン不耐症による蕁麻疹や血管浮腫は，コハク酸ステロイド製剤〔コハク酸ヒドロコルチゾン（ソル・コーテフ®，サクシゾン®），コハク酸メチルプレドニゾロン（ソル・メドロール®）〕でさらに症状が悪化するため，治療には使用しない．コハク酸以外の塩基をもつステロイド製剤〔ヒドロコルチゾン（コートリル®，水溶性ハイドロコートン®），プレドニゾロン（水溶性プ

レドニン®）〕は，安全に使用できる．
- ◆薬疹を疑われる患者に化学構造上の類似薬を使用しない．薬剤名が異なっても体内で代謝されて同じ化学物質になる薬剤があるので注意する．
- ◆アナフィラキシーショックを伴う蕁麻疹は，食品やドリンク剤などの添加物（コチニール色素など）でも生じることがある．
- ◆食物アレルギーによる蕁麻疹とそれに伴う気道閉塞症状や顔面浮腫は摂取15分後から1時間以内に生じることが多いが，時に摂取数時間後にみられることがある（遅発反応）．
- ◆ラテックスアレルギーの抗原はバナナ，クリ，アボガドと交叉反応をするため，ラテックスアレルギー患者はこれらの食物でアナフィラキシー症状や蕁麻疹を生じることがある．
- ◆帯状疱疹は時に知覚神経以外の神経障害を伴う．
  例）陰股部：排尿，排便障害
  　　上下肢：運動障害
  　　顔面：顔面神経麻痺

## 安全・適切に診療するための注意点

- ◆麻疹，水痘などのウイルス感染症や疥癬が疑われる患者は，他の患者，特に，小児や免疫不全患者（ステロイド剤や抗悪性腫瘍薬を投与されている患者など）と外来の待合室を分ける．
- ◆疥癬の診察時は防御用のガウンを着用し，医療スタッフを介して他の患者に感染しないように注意する．
- ◆切開などの出血を伴う皮膚処置を行う場合には，血小板凝集阻害薬（アスピリンなど）など出血傾向を助長する薬剤の投与歴を確認する．
- ◆ステロイド外用剤を安易に使用すべきでない状態
  ① 痒みのない小水疱の集簇を伴う紅斑．帯状疱疹，単純ヘルペス，膿痂疹に誤ってステロイド剤を外用すると一時的に炎症症状は抑制されるが，その後悪化，拡大する．
  ② 痒みのない顔面の境界明瞭な紅斑は丹毒のことがあり，白血球の増多やCRP上昇をみる場合はペニシリン系抗菌薬の適応となる．
- ◆SJSやTENの治療における注意点[2]
  ① 結膜炎などの眼症状は視力障害や角膜乾燥などの後遺症を残すことが少なくないので，早期に眼科専門医の診察を依頼する．
  ② 皮疹の重症度と粘膜疹の重症度とは一致しない．本症は進行が急激であるため，皮疹が軽度でも咳嗽など気道粘膜症状や下痢などがみられる場合には強力な治療が早急

に必要である．なお，気道粘膜の障害の初期では必ずしも胸部X線写真で異常を認めない．
◆発疹に対し，抗ヒスタミン薬を投与するときの注意すべき基礎疾患と副作用
　① 高齢男性の前立腺肥大症 ⇒ 尿閉
　② 緑内障 ⇒ 眼圧上昇による緑内障発作
　③ てんかん ⇒ てんかん発作の誘発
　④ 自動車等の運転 ⇒ 眠気
◆ゴム手袋のパウダーはラテックスが付着している．そのため，ラテックスアレルギー患者の近くで手袋を装着すると，飛散したパウダーの吸入によりアナフィラキシーや喘息症状を誘発する[1]．

## 参考文献

1) 松永佳世子：ラテックスアレルギー，実態と対策，皮膚病診療，22：1123-1128，2000
2) 相原道子：Stevens-Johnson症候群，中毒性表皮壊死症，小児科診療，66：52-57，2003

### ●患者説明のポイント

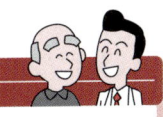

1. 発疹の原因として，現時点で何が考えられるかを可能性の高いものをあげて説明する．
2. 家族や周囲の者に感染（接触感染，飛沫感染）する可能性があるかどうか，ある場合は潜伏期はどのくらいかを説明する．帯状疱疹は健康な成人には通常感染しないが乳幼児には時に感染して水痘を発症するため，乳幼児には近づかないよう指導する．
3. 再発の可能性と予防，再発時の対処法を説明する．特に，ナッツ類やソバなどの食物アレルギーによるアナフィラキシーは微量でも症状が出現することを強調する．
4. 薬疹を生じた患者には使用禁止薬剤を記載した薬疹カードを常に携帯するよう勧める．

memo

# 6) 発熱

発熱は日常臨床で最も頻度の高い症候である．まず，問診，現症から致死的疾患を鑑別する．一般外来ではかぜ症候群によることが大半であり，かぜ症候群として矛盾がないかどうかを検討していく．

## ヒヤリとしないための 事前チェック事項

- [ ] 全身を注意深く診察し，圧痛点，排膿の有無の確認をし，皮疹やリンパ節腫脹を見落とさないようにする．項部硬直も調べる．

- [ ] かぜ症候群と肺炎の鑑別には胸部X線撮影が必須となるが，呼吸苦，胸痛の有無，症状の持続時間，痰の性状などを参考にして，全員に行うことは避ける．

- [ ] インフルエンザ迅速診断キット，A群溶連菌迅速診断キットなどが普及しており，短時間で診断を確定するのに有用である．

- [ ] 腹部超音波検査，直腸診は，炎症の局在診断をしていくのには非常に有用であり，必要に応じて遅滞なく行う．腹部CTは，腫瘍，肝脾腫の存在，潜在性膿瘍，血腫，後腹膜リンパ腫などを検出でき，感染巣不明の場合はルーティンとして行うことが多い．

- [ ] 成人Still病やリウマチ性多発筋痛症などは慎重な鑑別診断を行ってはじめて可能となる．

- [ ] 現在流行している伝染性疾患については把握しておく．
（国立感染症研究所・感染症情報センター
http://idsc.nih.go.jp/index-j.html）

- [ ] 感染症予防法などを参考にして，保健所への届け出の義務について検討する．

## 診療の基本手順 （表1）

1. 発熱の出現時期，熱型，随伴症状（咽頭痛，咳，痰，呼吸困難感，関節痛，消化器症状，食思不振，体重変動，皮膚粘膜症状など）を聴取する．

## 表1 ● 発熱の原因を考えるときの手順

### 1. まずは,致死的な疾患を鑑別する
① 敗血症性ショック
② 毒素性ショック症候群
③ コントロール不良の糖尿病患者の発熱(重症化しやすい)
④ 好中球減少症患者の発熱
⑤ 高体温(熱射病,悪性症候群,セロトニン症候群)
⑥ マラリヤ・腸チフス
⑦ 皮膚病変を伴う敗血症(髄膜炎菌菌血症,toxic shock syndrome)
⑧ 壊死性筋膜炎
⑨ 中枢性感染症(細菌性髄膜炎,硬膜下膿瘍など)

### 2. 感染症を疑って,感染巣を頭のてっぺんから足先まで検索していく
① 中枢神経(髄膜炎,脳炎,脳膿瘍)　② 副鼻腔炎
③ 中耳炎　④ 咽頭炎
⑤ 気管支炎・肺炎　⑥ 感染性心内膜炎
⑦ 腹腔内感染症(急性腸炎,虫垂炎,憩室炎,胆道系感染症)
⑧ 膀胱炎・腎盂腎炎　⑨ 骨盤内炎症性疾患
⑩ 前立腺炎　⑪ 肛門周囲膿瘍
⑫ 皮膚感染症・関節炎　⑬ 末梢・中心静脈ライン感染
⑭ 医療器具挿入部感染(経鼻チューブ,胃瘻チューブ,尿道カテーテルなど)

### 3. その他の疾患も考慮する
① 特発性細菌性腹膜炎　② 薬剤熱
③ リウマチ性多発筋痛症　④ 甲状腺クリーゼ
⑤ 急性副腎不全(副腎クリーゼ)　⑥ 急性心筋梗塞
⑦ 肺血栓塞栓症・深部静脈血栓症

2 全身所見をとり,どの臓器に異常があるかを考えていく.(頭頸部→神経系→心血管系→呼吸器系→消化器系→泌尿生殖器系→皮膚筋骨格系→血液腫瘍系→代謝内分泌系)

3 発熱がみられる前の状況についても重要である(旅行,居住歴,外傷,歯科治療,ペットの飼育).

4 伝染性疾患の否定のため,患者周囲の人々の発熱の有無を確認する.

5 患者が免疫不全状態(コントロール不良の糖尿病,担癌状態,顆粒球減少症,後天性免疫不全症候群など)ではないことを確認する.

6 女性の場合,月経の状態,妊娠の有無についても問診する.

7 尿路感染は比較的多い発熱の原因であり,頻尿,排尿時痛について問診する.

8 薬剤熱や悪性症候群による発熱は見落としやすいため,薬剤歴,治療歴について問診する.薬剤熱の原因は抗菌薬が最も多い.栄養補助食品,ダイエット薬品類の使用も関連することがある.

9 抗菌薬を投与する場合は,必ず細菌培養を行う(咽頭,尿,血液,喀痰,便,ドレーン排液など).

## おさえておきたいポイント

- 発熱は日常臨床の中で最もよくある問題の1つであり，多様な鑑別診断が存在する．しかし，多くの発熱は診断が下された後，あるいは診断されぬまま自然に改善する．そのほとんどが「かぜ」で代表されるウイルス感染症であり，特別な治療や検査は必要とされない．かぜ症候群の原因の90％以上は，ライノ，アデノ，インフルエンザウイルスなどである．流行期に，急激な発熱（38〜40℃）・全身の筋肉痛，関節痛を訴えた場合，インフルエンザの可能性が高くなる．
- 高齢者の原因不明の発熱では悪性腫瘍の頻度も高く，消化管を含めた全身の検索が必要となる．悪性腫瘍に伴う発熱として最も頻度が高いのは，合併する感染症である．また抗腫瘍治療関連（薬剤熱，輸血・塞栓術に伴う発熱など）の発熱も多い．これらを除外して初めて，腫瘍熱と診断される．腫瘍熱は炎症性サイトカインによるので，通常CRP陽性である．
- 発熱のみが先行する膠原病もあり，関節，皮膚症状の発現などに留意する．「発熱＋抗核抗体陽性」ですぐに膠原病と関連付けて考えるのは早計である．抗核抗体は補助診断の1つにすぎない．
- 見落とされやすい感染症としては，深部膿瘍，感染性心内膜炎，椎体炎，肺外結核，粟粒結核などがある．
- 日常診療では，不明熱の基準〈①38.3℃以上の発熱が，②3週間以上続き，③3度の外来受診または3日以上の入院精査でも診断不可能なもの〉に当てはまる患者に接することは稀である．しかし，これに準ずる発熱患者は多い（表2）．
- 微熱（37〜37.9℃）の原因として，感染症，悪性腫瘍以外で見落としやすいのは，線維筋痛症や慢性疲労症候群，亜急性甲状腺炎，感染後熱，心因性の発熱などがある（表3）．

## 安全・適切に診療するための注意点

- 熱型は鑑別診断の参考になるとともに，抗菌薬などの治療効果判定に大切である．
- インフルエンザ感染症の場合，非ステロイド性消炎鎮痛薬（NSAIDs）の使用と脳症の関連が指摘されているので，アセトアミノフェンを投与するようにする．
- 脱水状態の患者（特に高齢者）に，強力な解熱薬を投与するとショックを呈する場合もあるため，水分補給を十分にするなど注意が必要である．
- 特殊な輸入感染症を考える場合，診断が確定するのを待たずに，専門医に紹介する必要がある．
- 結核が疑われる場合は，喀痰の塗抹検査や培養だけでなく，

## 表2 ● 不明熱をきたす主な原因

### 1．感染症

①腰腹部の膿瘍：横隔膜下，脾，憩室周囲，肝・胆道系，骨盤内，腸腰筋
②結核（粟粒結核）
③敗血症
④サイトメガロウイルス感染
⑤尿路感染症
⑥副鼻腔炎
⑦骨髄炎
⑧カテーテル熱
⑨真菌感染症
⑩創部感染症

### 2．腫瘍性疾患

①悪性リンパ腫
②白血病
③腎癌
④膵癌
⑤肝や骨への癌転移

### 3．膠原病とその類縁疾患

①成人Still病
②大動脈炎症候群
③側頭動脈炎
④全身性エリテマトーデス
⑤悪性関節リウマチ
⑥結節性動脈炎
⑦Wegener肉芽腫

### 4．その他

①サルコイドーシス
②Crohn病
③薬剤アレルギー
④心房粘液腫
⑤血腫
⑥肺梗塞
⑦詐病

### 5．原因不明

## 表3 ● 微熱をきたす疾患・病態

① 慢性感染症（呼吸器，尿路，胆道系，慢性Q熱など）
② 感染後状態
③ 甲状腺機能亢進症
④ 月経前熱，妊娠
⑤ 高度の貧血
⑥ うっ血性心不全
⑦ 悪性腫瘍
⑧ 膠原病
⑨ 寄生虫疾患
⑩ うつ病
⑪ 慢性疲労症候群ないし線維筋痛症

胃液の塗抹検査，培養も行う．PCR法も適宜行う．

◆感染症の可能性がある場合，その患者から他の患者および医療従事者に感染する危険性があるかどうかを検討し，院内感染を防止する．

◆入院後，術後の発熱は一般外来診療と異なる原因検索をしていくことが肝心となる．

◆薬剤熱を疑って中止しても，解熱までに2〜3日かかる場合があるため，判断を急がない（皮疹を伴う場合はさらに長くかかるときがある）．

## 参考文献

◇ 発熱．「診察エッセンシャルズ」（松村理司 編著），pp91-104，日経メ

ディカル開発，2004
◇ 青木 誠：発熱．「新臨床内科学 第8版」（高久史麿ら 編），pp123-129，医学書院，2002

### ●患者説明のポイント

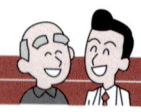

1. 発熱の原因疾患の診断がつくまでは，全身の衰弱が激しいなどやむを得ない場合を除き，解熱薬投与は慎重に，できれば診断確定後からにする．患者・家族には，熱を下げることが大事なのではなく，発熱の原因を見つけることが優先することを説明し理解してもらう．
2. 心因性の発熱や詐熱が疑われる場合は，診断を説明することよりも発熱に至った経緯を重視するとともに，共感的な態度で接することが大切である．
3. 随伴する症状や社会的背景から，性生活について確認する必要がある場合は，配慮をもって問診する．

memo

# 9章 頻度の高い症状

# 7) 頭痛

頭痛は日常診療で最もよく出会う症候の1つである．頭痛には，くも膜下出血や髄膜炎など頭蓋内病変や全身病変に伴う二次性頭痛と，緊張型頭痛や片頭痛などMRIやCT等の画像検査では異常を認めない一次性頭痛がある．頭痛を訴える患者さんを診療する場合，くも膜下出血などの緊急性を要する二次性頭痛を見逃さないように留意する．

## ヒヤリとしないための 事前チェック事項

- ☐ 頭痛発症パターン（急激な頭痛，亜急性，慢性反復性）は確認したか？
- ☐ 片麻痺などの局所症状，発熱・髄膜刺激症状などを伴っていないか？
- ☐ 眼底検査でうっ血乳頭の有無は確認したか？
- ☐ 二次性頭痛が疑われる場合，MRI・CT・髄液検査などは行われているか？

## 診療の基本手順

**1** 頭痛患者の診療では，医療面接を通じて自覚症状である頭痛の特徴を整理して聞き出すことが重要である．頭痛の特徴を整理するために，①頭痛の起こり方と経過，部位，痛みの性状，②頭痛の増悪・寛解因子，③頭痛の随伴症状，④家族歴などを聴取する．

**2** 全身状態（発熱，皮疹，局所症状の有無など）の診察後，頭頸部の診察を行う．眼底検査はうっ血乳頭の有無を確認するために必ず行う．顔面，頭部の感覚過敏の有無は，三叉神経痛のtrigger zoneの検索に有効である．両側側頭動脈の触診は，側頭動脈炎による動脈拍動の減弱や圧痛の有無を調べるのに有効である．肘掛け徴候（アームチェアサイン）*の観察は緊張型頭痛の診断に有効である．

**3** **1**，**2**の診療情報から一次性頭痛，二次性頭痛の鑑別を行うが，二次性頭痛が否定できない場合は，脳CT・MRIなどの画像診断や脳脊髄液検査を行い，くも膜下出血や髄膜炎など緊急を要する疾患を鑑別する．

**表●頭痛の分類**

| 一次性頭痛 | ① 片頭痛<br>② 緊張型頭痛<br>③ 群発頭痛およびその他の三叉神経・自律神経性頭痛<br>④ その他の一次性頭痛 |
|---|---|
| 二次性頭痛 | ① 頭頸部外傷による頭痛<br>② 頭頸部血管障害による頭痛<br>③ 非血管性頭蓋内疾患による頭痛<br>④ 物質またはその離脱による頭痛<br>⑤ 感染による頭痛<br>⑥ ホメオスターシスの障害による頭痛<br>⑦ 頭蓋骨,頸,眼,耳,鼻,副鼻腔,歯,口あるいはその他の顔面・頭蓋の構成組織の障害に起因する頭痛あるいは顔面痛<br>⑧ 精神疾患による頭痛 |
| 頭部神経痛,中枢性・一次性顔面痛およびその他の頭痛 | ① 頭部神経痛および中枢性顔面痛<br>② その他の頭痛,頭部神経痛,中枢性あるいは原発性顔面痛 |

文献1より改変

---

> **＊ 肘掛け徴候（アームチェアサイン）**
> 座った状態で,頭痛患者の片腕または両腕を検者が支えて,あたかも肘掛けいすに腕をかけているような姿勢で患者さんに力を抜いてもらい,腕を検者の手にあずけてもらう.その状態で検者が手を離すと通常はだらりと下に垂れ下がるが,緊張の強い場合は腕がそのまま宙に残り肘掛けの上に腕を乗せているような姿勢になる.全身（特に上半身の）緊張が強い状態でみられる.

## おさえておきたいポイント

　頭痛は,大きく分けて機能性頭痛とも呼ばれる一次性頭痛と器質的疾患に伴う二次性頭痛に分類される（表）.頭痛は硬膜動脈や三叉神経などの頭蓋内組織や頭皮,頭頸部の筋肉などの頭蓋外組織の痛みを感じる受容体が刺激を受けることによって生じる.

　原因別に頭痛を分類した場合,片頭痛など頭蓋内・外の血管が拡張して炎症を起こし周りの神経を刺激することによって生じる「血管性頭痛」,精神的ストレスや長時間の同じ姿勢,眼精疲労などにより頭部〜頸部の筋群が収縮することによって「肩こり」とともに生じる「緊張型頭痛」,くも膜下出血や脳腫瘍,髄膜炎など頭蓋内の疾患によって生じる頭痛,副鼻腔炎,緑内障,齲歯など頭蓋外の疾患に伴う頭痛,うつ病など精神疾患に伴う頭痛,三叉神経や後頭神経領域に生じる神経痛による頭痛,鎮痛薬の連用による薬剤誘発性の頭痛など原因は多岐にわたる.これらの頭痛のなかでも片頭痛・群発頭痛や緊張型頭痛による一次性頭痛が80％以上を占めている（図）.

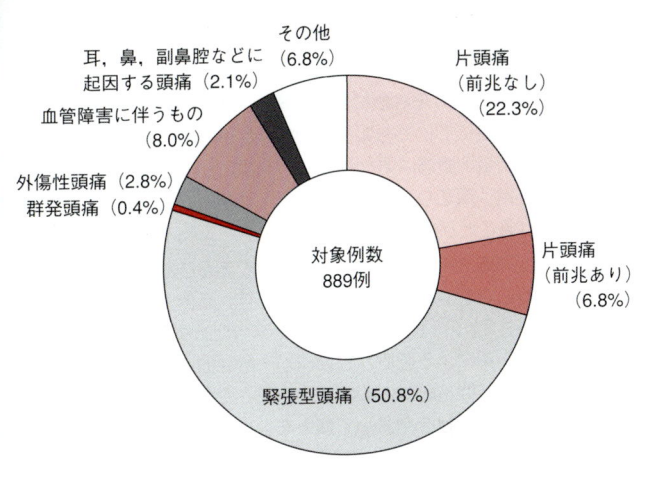

**図●頭痛調査による頭痛患者の分類**（文献1より引用）

- その他（6.8%）
- 片頭痛（前兆なし）（22.3%）
- 耳，鼻，副鼻腔などに起因する頭痛（2.1%）
- 血管障害に伴うもの（8.0%）
- 外傷性頭痛（2.8%）
- 群発頭痛（0.4%）
- 対象例数 889例
- 片頭痛（前兆あり）（6.8%）
- 緊張型頭痛（50.8%）

## 1．片頭痛

◆片頭痛は大きく前兆を伴う片頭痛（migraine with aura）と前兆を伴わない片頭痛（migraine without aura）とに分けられる．前兆を伴わない片頭痛の方が多い傾向にある．比較的激しい頭痛発作を生じることが多く，外来を受診する頭痛患者の14～15%を占める．片頭痛発作は30歳代に最も多く，以後は年齢とともに減少していく．全年齢層で男性に比べ女性に多い．片頭痛の約半数近くに家族歴があり，特に母親に頭痛を有する場合が多い．片頭痛発作の誘因としては，睡眠不足，生活環境変化，精神的ストレスなどが多く，またチョコレート，アルコールなどで誘発される場合も多い．女性では月経周期との関連が大きく，ホルモン活動との関連が示唆されている．

◆前兆の多くは閃輝暗点（scintillating scotoma）と呼ばれる視野欠損であり，前兆が消失した後に片側または両側に拍動性または非拍動性の頭痛が出現する．片頭痛患者では，神経細胞の過敏状態や，交感神経機能やセロトニン系の機能低下を背景とした血管反応性異常や三叉神経血管系の過敏状態が存在すると考えられている．この状況下にストレスなどの内因性・外因性の誘因が作用することによって三叉神経感覚線維が活性化され放出された神経ペプチド，NO（一酸化窒素）により生じた血管拡張，血管周囲の神経原性炎症によって痛みが惹起されると考えられている．

◆片頭痛には，後述する緊張型頭痛との鑑別が困難な場合も多く，中間型と考えざるを得ない患者も存在する．片頭痛の治療には従来セロトニンに作用するエルゴタミン製剤が用いられていたが，近年になって，より血管のセロトニン受容体に選択性の高

いトリプタン系薬剤が用いられるようになり効果を上げている.

### 2．緊張型頭痛

- ◆緊張型頭痛は外来診療において最もよく遭遇する頭痛であり，片頭痛患者においても緊張型頭痛を合併していることは稀ではない．緊張型頭痛は男女ともに中年以降に多くなり，睡眠不足，運動不足，肩こり，生活環境の変化や精神的ストレスなどが誘因となることが多い．

- ◆緊張型頭痛は後頸部から始まる鈍痛であることが多く，しばしば「肩こり」や後頸部の「はり・こり」を伴う．片側性の緊張型頭痛も3分の1程度にみられる．緊張型頭痛では，うつむき姿勢や高い枕による睡眠など筋肉が十分な血液供給が行われない状態で長時間持続的に収縮した結果，遊離された乳酸・ピルビン酸などが神経を刺激して痛みを生じる．特に末梢神経が密に分布している筋付着部や靭帯で痛みを感じやすい．

- ◆治療としては対症的な鎮痛薬投与とともに，頸部・肩関節のストレッチ，姿勢の矯正，腹筋・背筋体操による筋力トレーニングなど生活習慣の改善が重要である．

### 3．群発頭痛

- ◆群発頭痛は，きわめて激しい頭痛であり男性に多い．頭痛発作は患者ごとに発生時刻や群発時期に一定の傾向があり，睡眠中に起こる場合が多い．

- ◆痛みは一側の眼窩部から生じ放散することがある．痛みは激烈で通常15分〜2時間程度持続し，結膜充血，流涙，鼻閉，鼻汁，眼瞼浮腫などの自律神経症状を随伴する．発作回数は1日1〜2回のことが多い．

- ◆発作時の治療としてスマトリプタンの皮下注・点鼻や酸素吸入が行われる．予防にはエルゴタミン製剤，カルシウム拮抗薬，副腎皮質ホルモンなどが用いられる．

## 安全・適切に診療するための注意点

- ◆一次性頭痛，二次性頭痛の鑑別が重要である．特にくも膜下出血や髄膜炎など重篤な疾患が背景にある場合を見逃してはならない．急性発症，髄膜刺激症状，意識障害，片麻痺などの局所症状，うっ血乳頭などの存在は，二次性頭痛を強く示唆する．二次性頭痛を疑った場合は，血液・髄液・画像検査等を施行し診断を確定し治療方針を決定しなければならない．

- ◆一次性頭痛の場合でも，片頭痛や群発頭痛の発作時にはスマトリプタンの皮下注や酸素吸入など迅速な処置が必要となる．

- ◆慢性頭痛の中には鎮痛薬によって誘発される頭痛やうつ病

に伴う頭痛もあり，漫然とした鎮痛薬の投与は控えるべきである．

**参考文献**

1) 国際頭痛分類 第2版　The International Classification of Headache Disorders ; 2nd Edition（ICHD-Ⅱ）（国際頭痛学会・頭痛分類委員会／日本頭痛学会・厚生労働科学研究 共訳）
◇「よくわかる頭痛・めまい・しびれのすべて─鑑別診断から治療まで」（東儀英夫 編），永井書店，2003
◇ 頭痛大学：http://homepage2.nifty.com/uoh/

## ●患者説明のポイント

1. 一次性頭痛の場合，緊張型頭痛と片頭痛の特徴や機序について説明するとともに，命に関わる頭痛ではないこと，緊張型頭痛では薬物療法とともに生活習慣の改善が重要であることを強調する．片頭痛の場合，エルゴタミン製剤は頭痛発作の早期（前兆がある場合は，前兆期）に使用した方が有効であること，トリプタン系薬剤には経口薬以外に注射薬，点鼻薬などがあり頭痛発作時の状態に応じて使い分けることを説明する．
2. 二次性頭痛の場合，原疾患に応じた検査や治療が必要となるため，それぞれの検査の内容と考えられる疾患について説明する．

memo

# 8）めまい

めまいは平衡感覚の障害であり，実際に自分が動いていないにもかかわらず動いているように感じる状態である．めまいは症状面から大きく回転性めまい（vertigo）と非回転性めまいに分けられる．非回転性めまいはさらに動揺性めまい（dizziness）と失神型めまい（presyncope）に分けられる．また障害部位の面から中枢性めまいと末梢性めまいに分けられ，中枢性では非回転性めまいが多く，末梢性では回転性めまいが多い（表）．めまいを呈する疾患は脳血管障害や心疾患，血液疾患，良性発作性頭位性めまいなど多岐にわたる．めまいを診察する場合，症候から障害部位を想定し，検査・治療計画を立てていかなければならない．

## ヒヤリとしないための 事前チェック事項

- [ ] めまいを生じうる薬剤を服用していないか
- [ ] めまいは回転性か非回転性か
- [ ] 眼振は存在するか
- [ ] CT・MRIなどの画像診断が必要か

## 診療の基本手順

**1** めまいを訴える患者を診察する場合，訴える症状が回転性か非回転性か，発症のしかたは急性なのか繰り返し生じるのか，めまいを生じるときに頭位変換，起立，排尿，咳嗽など契機となる誘因があるのか，耳鳴・難聴などの蝸牛症状や嚥下障害，運動麻痺などのめまいに随伴する症状があるのかなど，めまいの性状，発症のしかたや誘因，随伴症状について医療面接を通じて的確に把握する．同時に現在使用している薬剤を聴取しておく．めまい患者の服薬歴を確認することは，薬剤性の内耳障害や向精神薬によるめまいを鑑別するのに有効である．

**2** めまい患者の診察では，第一に意識・呼吸状態，血圧，脈拍などのバイタルサインを確認する．不整脈や低血圧などがめまいの原因となる場合もある．次に眼振，平衡障害，起立性低血圧の有無に注意する．一方向性眼振や混合性（水平回旋性）眼振を認める場合は内耳障害が，注視方向性

### 表●中枢性めまいと末梢性めまいの鑑別

|  | 中枢性 | 末梢性 |
| --- | --- | --- |
| めまいの性状 | 非回転性（dizziness）が多い | 回転性（vertigo）が多い |
| めまいの強さ | 軽い | 強い |
| めまいの持続時間 | 長い（しばしば数日以上） | 短い（数秒～数分～数日） |
| 眼振の方向 | 注視方向性 | 一方向性 |
| 自発眼振の性状 | 純回旋性，垂直性 | 水平回旋混合性 |
| 中枢神経症候 | あり | なし |
| 嘔気，嘔吐 | 軽い | 強い |

文献1より改変

眼振や垂直性眼振を認める場合は中枢性障害が示唆される．眼振はフレンツェル眼鏡を用いて頭位変換を行い診察する．平衡障害の診察は，起立位や歩行状態を観察して前庭性，小脳性，深部感覚性による平衡障害を鑑別する．起立性低血圧の診断は，安静臥位と立位直後，10分後の血圧を測定し収縮期血圧で20mmHg以上の低下があれば陽性と判断する．

3 全身性の疾患を鑑別するための心電図・血液生化学検査とともに，脳梗塞（主に椎骨・脳底動脈系），脳出血（小脳・橋など）など中枢性病変が疑われる場合はCT・MRIなどの画像診断を施行する．脳幹脳炎など感染性疾患が疑われる場合は髄液検査を施行する．

## おさえておきたいポイント

身体の平衡には前庭神経系，視覚系，深部感覚系などが関与している．前庭系には中枢神経系として脳幹（前庭神経核），小脳，大脳が含まれ，末梢神経系として内耳（耳石器，半規管），内耳神経（前庭神経）が含まれる（図1）．前庭感覚器である半規管は角（回転）加速度を感受し，耳石器は重力などの直線加速度を感受する．前庭感覚はこれらの感覚器からの情報が前庭神経核に送られることで生じる．半規管は3つのほぼ直交する半環状の構造物（外側，前，後半規管）であり，頭部のさまざまな回転に応じて内リンパが流動することによって加速度を感受できるようになっている．耳石器は頭部の傾斜などによる耳石のずれを直線加速度として感受する．

視覚系による入力が平衡機能の維持に大きな役割を果たしている．われわれは暗所などで視覚入力が遮断されると，平衡を維持するために壁や地面をさわったりして深部感覚系の入力を得ることによって自分の空間における位置を把握しようとする．深部感覚系の主な感覚器は，筋肉中の筋紡錘である．例えば立位時の下腿筋では，前脛骨筋や腓腹筋それぞれの筋紡錘が交互に興奮することによって立位を維持している．

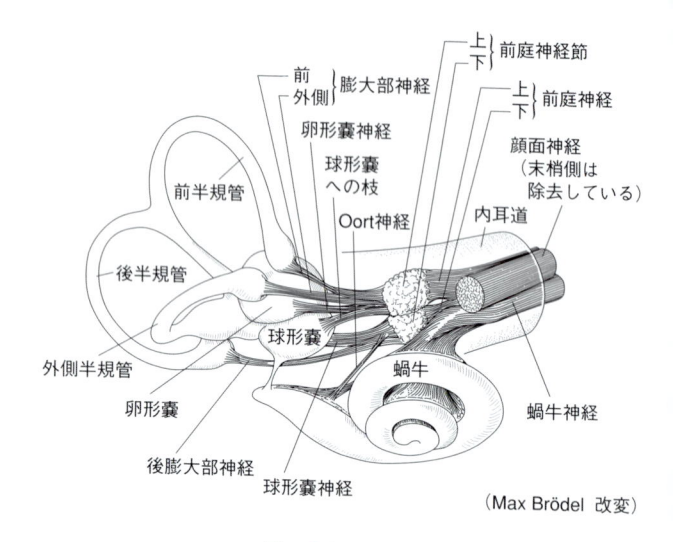

**図1 ● 右側の内耳**
文献2より引用

これらの系のうちいずれかが障害されたとき，平衡機能の破綻が生じてめまいが起こる．

- ◆ めまいは周囲や自分がぐるぐると回転しているように感じる回転性めまい（vertigo）と非回転性めまいに分けられるが，非回転性めまいはさらに身体がゆらゆら揺れる感じ，雲の上を歩いているようなふわふわした感じなどを訴える動揺性めまい（dizziness）と目の前が暗くなり血の気が引いていくような感じ，気が遠くなる感じなどと表現される失神型めまいに分けられる．

- ◆ 回転性めまいを呈し蝸牛症状を伴わない場合，頭位変換による症状変動の有無が重要である．三半規管への耳石迷入による良性発作性頭位性めまいは，耳石置換法による治療が有効な場合が多く，見逃してはならない．

- ◆ 回転性めまいを呈し蝸牛症状を伴う場合，聴覚系障害が合併し蝸牛から聴神経・聴神経核に至る聴覚系路の障害が想定される．発症が急性で，顔面神経麻痺や四肢の失調症状が合併する場合は前下小脳動脈領域の血管障害が想定される．急性または亜急性発症で蝸牛症状を伴わず，一方向性眼振を認める場合は前庭神経炎が強く疑われる．亜急性・慢性に出現し，体幹・四肢失調，注視方向性眼振などを伴う場合，小脳・脳幹腫瘍や脊髄小脳変性症などが想定される．眼振は，末梢神経系の障害の場合健側へ向かう一方向性であり，中枢性疾患では注視方向性や，垂直方向などの眼振を認めるが，小脳橋角部障害におけるBruns眼振や頭蓋－頸髄移行部や小脳障害でみられる下眼瞼向き眼振など特徴的な眼振を認める場合も多く，診断に重要である．

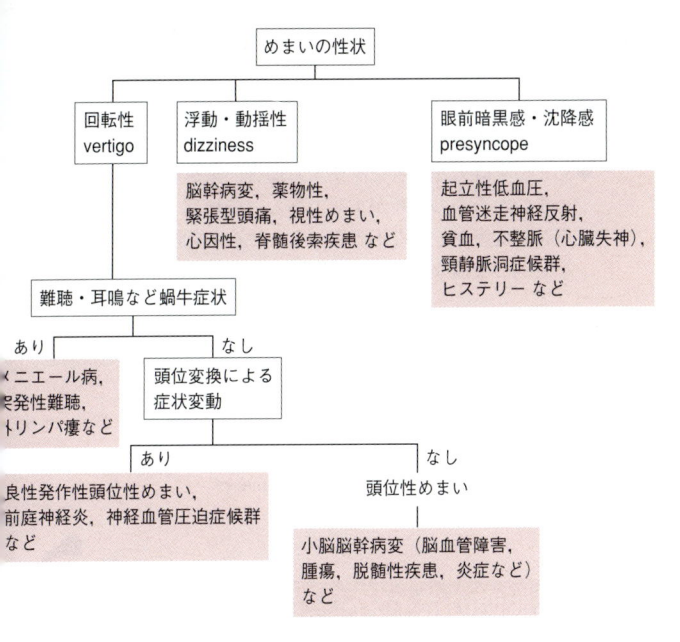

```
                        ┌──────────────┐
                        │ めまいの性状 │
                        └──────┬───────┘
         ┌─────────────────────┼─────────────────────┐
    ┌────────┐          ┌──────────────┐       ┌──────────────────┐
    │ 回転性 │          │ 浮動・動揺性 │       │ 眼前暗黒感・沈降感 │
    │vertigo │          │ dizziness    │       │ presyncope       │
    └────┬───┘          └──────┬───────┘       └──────────────────┘
```

浮動・動揺性 dizziness:
脳幹病変，薬物性，緊張型頭痛，視性めまい，心因性，脊髄後索疾患 など

眼前暗黒感・沈降感 presyncope:
起立性低血圧，血管迷走神経反射，貧血，不整脈（心臓失神），頸静脈洞症候群，ヒステリー など

回転性 vertigo:
難聴・耳鳴など蝸牛症状

あり: メニエール病，突発性難聴，外リンパ瘻 など

なし → 頭位変換による症状変動
- あり: 良性発作性頭位めまい，前庭神経炎，神経血管圧迫症候群 など
- なし（頭位性めまい）: 小脳脳幹病変（脳血管障害，腫瘍，脱髄性疾患，炎症など）など

**図2● めまいの原因疾患診断のためのフローチャート**
文献1より改変

- ◆非回転性めまいを訴える場合，その症状が浮遊感，動揺感であるのか，眼前暗黒感，立ちくらみであるのかに注目する．浮遊感，動揺感をきたすめまいは平衡障害を認める場合，回転性めまいの回復期に認める前庭性平衡障害，脳血管障害，多発性硬化症，小脳炎，脊髄小脳変性症などの小脳性平衡障害，糖尿病や傍腫瘍性症候群にみられる感覚失調型ニューロパチーや頸椎症性脊髄症などの深部感覚性平衡障害の3種類の平衡障害に大別される．平衡障害を認めないにもかかわらずふらつきを訴える場合は，姿勢反射障害や筋力低下が原因となる場合が多い．パーキンソン病などの神経変性疾患における姿勢反射障害や多発性筋炎，ギラン・バレー症候群などにおける筋力低下がふらつきの原因となる．神経所見に異常を認めない場合，高血圧・低血圧，不整脈，呼吸不全などの内科的疾患や抗てんかん薬，抗うつ薬などの薬剤の関与を考える．
- ◆症状が眼前暗黒感や立ちくらみの場合，起立性低血圧の有無を確認する．起立性低血圧を認める場合はまず降圧薬服用の有無に注意する．薬剤の関与が否定的な場合，多系統萎縮症や糖尿病など自律神経障害をきたす疾患が考えられる．起立性低血圧がなく，排尿，咳嗽，起立などが誘因となる場合，血管迷走神経反射が強く疑われる（図2）．

### 安全・適切に診療するための注意点

- ◆ めまいはさまざまな疾患で生じる症状であり，日常診療の場で最も多くみられる症状の1つである．
- ◆ めまいを訴える患者を診察する場合，重篤な疾患を疑わせるめまいか否かの判断が重要である．脳梗塞・脳出血などの中枢神経疾患や危険な不整脈など，生命の危険を生じうる疾患を見逃してはならない．

**参考文献**

1) 「よくわかる頭痛・めまい・しびれのすべて－鑑別診断から治療まで」（東儀英夫 編），永井書店，2003
2) 「『イラスト』めまいの検査」（日本平衡神経科学会 編），診断と治療社，1998
◇ 日本めまい平衡医学会　http://www.memai.jp/

### ●患者説明のポイント

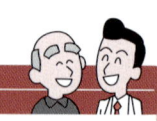

1. めまいは患者にとって非常に不快な症状であり，症状が治まった後もいつ同様の症状が生じるかという不安感を伴っていることが多い．めまいの原因となる疾患を診断しうる場合には，そのための検査・治療について十分な説明を行うことで患者の不安感の軽減を図る．めまいの原因がはっきりしない場合でもいたずらに不安感を助長せずに，症候や画像所見から中枢神経疾患などの重篤な疾患を否定できる場合は，その理由を説明し他の疾患について鑑別診断を行っていくことを説明することで安心感を与えることが肝要である．

memo

## 9）視力障害，視野狭窄

急激な視力低下，視野狭窄をきたす疾患には緊急治療を必要とする緑内障発作，鼻性視神経炎，細菌性眼内炎などがある．治療の遅延によって視力予後が不良となるため，可及的すみやかに眼科医へ紹介する必要がある．

### ヒヤリとしないための 事前チェック事項

☐ 視力低下，視野狭窄は眼科臨床では重要な自覚所見である．ただし，主訴，自覚症状としてこれらがみられた場合，急性のものか慢性のものであるか（約1カ月が大きな目安である），片眼性か両眼性か，頭痛，眼痛を伴うか否か，といった情報を問診等で得たうえで，検査，診断を行わなければならない．急性進行性の場合は治療を急ぐ必要があるが，白内障などの慢性疾患では治療を急ぐ理由はあまりないといったことがあるからである．

### 診療の基本手順

1. 救急外来で視力低下，視野狭窄を訴える患者が来院した場合は，可能なら裸眼視力を左右眼別に測定し，直接倒像鏡による眼底後極部の観察，対座法による左右眼別の視野測定を行って，どちらの眼にどの程度の障害があるかを確実に把握することが基本である．
2. なお視神経病変が原因となることがあるので，眼科専門医への紹介を前提とする場合においても，Marcus-Gunn瞳孔反応などの瞳孔所見は眼科診察上重要である．したがって散瞳薬は用いるべきではない．
3. いずれにせよ，なるべく早く眼科医へコンサルトすることが重要である．

### おさえておきたいポイント

◆視力には裸眼視力（眼鏡などの矯正を行わない視力）と矯正視力があり，臨床的には矯正視力に有意な低下がみられる状態を視力障害という．

**表● 急激な視力低下・視野狭窄をきたす疾患**

| 疾患 | 特徴 | 備考 |
|---|---|---|
| 緑内障発作 | 頭痛，眼痛，悪心，嘔吐を伴う | 冬季，早朝に多い |
| 視神経炎 | 眼球運動痛，眼球後部痛，副鼻腔炎合併 | |
| 眼内炎 | 強い結膜充血，前房混濁し目が白い | 内臓に感染巣の存在 |
| 網膜剥離 | 飛蚊症，視野欠損 | |
| 眼底出血 | 飛蚊症，霧視 | |
| 黄斑円孔 | 視野中心が見えない | |
| ぶどう膜炎 | 霧視，眼痛，光がまぶしい | |
| 虚血性視神経症 | 上下半盲 | 内頸動脈の閉塞，狭窄合併 |
| 網膜中心動脈閉塞症 | 視野の中心から輪状に暗い | |

- ◆一方，視野狭窄は，視界の広がりである視野が狭くなる病態であり，中心部を残して周辺部から見にくい領域が拡大していくことから，視野狭窄という表現をする．代表的な形としては，求心性狭窄（緑内障，網膜色素変性症など），半盲（トルコ鞍病変，種々の視路疾患など），中心暗点（視神経炎などの視神経疾患など）がある．
- ◆視力低下，視野狭窄をきたす疾患は多岐にわたるが，臨床的に重要な疾患は表に示すものである．

## 安全・適切に診療するための注意点

- ◆視力低下，視野狭窄を一般の身体所見としてとらえることは困難であり，このような症例はなるべく早めに眼科医の診察を受けるように連絡，依頼することが基本である．裸眼視力の測定やいわゆる対座法による大まかな視野測定は紹介時の情報としては意味があるが，原因診断は瞳孔反応，細隙灯顕微鏡検査，間接倒像鏡による眼底検査，ゴールドマン視野計による視野検査などを行い，必要に応じて，蛍光眼底検査，MRI検査などの画像検査を行って総合的に診断するべきである．
- ◆臨床上，特に重要な緊急性を要する疾患としては，視力低下では緑内障発作（図1），視神経炎（特に鼻性視神経炎），眼内炎（細菌性）（図2）などがあり，視野狭窄では視神経炎（鼻性ないし虚血性）がある．緑内障は眼圧上昇に伴い，眼痛，頭痛，嘔吐などを示すため，内科疾患を疑われ眼科受診が遅れることがある[1]．視神経炎は視力低下と視野狭窄を合併する疾患であり，副鼻腔炎の波及による鼻性視神経炎では早期の全身治療を行わないと，視力予後が不良になる．眼球運動痛も特徴的である．ただし，虚血性やその他の視神経炎

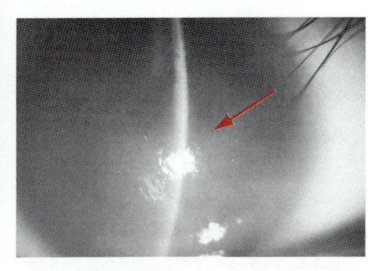

**図1 ● 緑内障**
眼圧上昇のために生じた角膜浮腫（矢印部）

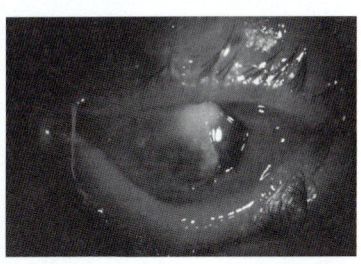

**図2 ● 眼内炎**
高度の結膜充血と眼球全体の化膿性炎症

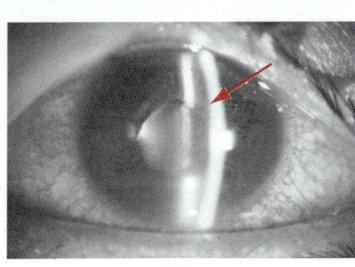

**図3 ● ぶどう膜炎**
前房に炎症がみられ（矢印部），虹彩癒着もみられる

との鑑別は容易ではなく，原因によって治療法も異なり，視力予後も大きく異なるために注意が必要である．眼内炎[2)]は硝子体内に細菌感染が生じた状態で，通常硝子体手術を早期に行う．白内障手術術後にみられる術後眼内炎は外因性で全身的な背景がなく，術後数日から数週間後に生じるが，内因性眼内炎は胆道系，消化器系や心内膜炎などの病巣から細菌（特にグラム陰性菌が急性の経過を示す）が眼内に転移して発症する．高齢，糖尿病，手術後などの全身的な免疫抑制状態が考えられる症例では，眼内炎の存在を疑う必要性がある．

◆次のレベルの緊急性にあたる疾患は，網膜剝離，眼底出血，黄斑円孔，ぶどう膜炎（図3）などがある．網膜剝離では飛蚊症と剝離網膜に対応した視野欠損がみられる．手術治療が必要であり，なるべく早く行う必要があるが，黄斑部が剝離しているか否かによって，手術の緊急性は考慮が必要である．眼底出血や黄斑円孔は黄斑部に病変が及ぶことによって視力低下，視野欠損を自覚する．ぶどう膜炎では視力低下よりも霧視を呈することが多いのが特徴である．

**参考文献**

1) 内尾英一：結膜の充血. medicina, 41：615-617, 2004
2) 安原 徹：術後外因性眼内炎. あたらしい眼科, 17（臨時増刊号）：78-80, 2000

## ●患者説明のポイント

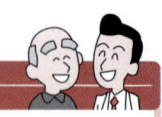

1. 医療面接時に，病歴や自覚症状などから緊急性の高い疾患が強く疑われる場合は，このことを患者に説明し，眼科医による早急な治療が必要であることを告げ，眼科受診を指示する．視力予後は疾患によって大きく異なるために，詳細は診察を受けた眼科医からの説明を聞くようにし，不必要な説明は行うべきではない．
2. 一方，緊急性が高くない疾患である場合でも，眼科疾患であり，眼科医の診察が必要であることを説明する．

memo

# 9章 頻度の高い症状

# 10) 胸痛

胸痛を訴える患者は軽症なものから重篤な疾患まで含まれる．救急現場では適切なリスク評価を行い，高リスク例では迅速な判断が求められる．また低リスクと考えられても経過をみることは重要なことである．

## ヒヤリとしないための 事前チェック事項

- ☐ 抗凝固薬や血栓溶解薬の使用の際は必ず出血のリスクを確認する．
- ☐ 苦痛はなるべく取り除くように配慮する．

## 診療の基本手順

**1** **まず危機的な状況かを判断する．**特に急性心筋梗塞症（AMI），急性大動脈解離（AAD），肺血栓塞栓症（PTE）を見逃さないように診察する．

- ・バイタルサインを確認，モニター心電図で不整脈の有無をチェック．
- ・視診で意識レベル，表情，呼吸状態，頸動脈怒張の有無を把握する．
- ・頸動脈や大腿動脈で脈が触れるか，四肢が冷たくショックではないか，浮腫がないかを確認する．
- ・心音・呼吸音（Killip分類を考慮）．
- ・簡潔で的確な医療面接を行う．
   いま胸は痛むか，何時に最も強い痛みが出現しどのくらい持続したか，痛みの性質が急性冠症候群（ACS）らしいか（進行中の虚血が疑われば，問診と並行して12誘導心電図を記録しニトログリセリンを使用する）．

**2** **10分以内に12誘導心電図を評価し，以下の3群にACSのリスクを層別化する．**
- A）ST上昇または新規の左脚ブロック
- B）ST低下または陰性T波の出現
- C）非診断的あるいは正常心電図

**3** **静脈路を確保する．**CK-MB，トロポニンなど心筋逸脱酵素を含めた血液検査をする．

## 表1 ● 胸痛をきたす主な疾患

| |
|---|
| 1．狭心症，心筋梗塞，心膜炎，心筋炎，弁膜症，肥大型心筋症，不整脈 |
| 2．急性大動脈解離，胸部大動脈瘤破裂（切迫破裂） |
| 3．肺血栓塞栓症，自然気胸，胸膜炎，肺炎，気管支炎，縦隔腫瘍 |
| 4．逆流性食道炎，食道痙攣，胃十二指腸潰瘍，胆石症，胆のう炎，膵炎 |
| 5．肋間神経痛，肋骨骨折，頸椎症，帯状疱疹 |
| 6．心臓神経症 |

## 表2 ● 詳しい病歴聴取のポイント

### 1．いま胸は痛むか？ 一番強いときを10点とすると何点か？

### 2．いつから症状が出現したか？

- 持続しているか？ 断続的か？
- 一番強い痛みはいつか？
- 冷や汗は伴ったか？（冷や汗は重症な疾患の可能性を示唆する）

### 3．痛みの場所と性状，放散痛

- 胸が圧迫される，締め付けられる，重い，鈍い，手の平で場所を指す，労作で悪化する，喉が絞められる，歯茎が浮くよう，左（両）肩や上肢が重い，マッサージでも肩凝りが改善しない
  ⇒ ACS（急性冠症候群）が疑わしい
- ドキドキする，息苦しい
  ⇒ ACSも否定できない
- チクチクする，針で刺されるよう，鋭い，指先で狭い範囲を指す
  ⇒ ACSは考えにくい
- めまいや失神
  ⇒ 徐脈または頻脈性不整脈の合併した冠攣縮を含むACS，左主幹部病変やPTEなど低心拍出状態，AADに伴う一過性脳虚血発作，迷走神経反射などの可能性

### 4．症状が出現した状況を聞く

- 労作時か？（安静時は一度もないか？），安静時か？
- 例えば朝の出勤で階段を急いで上がるときなど，症状が状況により再現性をもって出現する（狭心症）
- 深夜や早朝から午前中に多い，飲酒や喫煙に関連（冠攣縮性狭心症）
- 身内の不幸など極度の精神的ストレス下にある（たこつぼ型心筋症）
- 飛行機や手術などの長時間の安静や臥床後に起立した直後（PTE）

### 5．持続時間

- 数秒から1分以内（肋間神経痛，不整脈）
- 数分（狭心症）
- 10分から数時間（ACS）
- 24時間以上痛みが持続する（血液検査が正常ならACSやAADは否定的）

### 6．ニトログリセリンの有効性

- 3分以内に症状が軽快する（狭心症）
- 症状消失までに10分以上かかり効果も一定しない（狭心症は否定的）
- 症状がおさまるがすぐに繰り返したり，徐々に持続が長くなる（ACS）

### 7．今までに同様ないし似た症状はあったか？

- 最近症状の閾値が低い，頻度が多い，持続が長い，ニトログリセリンが効きにくいなどの増悪傾向があったか？（ACS）

| 8. 鑑別疾患を念頭においた質問 |
| --- |

- 非常に激しい痛みが裂けるように胸背部・腰部に移動し,その後やや緩和する(AAD)
- 息苦しさ(心不全,肺血栓塞栓症,自然気胸)
- 脈の欠滞,鼓動が速くなる(不整脈)
- 咳や痰(自然気胸,気管支炎・肺炎,心不全,肺血栓塞栓症)
- 先行する感冒症状がある(心膜炎,心筋炎,胸膜炎)
- 深呼気や仰臥位で増悪する(心膜炎,胸膜炎)
- 咳をすると肋骨にひびく,圧痛を伴う(整形外科的疾患)
- 下を向くなど首の向きにより痛みが生じる(頸椎症)
- 疼痛部位が片側で帯状である,発疹がある(帯状疱疹)
- 圧痛を伴う腹痛,嘔吐(胃潰瘍,胆石症,胆嚢炎,膵炎など)
- 食事に関連(胃十二指腸潰瘍,逆流性食道炎,胆嚢炎など)
- 飲水により改善する,胸やけを伴う(食道疾患)

| 9. 既往歴など |
| --- |

- 特に陳旧性心筋梗塞や狭心症の既往歴,カテーテル治療や冠動脈バイパス術の経験のある例はハイリスクである.
- 冠危険因子(高血圧症,糖尿病,高脂血症,高尿酸症,肥満,喫煙,家族歴)があればACSを発症しやすい環境にあると考えられる.
- また高齢,脳梗塞,腎機能障害,閉塞性動脈硬化症があれば心臓カテーテル検査による合併症を生じやすいことに留意する.
- 薬物療法の有無を調べる(抗血小板薬投与中にACSを発症する例はリスクが高いと考える).
- 出血性疾患がないかをチェックする.

4 ACSが疑われる場合は酸素3L/分投与,血圧の低下に注意してニトロペン®1錠舌下またはニトロール®1～2mg静注.バイアスピリン®200mg経口投与,ヘパリン®3,000～5,000単位静注.痛みが強いときは塩酸モルヒネ®注を3～5mg静注(**MONA:モルヒネ,酸素,ニトログリセリン,アスピリン**).ただちに循環器専門医へ依頼する.75歳未満で発症12時間以内のST上昇型ACSで禁忌がなければ,血栓溶解薬の投与を考慮する.

5 AMIの合併症(心破裂)や鑑別疾患(急性心膜炎,自然気胸など)を念頭に置いて**心エコー図検査,胸部X線**を行う.AAD,PTEが否定できない場合は胸部造影CTを施行する(表1).

6 詳しい病歴をとる(表2).

## おさえておきたいポイント

- ◆救急現場では症状と心電図でAMIの診断をする.
- ◆12誘導心電図は以前のものがあれば必ず比較すること.
- ◆AMI発症早期ではT波の先鋭化のみで見逃されやすい場合がある.
- ◆重症感のない徐脈は下壁心筋梗塞や迷走神経反射を念頭におく.

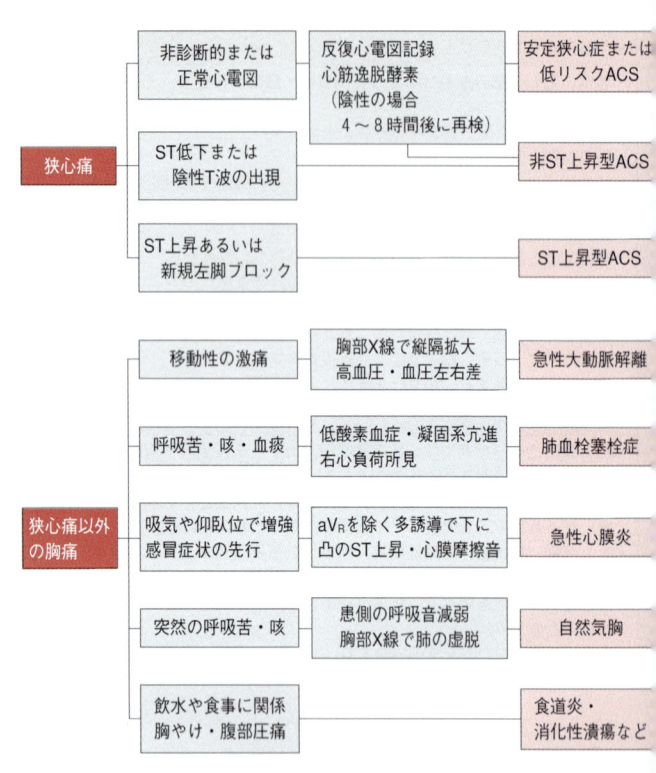

```
狭心痛 ─┬─ 非診断的または      ─┐
        │   正常心電図          │   反復心電図記録
        │                       ├── 心筋逸脱酵素      ── 安定狭心症または
        │                       │   （陰性の場合         低リスクACS
        │                       │   4～8時間後に再検）
        ├─ ST低下または        ─┘
        │   陰性T波の出現       ──────────────────── 非ST上昇型ACS
        │
        └─ ST上昇あるいは
            新規左脚ブロック    ──────────────────── ST上昇型ACS


狭心痛以外 ┬─ 移動性の激痛      ── 胸部X線で縦隔拡大    ── 急性大動脈解離
の胸痛     │                      高血圧・血圧左右差
           │
           ├─ 呼吸苦・咳・血痰   ── 低酸素血症・凝固系亢進 ── 肺血栓塞栓症
           │                      右心負荷所見
           │
           ├─ 吸気や仰臥位で増強 ── $aV_R$を除く多誘導で下に ── 急性心膜炎
           │   感冒症状の先行      凸のST上昇・心膜摩擦音
           │
           ├─ 突然の呼吸苦・咳   ── 患側の呼吸音減弱      ── 自然気胸
           │                      胸部X線で肺の虚脱
           │
           └─ 飲水や食事に関係                            ── 食道炎・
               胸やけ・腹部圧痛                              消化性潰瘍など
```

**図●胸痛の鑑別**

- ◆AMIはAADに合併することがある．
- ◆胸背部・腰部に移動する痛み，AMIと比べ激しい疼痛，異常高血圧，内頸動脈・上腕動脈・大腿動脈の脈拍の左右差の存在，胸部X線で縦隔拡大や胸水があればAADを疑う（図）．
- ◆PTEは術後や長期臥床後の起立直後といった発症状況から疑う．
- ◆PTEはSⅠQⅢTⅢ，前胸部誘導の陰性T波といった典型的な心電図変化がなく，頻脈だけのことがある．
- ◆ラ音を聴取しない酸素飽和度低下はPTEや自然気胸を疑う．
- ◆閉塞型肥大型心筋症，大動脈弁疾患，僧帽弁逸脱症で胸痛を訴える人がいる．

## 安全・適切に診療するための注意点

- ◆最初の心電図が診断的でないAMIも存在するので，症状が疑われる場合には繰り返し心電図をとること，心筋逸脱酵素の経過を追うこと．
- ◆ACSが否定できない場合は必ず経過観察のため入院させる

### 表3 ● 非ST上昇型ACSの短期リスク分類

| | 高リスク | 中リスク | 低リスク |
|---|---|---|---|
| 病歴<br>胸痛 | 安静時<br>48時間以内に増悪 | 安静時,夜間の胸痛<br>2週間以内CCS Ⅲ-Ⅳ° | 2週間以上前からの<br>労作時胸痛が徐々に<br>閾値が低下 |
| 持続時間 | 20分以上<br>現在も持続 | 安静時胸痛があったが<br>現在は消失 | 20分以内 |
| ニトログリセリン<br>の有効性 | 無効 | 有効 | 有効 |
| 随伴症状 | 冷や汗,嘔気,呼吸苦 | | |
| 身体所見 | 肺水腫<br>左室駆出率40%未満<br>MR雑音・Ⅲ音・肺ラ音<br>低血圧・徐脈・頻脈 | 正常 | 正常 |
| 心電図所見 | 0.5mm以上のST低下<br>新たな左脚ブロック<br>持続性心室頻拍 | 3mm以上の陰性T波 | 胸痛時の心電図が<br>正常 |
| 生化学マーカー | トロポニンT上昇<br>(0.1ng/mL以上) | トロポニンT軽度上昇<br>(定性陽性,<br>0.1ng/mL未満) | トロポニンT上昇なし<br>(定性陰性) |

こと(表3).
◆胸痛で入院した患者の約3分の1は胸痛症候群であるが,結果的に救急疾患でなかったことは患者にとって幸せなことと考えるように.
◆一元的に説明できない症状や所見があるときは,それを無視して確定診断とすることは危険である.

## 参考文献

◇ ACC/AHA 2002 guideline update for the management of patients with unstable angina and non-ST-segment elevation myocardial infarction-summary article: a report of the American College of Cardiology/American Heart Association task force on practice guidelines (Committee on the Management of Patients With Unstable Angina). J. Am. Coll. Cardiol., 40:1366-1374, 2002

◇ Lee, T. H. & Goldman, L.: Evaluation of the patient with acute chest pain. N. Engl. J. Med., 342:1187-1195, 2000

◇ 循環器病の診断と治療に関するガイドライン(2000-2001年度合同研究班報告).急性冠症候群の診療に関するガイドライン.Circ. J., 66:1123-1175, 2002

## ●患者説明のポイント

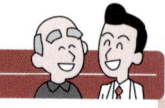

1. ACSが疑われる場合はCCUの集中管理が必要であることを説明する．心臓カテーテル検査が必要な場合はその目的と利点，生じうる合併症について説明し同意書をとる．本人に過剰な不安を起こさせないように．家族には急性期には不整脈や心破裂，心不全などの死亡のリスクがあること，患者の身体的，精神的安静が重要であることを説明する．
2. 経過観察入院の場合は大きな発作の前兆である可能性を説明する．注意深く経過をみることが正確な診断と適切な治療につながることを理解させる．
3. 救急疾患が否定的で帰宅させる場合は，診察・検査の範囲内では低リスクであり絶対的な診断ではないことを説明する．念のためニトログリセリンを持たせ，必ず翌日再診するように指示する．

memo

# 9章 頻度の高い症状

## 11) 動悸

動悸とは，心臓の拍動を異常な鼓動として自覚し，かつ不快と感ずる徴候として定義される．その原因としては，不整脈が多いが，それ以外の心疾患や心臓以外の種々の疾患や状態によっても起こる．

### ヒヤリとしないための 事前チェック事項

- 動悸をきたしうる疾患やその特徴，鑑別点，注意点を確認したうえで，既往歴や家族歴を含めた十分な病歴聴取を行う．特に，動悸の起こる状況や随伴症状については詳細に尋ねる．
- 身体所見では，胸部のみならず全身の注意深い診察を行う．
- 嗜好品や内服薬のチェックも忘れないようにする．

### 診療の基本手順（図）

1. 動悸の原因となる疾患や病態を理解する（表1）．
2. 動悸を訴える患者の病歴聴取に必要なポイントを理解する（表2）．
3. 上記を理解したうえで，詳細な病歴聴取および胸部のみならず全身の診察を行う．
4. 安静時12誘導心電図をとり，不整脈や基礎心疾患の評価を行う．
5. ホルター心電図で不整脈の評価を行う．
6. 心臓超音波検査，運動負荷心電図で基礎心疾患の評価を行う．
7. 必要に応じて血液学的検査，生化学検査，甲状腺ホルモン検査などを行い，心臓以外の原因検索を行う．

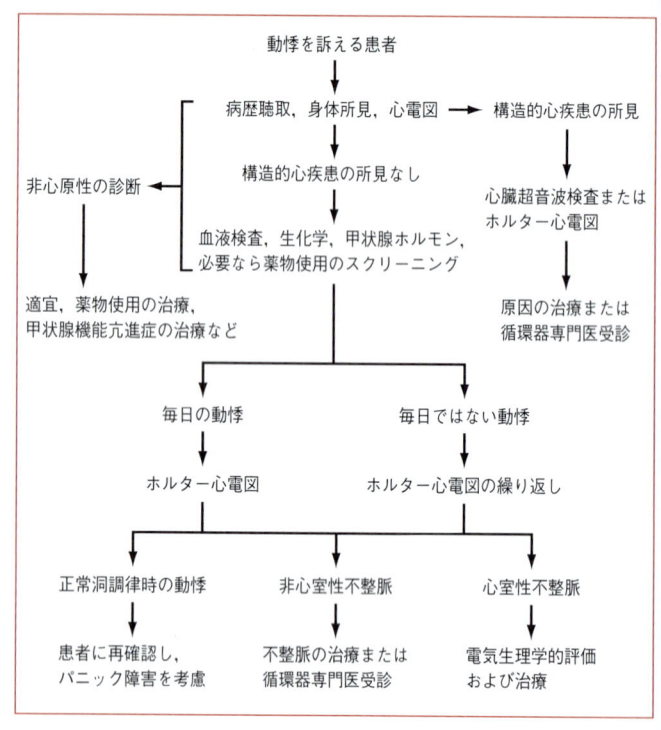

```
                          動悸を訴える患者
                                 │
                          病歴聴取, 身体所見, 心電図 → 構造的心疾患の所見
                                 │                         │
非心原性の診断 ←──── 構造的心疾患の所見なし          心臓超音波検査または
       │                         │                    ホルター心電図
       │                  血液検査, 生化学, 甲状腺ホルモン,          │
       │                  必要なら薬物使用のスクリーニング      原因の治療または
       ↓                         │                    循環器専門医受診
適宜, 薬物使用の治療,
甲状腺機能亢進症の治療など
                                 │
                    ┌────────────┴────────────┐
                 毎日の動悸                 毎日ではない動悸
                    │                          │
              ホルター心電図              ホルター心電図の繰り返し
                    │                          │
        ┌───────────┴──────────┬───────────────┐
   正常洞調律時の動悸      非心室性不整脈       心室性不整脈
        │                     │                │
   患者に再確認し,        不整脈の治療または    電気生理学的評価
   パニック障害を考慮    循環器専門医受診       および治療
```

**図● 動悸を訴える患者の評価**
文献1より引用・改変

8 精神的な要因の関与について検討する.

9 検査結果を総合的に評価して原因疾患に応じた治療を行うか, 専門医に相談する.

## おさえておきたいポイント

◆ 原因や治療法が何であれ, 動悸は患者にとって非常に厄介な症状であることを十分に知っておくべきである. 動悸は, 上室性または心室性期外収縮, 頻脈性不整脈, 徐脈性不整脈などさまざまな不整脈のほか, 逆流性弁疾患, 先天性短絡疾患, 高心拍出状態などによる1回心拍出量の増加によるものや左室の著明な拡大により心臓が胸壁に接触することが心臓の鼓動を自覚する原因となる. 心臓以外の疾患や状態でも動悸は起こりうる. 不安やパニック障害などの精神的な要因が原因となることもある. さらには貧血, 発熱, 低血糖, 脱水, 甲状腺機能亢進症, カテコラミンの上昇などでも起こりうる. 薬物が原因となることもある (表1).

## 表1 ● 動悸の鑑別診断

| 不整脈 |
|---|
| 心房細動/粗動,高度房室ブロックまたは洞機能不全による徐脈,洞不全症候群,多源性心房性頻拍,上室性または心室性期外収縮,洞性頻脈または洞性不整脈,上室性頻拍,心室性頻拍,WPW症候群 |

| 精神的原因 |
|---|
| 不安障害,パニック発作 |

| 薬物 |
|---|
| アルコール,カフェイン,処方薬(ジギタリス,フェノチアジン,テオフィリン,β刺激薬など),煙草 |

| 非不整脈性心原性 |
|---|
| 心房中隔または心室中隔欠損症,心筋症,うっ血性心不全,僧帽弁逸脱症,ペースメーカー由来の頻拍,心膜炎,弁膜症(大動脈弁閉鎖不全症,大動脈弁狭窄症など) |

| 非心原性 |
|---|
| 貧血,電解質異常,発熱,甲状腺機能亢進症,低血糖,脱水,褐色細胞腫,呼吸器疾患,血管迷走神経症候群 |

文献1より引用・改変

## 表2 ● 動悸を訴える患者の病歴聴取に必要なポイント

| 動悸はどのように起こるか? | もしそうなら,考えられることは |
|---|---|
| 1拍"とぶように"または"ぬけるように"起こる | 期外収縮 |
| 発作は突然始まり,心拍数は120/分かそれ以上で,規則正しいまたは不規則なリズム | 発作性頻拍 |
| 症状を説明するのに十分な運動や興奮とは独立して起こる | 心房細動,心房粗動,甲状腺中毒症,貧血,発熱状態,低血糖,不安状態 |
| 労作や興奮とは関係なく急速に起こるが,絶対的な突然ではなく起こる | 出血,低血糖,副腎髄質腫瘍(褐色細胞腫) |
| 薬物摂取と関連して起こる | 煙草,コーヒー,紅茶,アルコール,エピネフリン,エフェドリン,アミノフィリン,アトロピン,甲状腺抽出物,モノアミン酸化酵素(MAO)阻害薬 |
| 起立時に起こる | 起立性低血圧 |
| 中年女性で紅潮や発汗とともに起こる | 閉経期症候群 |
| 心拍数は正常で規則正しいリズム | 不安状態 |

文献2より引用・改変

◆動悸を訴える患者評価の最初の目標は,生命に危機を及ぼす不整脈の可能性を除外することにある.そのような不整脈のリスクは,冠動脈疾患やうっ血性心不全,他の構造的な心疾患のある患者で最も高い.病歴,身体所見,心電図は,そのような状態のリスク評価に焦点をあてる必要がある.失神,めまい,眼前暗黒感など血行動態の異常を示唆する症状を伴っている場合,

動悸は重篤な不整脈を反映している可能性がある．
- ◆動悸の詳細な病歴聴取のみで原因に迫ることができることもある．そのポイントを表2に示す．動悸中に本人または周囲の人に脈をとってもらうことも重要である．心拍数の低下のある動悸は，房室ブロックや洞不全症候群による．動悸が突然始まり突然終わるときは，発作性心房細動，心房粗動，上室性頻拍などの発作性不整脈を考える．発作が徐々に起こり徐々に終わるときは，洞性頻脈あるいは不安状態を示している．脈が不規則で速くなっている場合，心房細動を疑わせる．速くて繰り返しの動悸は多発性の期外収縮を示唆している．心拍数100～140/分の規則正しいリズムは洞性頻脈を示唆し，約150/分の規則正しいリズムは心房粗動の可能性がある．160/分を超える規則正しいリズムは発作性上室性頻拍を考える．
- ◆不安やパニック障害などの精神的な問題でも動悸は起こる．動悸を訴える患者の15～31%はパニック障害をもっているとの報告もある．逆に発作性上室性頻拍患者の3分の2は，最初の評価で動悸の原因がパニック障害や，ストレス，不安障害などにあるとされたとの報告もあり，注意が必要である．

## 安全・適切に診療するための注意点

- ◆重要なことは，生命に危機を及ぼす不整脈の可能性を除外することにある．そのような不整脈のリスクは，冠動脈疾患やうっ血性心不全，他の構造的な心疾患のある患者で最も高い．失神，めまい，眼前暗黒感など血行動態の異常を示唆する症状を伴っている場合，動悸は重篤な不整脈を反映している可能性がある．詳細な病歴聴取，身体所見，12誘導心電図，さらに必要に応じて心臓超音波検査，ホルター心電図，運動負荷試験などにより，そのような状態のリスクを評価する必要がある．

### 参考文献

1) Abbott, A. V.: Diagnostic approach to palpitations. Am. Fam. Physician, 71: 743-750, 2005
2) Braunwald, E.: Palpitation. In: Braunwald's Heart Disease 7th ed. (Zipes, D. P. et al. eds.), pp71-72, Elsevier Saunders, Philadelphia, 2005
◇ Lee, T. H.: Chest discomfort and palpitation. In: Harrison's Principles of Internal Medicine 16th ed. (Kasper, D. L. et al. eds.), pp76-81, McGraw-Hill, New York, 2005
◇ 小川 聡：動悸．「内科学 第8版」（杉本恒明，小俣政男，水野美邦 編），pp156-159, 朝倉書店，2003

## ●患者説明のポイント

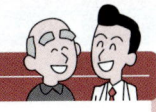

1. 患者の訴え,病歴をよく聞いたうえで診察を行い,必要な検査についての説明を行う.そして,それらの結果,考えられる病態,治療についての説明を行い,納得を得る.
2. 動悸を訴える患者の多くは心室性期外収縮かそのショートランである.もし,他の心臓の検査が正常であれば,これらの所見は死亡率の増加にはつながらないということ,動悸の多くは良性のもので治療しうることを話して安心させることも重要である.

memo

9章 頻度の高い症状

# 12）呼吸困難

急に起こってきた呼吸困難は，重症のことが多い．エマージェンシーととらえて，直ちに状態を評価することが重要である．喉頭浮腫，気管支喘息，肺水腫，肺血栓塞栓症，自然気胸をまず鑑別する．徐々に起こってきた場合では，COPD，心不全，貧血をまず考える．

## ヒヤリとしないための 事前チェック事項

- [ ] 今から呼吸困難の患者さんを診る，あるいは診ているので，院内にいてほしいとスタッフに報告しておくこと．

- [ ] 気管挿管が必要と判断しても，癌末期のように適応がない場合があるので，バッグで呼吸補助をしながらスタッフの判断を仰ぐこと．いったん人工呼吸器につなぐと，中止するのが難しい．

- [ ] 肺血栓塞栓症，自然気胸，貧血を見落とさないようにすること．

## 診療の基本手順

### 1 まずしなければならない検査と処置

・酸素飽和度は，病棟でも外来でも，直ちに調べることができる．すぐにその場に行けないときは，まず看護師に酸素飽和度を含めたバイタルサインをチェックしてもらう．90％未満になっていたら（90％は，組織で嫌気性代謝が始まる境界の値である），その状態で血液ガスをとった後，直ちに酸素吸入を90％以上を目標に開始する（**おさえておきたいポイント**参照）．

### 2 問診のポイント

・発生時にしていたこと（労作：自然気胸，手術後・長期臥床：肺血栓塞栓症，変わった食べ物，虫刺され）
・随伴症状（発熱，咳嗽，喀痰，胸痛，喘鳴）
・既往症（COPD，虚血性心疾患，高血圧症）

### 3 診断の進め方

・身体診察は，意識状態を確認，呼吸状態（頻呼吸，呼吸補助筋を用いる努力性呼吸の有無），眼瞼結膜の貧血，顔面の浮腫，胸部の打聴診，下腿の浮腫．

- 検査は血液ガスの次に，胸部X線，心電図，採血（肺血栓塞栓症を鑑別するためFDP，Dダイマーを含める）．
- 気胸は，呼吸器疾患による胸膜癒着があると肺が前後方向につぶれることがあり，正面写真だけではっきりしないときはCTが有用である．
- 診断に結びつく所見がないとき，肺血栓塞栓症を考え，心臓血管内科スタッフに連絡．

### 4 鑑別診断

急に発症するものと，徐々に発症するものに分けて考える．

#### ①急に発症するもの

蜂刺されなどによる喉頭浮腫，気管支喘息発作，肺水腫〔心原性（虚血性心疾患など），非心原性（ARDSなど）〕，肺血栓塞栓症，自然気胸，過換気症候群．

#### ②徐々に発症するもの

慢性閉塞性肺疾患の急性増悪は，感染（下気道感染が多い），心不全を契機とすることが多い．平熱でも老人の場合は肺炎のことがある．また，貧血を必ず鑑別すること．Hbが7で胃癌からの出血だった，ということを経験している．

## おさえておきたいポイント

◆ 血液ガスがうまくとれない場合は，酸素吸入を優先する．もし$CO_2$が貯留している場合，酸素を低流量に保ちたくなるが，低酸素血症が続く方が危険である．酸素飽和度を保つ方を優先する．90％を保つために高流量の酸素吸入となっても致し方ない．意識レベルが落ちるようならバッグによる補助呼吸を開始する．

◆ また，漫然と酸素吸入を続けるべからず．スタッフに意識状態を報告しながら，経時的に$CO_2$レベルをチェックする（うまくいっていても1～2時間後には必ずチェック）．

◆ 2つの病態が合併していることがある．喘息で外来経過観察中の患者さんで，wheezeを聴取したためいつもの気管支喘息の発作と思っていたら，点滴をしても呼吸困難が直らず，写真を撮ってみたら自然気胸だった，ということがあった．

## 安全・適切に診療するための注意点

◆ 外来で帰宅させてもよいのは，点滴でコントロールできた気管支喘息の発作と，過換気症候群のみと考えた方がよい．

◆ 酸素飽和度が80台のときは，家に帰してはいけない．安静時90でも歩くと低下する場合も帰してはいけない．必ずスタッフに指示を仰ぐこと．

◆ $CO_2$貯留がある場合，$CO_2$ナルコーシスは避けたい．麻酔科医，呼吸器科医と連絡を密に取ること．

◆貧血の場合は，急速な出血を除き，安静と酸素吸入をしっかりすれば，少しの時間の猶予がある．輸血承諾書取得への説明をきちんとすること．

**参考文献**
◇ 鈴木俊介：息切れ．「呼吸器疾患の診かた考えかた」（鈴木俊介，木田厚瑞 編），pp28-31，中外医学社，1999

### ●患者説明のポイント

1. それぞれの原因疾患の説明を行う．
2. 呼吸困難がとれる，あるいは軽減するまでは安静を保つこと．

memo

## 9章 頻度の高い症状

# 13) 咳・痰

咳・痰が続く患者さんを診たとき，感染症か否かを判断することが重要である．結核菌，MRSAの場合は，特に大部屋に入院中の場合，周囲に及ぼす影響が大きく，隔離を含め，適切な判断が必要になる．

### ヒヤリとしないための 事前チェック事項

☐ 感染症の場合は，患者さんの免疫状態により，想定する原因微生物が異なるので，スタッフに確認すること．AIDS患者や，化学療法中のように免疫力が低下していれば，サイトメガロウイルスやカリニ肺炎の可能性が出てくる．

## 診療の基本手順

### 1 まずしなければならない検査と処置
・喀痰検査（抗酸菌，MRSAを考えた一般細菌），および胸部X線写真

### 2 問診のポイント
・急性に起こったものか，2〜3週続いている慢性のものか
・痰を伴うか（湿性咳嗽），伴わないか（乾性咳嗽）
・膿性痰か，漿液性痰か
・風邪の既往，埃・刺激性ガス吸入の有無，喫煙歴

### 3 診断の進め方
・口腔，咽頭の状態，胸部打聴診
・検査は胸部X線，心電図，採血．喀痰検査は，痰が出る場合は全例に行った方がよい．一般細菌および真菌培養を1回，抗酸菌（非定型抗酸菌を含む）検査を3日連続で行う．癌による咳も考え，喀痰細胞診も併せて3日連続で行う．

### 4 鑑別診断
咳および痰は，急に発症するもの（①）と徐々に発症するもの（②）に分けて考える．

#### ①急に発症するもの
ウイルスまたは細菌感染症による咳が最も多い．結核をまず鑑別するが，マイコプラズマやクラミジアによる肺炎も考えておく．特に老人の肺炎では，発熱がみられず，咳が唯一の自覚症状のことも多い．自然気胸，うっ血性心不全，肺血栓

塞栓症，誤嚥などの初期症状でもある．肺血栓塞栓症においては約半数の患者に咳がみられることから，長期臥床の場合など血栓の生じやすい場合は必ず鑑別する．

**②徐々に発症するもの**

慢性の咳のうち，単一の原因で起こるのは約半数である．すなわち残りの半数は2つ以上の原因で起こっていることを忘れてはならない．一般の診療所，市中病院では後鼻漏による刺激，気管支喘息（咳喘息），逆流性食道炎の順で多いと報告されている．気道感染の治癒後に長引く咳にもよく遭遇する．また，ACE阻害薬による咳はよく知られている．気管支内腔に発生した癌，気道異物，刺激性ガスの吸入なども鑑別する．

## おさえておきたいポイント

- ◆喀痰検査は，よい痰を提出することが必須である．不適切な検体で検査を繰り返しても無意味である．
- ◆抗酸菌が検出されたら，すぐに病棟スタッフに伝える．同定が済むまで，感染症病棟に隔離する．通常，PCR法で行うが，結果が出るまで約1日を要する．
- ◆結核が疑われるときは，検体提出前に医生物検査室に前もって連絡を入れておくこと．
- ◆結核菌が検出されたら，2日以内に福祉保健センターへ届け出なくてはならない．接触者のチェックは，外来の場合は保健センターが行うが，院内発症の場合，感染担当者に連絡し，また，接触した可能性のある人（リハビリなど忘れやすい）に連絡する．

## 安全・適切に診療するための注意点

- ◆感染症による咳，痰の場合は，自分も感染するおそれがあることを忘れずに．結核菌に対しては，N95マスクが必要になる．そのほかにも不用意に咳による唾液のしぶきを浴びないことが重要．

### 参考文献

◇ 宮下 明：咳／三上正志：喀痰，血痰．「呼吸器疾患の診かた考えかた」（鈴木俊介，木田厚瑞 編），pp34-40，中外医学社，1999

## 患者説明のポイント

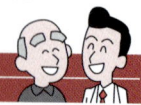

1. 結核が疑われる場合が一番難しい．塗抹で陰性であっても，2～3週間たって培養で陽性になることもある．塗抹の時点で陰性でも，培養結果が出るまでは慎重に行動するよう説明する．

# 9章 頻度の高い症状

## 14) 嘔気・嘔吐

嘔気・嘔吐の原因は消化器疾患が主体となるが，そのほか脳神経疾患，内耳疾患，内分泌代謝性疾患，心疾患，薬剤性，精神的要因，妊娠など多岐にわたる．正確な診断および治療には病態の的確な把握が必要であり，そのためには詳細な病歴聴取が重要となる．

### ヒヤリとしないための 事前チェック事項

- [ ] 多くは病歴により原因疾患の鑑別が可能である．そのため本人はもとより，家族や同伴者からも**詳細な病歴聴取が必要**である．

- [ ] その時間帯に施設で施行可能な検査を確認する．吐物に血液の混入があれば，内視鏡的止血術などを要する場合もある．

- [ ] 妊娠可能な年齢の女性に対しては，常に**妊娠の可能性を念頭において診察にあたる**ことが肝要である．

### 診療の基本手順

嘔気とは，咽頭から上腹部にかけての「嘔吐したいという切迫した要求」であり，嘔吐に先行することが多い．嘔吐とは食物，胃液，胆汁などの消化管内容物を食道，口腔を介して体外に排出することであり，一般的には嘔気と嘔吐は一緒に「嘔気・嘔吐」として取り扱われるが，嘔気を伴わない嘔吐もあり，また多くの場合で嘔気は嘔吐を伴わないことに留意する．嘔気・嘔吐の原因は多岐にわたるため，正確に診断を行うためには以下の手順で進める必要がある．

**1** 全身状態をチェックし，緊急性の有無を判断する．ショック状態や意識障害など緊急時には，救急処置を行いながら診断を進める．

**2** 嘔気・嘔吐の状況や性状，随伴症状の有無，基礎疾患，腹部手術などの既往歴，薬物服用，アルコール摂取，妊娠の有無など，十分な問診を行い詳細に病歴を聴取する．問診のポイントを以下に列記する．

1. **発症にいたるまでの経過,期間**
   - 誘因となる要因（暴飲暴食,生もの摂取など）の有無
2. **食事摂取との関係**
   - 食事前,食事摂取直後,食後1〜4時間後
3. **腹痛の有無**
   - 部位,強さ,性状および持続時間
4. **吐物の性状**
   - 色（血液,胃液,胆汁,糞便など）
   - におい（便臭,薬物臭など）
5. **随伴症状の有無**
   - 食欲低下,胸やけ,便通異常（消化器疾患を疑う場合）
   - 頭痛,めまい,視力障害・眼痛,耳鳴り（中枢神経系障害を疑う場合）
   - 動悸,息切れ,咳（心疾患を疑う場合）
   - 口渇,浮腫,高血圧,発汗（代謝性疾患を疑う場合）

⬇

3 身体所見をとり,病態を把握する.

⬇

4 病歴,身体所見に応じて,血液・尿検査,胸部・腹部X線検査,心電図検査,頭部・腹部CT検査,腹部超音波検査,上部消化管内視鏡検査など,施行する検査や順序を決定する.

⬇

5 最終的な診断に基づいて,原因疾患の的確な治療を行う.また嘔気・嘔吐に伴う二次的な病態や疾患(脱水,電解質異常,誤嚥,Mallory-Weiss症候群など)に留意し,必要に応じて治療を行う.

## おさえておきたいポイント

- ◆嘔吐は延髄の外側網様体にある嘔吐中枢が刺激されて生じる.また第四脳室底部にあるchemoreceptor trigger zone（CTZ）を介する嘔吐もある.中枢性嘔吐と末梢性嘔吐に分けられ,中枢性嘔吐は嘔吐中枢への直接刺激,CTZを介する刺激であり,末梢性嘔吐は求心性神経路を介して嘔吐中枢を刺激する.

- ◆原因として,中枢性嘔吐では脳腫瘍や脳出血,くも膜下出血,髄膜炎などによる脳圧亢進,片頭痛や椎骨脳底動脈循環不全などの血流障害,アルコールやジギタリス,抗悪性腫瘍薬などの薬剤性,糖尿病性ケトアシドーシスや甲状腺機能亢進症などの内分泌代謝性疾患,そのほか精神的要因,妊娠などがあげられる.

- ◆末梢性嘔吐では食道炎や,食道癌,急性胃腸炎,胃十二指腸潰瘍,腸閉塞,虫垂炎などの消化管疾患,急性肝炎や肝不全,膵炎,胆嚢炎などの肝胆膵疾患,急性心筋梗塞や心不全などの心

疾患，尿路結石や腎盂腎炎，付属器炎などの泌尿器・生殖器疾患，メニエール病などの内耳疾患などがあげられる．

以上のような発生機序や疾患を念頭に手順を進める．

## 安全・適切に診療するための注意点

- ◆原因としては消化器疾患が多いが，前述のようにその原因は多岐にわたるため，脳神経疾患や心疾患など，緊急性のある疾患を常に念頭に置き，**専門医にコンサルトするタイミングを逃さない．**
- ◆十分な問診，診察，検査を行わず，むやみに制吐薬などを使用すると，**逆に診断を遅らせる可能性もある．**
- ◆原因として妊娠悪阻もあり，適齢女性に対しては月経の有無などを問診し，可能性があれば妊娠検査を行う．**安易な薬剤投与やX線撮影には十分注意する．**
- ◆嘔気・嘔吐の治療ばかりでなく，脱水や電解質異常などの嘔吐に伴う二次的な病態に対する治療がより重要な場合もある．

**参考文献**

◇ Quigley, E. M.：AGA technical review on nausea and vomiting. Gastroenterology, 120：263-286, 2001
◇ 寺野 彰：悪心・嘔吐．「消化器内科マニュアル 消化管編」（寺野 彰，平石秀幸 編），pp13-15，1999

## ●患者説明のポイント

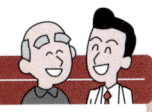

1. 嘔気・嘔吐が続いている場合，検査によってはかなりの負担となるため，事前に患者や家族にその検査の必要性を十分に説明する．
2. 診断が確定していない場合，対症療法によりいったん症状が改善しても，原疾患の悪化による再燃や急変の可能性があり，症状悪化の際には再診の必要性を説明する．
3. 診断に引き続き，原疾患に対する治療の必要性を説明する．

memo

# 9章 頻度の高い症状

## 15) 腹痛

患者の訴え，病歴により疾患の特徴を把握し，診察所見，病態の時間的な余裕，施設の体制の許す範囲で行える検査の結果により確診に近づくとともに，重症度を診断し手術適応を含めた方針をたてる．典型的な症例を除いては開腹して初めて正しい疾患名を得る場合もあり，腹痛の鑑別診断に際しては全身状態の把握と開腹適応の決定が疾患名の診断に優先する．さらに，腹部臓器以外に起因する腹痛にも注意を要する．

### ヒヤリとしないための 事前チェック事項

- [ ] 経過が長い患者では既往歴や現在までの経過を確認しておくことは言うまでもない．入院患者の場合は，病棟看護師が抱いている印象（重症感）についても確認しておくとよい．

- [ ] 当直時間帯の場合はその施設で施行可能な検査を確認しておく．

### 診療の基本手順

腹痛の診断は，部位，性状を詳しく問診し，さらに嘔気，嘔吐，下痢，排ガスの有無などの随伴する症状，既往歴などを聴取し，病変の局在，性状，広がりを身体所見から判定する．そして，尿検査，血液生化学検査，X線検査，腹部超音波検査などの補助診断法を用いて原因疾患を診断する．急激に発症した激しい腹痛では，意識障害，血圧，脈拍，発熱などのバイタルサインをチェックし，ショックに対する治療を行いながら緊急手術の必要性を早急に決定することになる（10-7 急性腹症の項を参照）．

#### 1 全身状態のチェック（バイタルサイン）

#### 2 病歴の聴取

痛みの部位，発症様式（突発性か否か），飲食物（アルコール摂取量や脂肪食，薬剤の服薬歴など），痛みの様式（間欠的か持続的か，痛みの強さなど），誘因，随伴症状，既往歴などをすみやかに聴取する．腹痛の場合，問診は特に大切であり，問診のみである程度疾患が推測できることも少なくない．

## 3 腹部所見

### A) 視診
腹部の膨隆（腹水や鼓腸の有無など），腹壁静脈の怒張，皮下出血（Greey-Turner徴候，Cullen徴候など），手術痕・外傷痕の有無，ヘルニアや拍動の有無など．

### B) 聴診
機械的イレウスでは有響性の腸雑音，麻痺性イレウスでは腸音消失，大動脈瘤が疑われる場合には血管雑音にも留意する．

### C) 打診
消化管穿孔例で遊離ガスが多い場合には肝濁音界は消失．拡張管腔はtympanicな響き．進行した腹膜炎では軽い打診でも強い痛みを訴える．

### D) 触診
必ず疼痛部位から離れたところから触診する．筋性防御，反跳性疼痛などの腹膜刺激症状の有無に注意する．

### E) 直腸診
直腸深部前壁の圧痛・熱感の有無により骨盤腹膜炎やDouglas窩膿瘍の有無をチェックするとともに，便の性状を観察する．

## 4 検査

### A) 赤血球数・ヘモグロビン・ヘマトクリット
急性出血では正球性貧血，持続性出血では低色素性小球性貧血，脱水時には血液濃縮の影響を受ける．

### B) 白血球数
白血球数の増加は感染症を意味する場合が多いが，大腸穿孔性腹膜炎などの重症感染ではかえって白血球数が低下することもあるので注意を要する．高齢者や肝硬変患者では増加は少ない．

### C) 生化学検査
① **GOT・LDH・CPK**：心筋梗塞，重症な臓器虚血などで上昇する．
② **GPT・ALP・γ-GTP・ビリルビン**：肝炎，胆道感染，胆石，総胆管結石などで上昇する．
③ **アミラーゼ・リパーゼ**：膵炎で上昇する．
④ **血糖・尿素窒素・クレアチニン・電解質**：血糖は糖尿病の診断に，その他の項目は脱水の程度，電解質異常のチェックに必要となる．
⑤ **尿検査**：尿路結石，尿路感染，糖尿病などの診断が可能である．
⑥ **血液ガス分析**：重症感が漂うときには必ず代謝性アシドーシスをチェックする．

D) 単純X線写真

腹腔内遊離ガス像，イレウス像，縦隔の拡大などに留意する．

E) 腹部エコー

胆石，胆嚢炎，腹水の有無をチェックする．

## おさえておきたいポイント

腹痛を鑑別するにあたって，腹痛の病態生理（内臓痛，体性痛，関連痛）を理解することも重要である．

- ◆**内臓痛**は管腔臓器や実質臓器の拡張，伸展，炎症，虚血などの症状が自律神経線維を介し脳へ伝達され認識される痛みで，鈍痛から疝痛まで程度はさまざまである．腹部中心線上に自覚され対称性で限局しない．
- ◆**体性痛**は，腹膜，腸間膜，横隔膜などが物理的，化学的刺激を受けたときに感じる痛みで，これらに分布する脳脊髄神経を介して伝達され，限局性で持続性の刺すような鋭い痛みである．
- ◆**関連痛**は，内臓神経への刺激が脊髄後角において知覚神経を刺激し支配領域の皮膚節に感じられる痛みで，放散痛ともいわれ激しい内臓痛に伴うことが多い．

## 安全・適切に診療するための注意点

### 1．腹痛の重症度

- ◆さまざまな疾患が腹痛を主訴とするため，定型的な対応ができない場合が多い．したがって，腹痛患者を診察するにあたって大切なことは，いたずらに原疾患の同定にこだわらずに（確定診断は後でよい），重症度の判定を急ぐことである．
- ◆腹痛の重症度を判断する最も重要なポイントは痛みの強さであり，触診にて筋性防御，反跳性疼痛などの腹膜刺激症状を認める場合はすみやかに外科医にコンサルトし，迅速に血液検査（動脈血液ガス分析を含む）や画像検査を進める．腹膜刺激症状は高齢者や乳幼児では把握しにくい場合も多いため注意を要する．

### 2．腹腔内遊離ガス像

- ◆下部消化管の穿孔の際には単純X線写真では遊離ガス像が描出されないことが多いため，強い痛みを訴える場合は躊躇せずにCTを撮影し，腹水や遊離ガスの有無，脂肪組織の濃度上昇，腸管壁の肥厚などを観察する．
- ◆腹膜炎を併発している場合には，腹部エコーは少量の腹水の描出に有効である．

### 3. 腹部臓器以外に起因する腹痛

- ◆狭心症や心筋梗塞なども上腹部痛を主訴とする場合があるため，心電図や心筋酵素のチェックも欠かせない．
- ◆解離性大動脈瘤も典型的な背部痛だけではなく"何ともいえない強い腹痛"を主訴とする場合も多いため，消化器疾患や尿路疾患が否定されれば腹部エコーやCTでの確認を要する．
- ◆糖尿病性昏睡では，昏睡に至る前に嘔吐・腹痛などの消化器症状を呈することが多く，時に急性腹症と誤るケースがある．
- ◆女性の下腹部痛では子宮外妊娠や卵巣嚢腫の茎捻転なども鑑別にあがる．

## 参考文献

◇「消化器病診療」（日本消化器病学会 監修），医学書院，2004

## ●患者説明のポイント

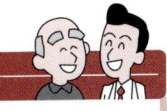

1. 腹痛を主訴として救急外来を受診する場合，確定診断がつかないことも多いが，診察所見や検査結果などから重症ではないと判断されれば，その検査結果などを示したうえで確定診断には至っていないが緊急性はないこととその理由を丁寧に説明する．
2. 重症の場合，外科医や指導医が再度診察をすることになるが，患者にとっては痛いところを何回も押されるのは非常に不快なことであるので，なぜ複数の医者が診察をする必要があるのかなどについても説明を要する．

memo

# 9章 頻度の高い症状

# 16) 便通異常（下痢，便秘）

下痢や便秘などの便通異常の原因疾患を正確に診断し，適切な治療を行うポイントは，症状発生時の状況などの詳細な問診と全身の丁寧な診察である．

## ヒヤリとしないための 事前チェック事項

☐ 便秘や下痢の症状がある場合は，治療の緊急性がある疾患かどうかを見分けることが重要である．

## 診療の基本手順

### 1 詳細な問診を行う
- どのような症状がいつから始まったか
- 排便の頻度と性状（形，硬さ，色など）はどうか
- 随伴症状（腹痛，下血など）はあるか
- 食事との関連はあるか
- 生活環境の変化はあるか
- 服用している薬物との関連はあるか
- 海外旅行や家族の発生はあるか（下痢の場合）

### 2 全身状態を把握する
- 脱水状態（皮膚や舌の乾燥状態，発汗状況，尿量など）
- 貧血の有無

### 3 腹部所見をとる
- 圧痛部位や腹膜刺激症状の有無
- 腸管の蠕動状況
- 腫瘤の有無

### 4 直腸診を行う
- 付着する便の性状
- 腫瘤の有無
- ダグラス窩の熱感や圧痛

### 5 一般検査を至急行う
- 腹部単純X線，採血，尿，便検査

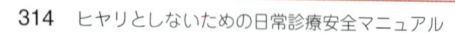

## おさえておきたいポイント

- ◆便秘は機能性と器質性に分けられ,前者は中毒や代謝異常による急性のものと薬物や慢性の弛緩性便秘などがある.後者は癒着や炎症や腫瘍による腸管閉塞・狭窄や先天的な結腸過長症,巨大結腸症などがある.
- ◆下痢は急性下痢と慢性下痢に分けられ,前者は感染性下痢と非感染性下痢で,後者は全身性疾患や心因性疾患と胃・腸・膵臓・肝臓疾患に起因するものに分けられる.

## 安全・適切に診療するための注意点

- ◆下痢の場合に,全身状態の把握と感染性疾患や中毒や伝染性疾患の可能性を把握することが必要である.法定伝染性疾患の場合には,直ちに保健所に届け,専用の個室に隔離するなど早急に対応する必要がある.
- ◆便秘の場合に,緊急処置を必要とする癌や術後の癒着による腸閉塞に注意する.
- ◆便秘や下痢の症状がどのような病態で起こるかを十分に理解したうえで,症状だけにとらわれて治療することなく,原因疾患を治療することが重要である.

### 参考文献

- ◇ 相楽裕子:感染性腸炎の分類と食中毒.臨床消化器内科,19:1091-1099, 2004
- ◇ 長廻 紘:便秘・排便異常.日本医師会雑誌,121:39-43, 1999

## ●患者説明のポイント

1. 下痢や便秘などの症状は,直接症状を改善する薬物の投与も大切であるが,その原因となる疾患の治療が基本となることを伝える.

memo

# 9章 頻度の高い症状

## 17) 腰痛

腰痛を主訴とする患者は非常に多い．その多くは整形外科で扱われるが，整形外科的疾患ばかりでなく，内科，外科，婦人科，泌尿器科などの疾患が原因である場合もある．重篤な疾患が隠されている場合もある．また，精神的要素を伴っている場合が多いので，その点を十分考慮する必要がある．

### ヒヤリとしないための 事前チェック事項

- 腰痛を主訴とする患者の多様性
- 整形外科疾患以外の疾患にも注意する
- 急性発症の症例は緊急性を要することがある

### 診療の基本手順

腰痛はさまざまな要因で発症する．必ずしも器質的異常を呈しているとは限らない．そのため，患者から十分な情報を得ることがまず基本となる．腰痛を主訴とする患者は来院するにあたり，腰の痛みが出現する複雑な背景をもっていることが多い．その背景を知ることが重要である．その点をふまえて診察をする必要がある．すなわち**医療面接**が重要である．

#### 1 主訴は何か？
- 痛みの範囲はどこか？（腰，下肢，その他）
- しびれがあるのか？
- 痛みの程度は？
- 持続的か？
- 安静時痛は？（あれば化膿性疾患や腫瘍を疑う）
- 歩行時痛は？（間歇的か？ その場合，脊柱管狭窄症を疑う）
- 月経と関連があるか？（あれば子宮内膜症などの婦人科疾患を考える）
- どの程度障害があるか？（激烈な疼痛は大動脈瘤解離を疑う）
- いつから症状があるか？
- 以前にもあったか？

#### 2 患者の背景，既往歴など
- 外傷があるか？（あれば椎体骨折，椎間板障害を疑う）
- 仕事，スポーツはするか？

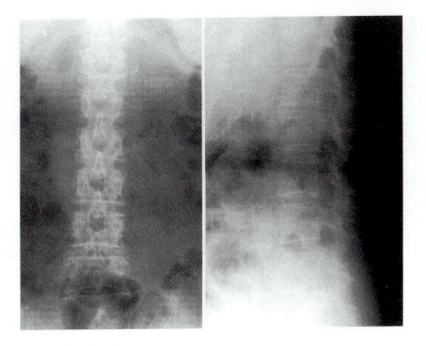

#### 図1 ● 腰椎単純X線像
68歳,女性.腰痛と下肢痛を主訴としていた.X線像では骨粗鬆症と軽度の加齢変化を認める.また,$L_5 \cdot S_1$間の狭小化を認める

・他科の受診は? 既往歴は? 悪性腫瘍の既往はあるか?

### 3 身体所見

#### A) 視診と触診
・Café au laitスポットはvon Recklinghausen病(神経線維腫症Ⅰ型)の皮膚症状である.
・側弯の有無を確認する.階段状変形があれば脊椎すべり症を疑う.
・叩打痛や圧痛部位は確認する.圧迫骨折の鑑別に重要である.
・痛みを伴う間歇性跛行を訴える場合は足背動脈を確認する.

#### B) 神経学的所見
・反射,知覚,筋力(MMTテスト)を施行し,異常を認めれば障害レベルを推定する.
・SRL (straight leg raising) テスト,大腿神経伸展テストなどを施行し,坐骨神経,大腿神経の障害の有無を推定する.

#### C) 検査所見
・医療面接と身体所見により通常は診断の推測が可能となるが,確実にするために検査が必要となる.
・X線所見では骨折や加齢変化による変形の程度,動態撮影にて不安定性の有無を確認することとなる.ルーチン検査として施行されるが,得られる情報は必ずしも多くないことを認識しておく(図1).
・MRIは脊髄と馬尾の障害および腫瘍を診断するため必要である(図2).椎間板ヘルニア,脊柱管狭窄症などでは手術適応の決定を含め必須である.
・造影検査(脊髄,椎間板,神経根,CT)は障害の部位,程度などを確認するため施行される(図3).
・血液検査は腫瘍,炎症などを鑑別するため必要である.
・その他,必要に応じて筋電図などを施行する.

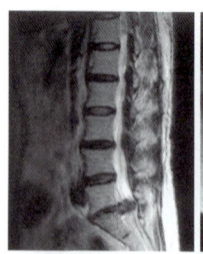

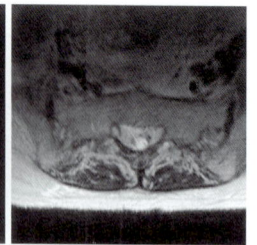

**図2 ●MRI像**
L₅・S₁間での馬尾への強い圧迫を認める

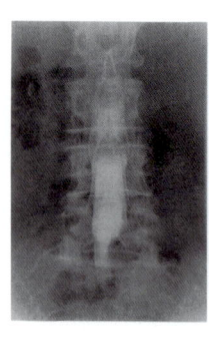

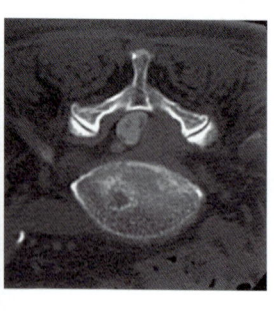

**図3 ●脊髄造影と造影CT像**
L₅・S₁での馬尾への圧排像が明確に確認できる．以上の所見より，高齢ではあるが椎間板ヘルニアと診断

## おさえておきたいポイント

腰痛を主訴とする疾患を整理しておく．

### 1．腰部の脊椎，脊髄，椎間板，筋肉などの障害

外　傷：急性腰痛症（ぎっくり腰），骨折，椎間板損傷など
変　性：椎間板ヘルニア，脊柱管狭窄症，すべり症，変形性脊椎症など
感　染：化膿性脊椎炎，化膿性椎間板炎，脊椎カリエス，硬膜外膿瘍など
腫　瘍：脊椎腫瘍（原発，転移），脊髄腫瘍など
その他：強直性脊椎炎，疲労など

### 2．脊椎以外の障害

婦人科：子宮内膜症，子宮筋腫，卵巣脳腫など
消化器：十二指腸潰瘍，膵炎，胆嚢炎，膵臓癌など
泌尿器：尿路結石など
血　管：閉塞性動脈硬化症，解離性大動脈瘤
整形外科：股関節，膝関節，骨盤などの障害

### 3．その他

以上の疾患を鑑別にあげられるようにしておく．

## 安全・適切に診療するための注意点

◆腰痛を訴える患者がすべて器質的障害があるとは限らない．また，器質的障害の程度と症状が一致しないことがあることを認識する必要がある．X線所見で強度の変形を認めても症状のないことはしばしばである．また，MRIで所見がなくても，強い症状を訴えることもある．患者の訴え，画像所見などそれぞれの所見を総合的に判断する．

## ●患者説明のポイント

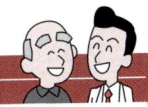

1. 患者の来院目的をはっきりつかむ．診断を望むのか？　疼痛を取ってもらいたいのか？　来院目的に応じた対応が必要である．
2. 訴えと所見が一致しない場合，患者の既往や背景を十分に把握する必要がある．仕事の内容，職場環境，家庭環境，交通事故か？　労災か？　神経科通院歴など．これらの把握が不十分で断定的な診断や治療をすると，信頼関係が得られないばかりか，患者や医者にとっても不幸な結果となる．
3. 医療面接の重要性は前述したが，腰痛は必ずしも器質的障害と症状が一致せず，精神科的要素をもつことが多い．その可能性がある患者ではまず，十分に話を聞いてあげることが重要である．それだけで症状の軽減が得られる場合もある．必要に応じて，神経科，精神科へのコンサルトも有効である．

memo

# 9章 頻度の高い症状

# 18) 四肢のしびれ

患者の訴える「しびれ」は，感覚障害だけではなく痛み，ふるえ，筋力低下などさまざまな病態を表していることが多い．「しびれ」の内容を正しく理解する必要がある．しびれの診察では，発症様式，感覚障害の性状・分布，進行の有無や糖尿病など感覚障害をきたす疾患の既往を十分聴取し，しびれ以外の随伴症状の有無にも注意する．

## ヒヤリとしないための 事前チェック事項

- ☐ しびれをきたす原因疾患はないか．
- ☐ 薬剤服用歴，中毒物質曝露歴はないか．

## 診療の基本手順

1. しびれの発症様式を聴取する．いつ頃から始まったのか，誘因はなかったのか，既往歴はないか，常用薬剤などを聴取する．
2. しびれの性状・分布・随伴症状について調べる．触覚検査は筆などを用い，痛覚検査は使い捨ての安全ピンや楊子を使用する．温痛覚検査は温・冷水を入れたガラス瓶や振動覚検査に用いる音叉などの金属を用いる．関節位置覚検査では，開眼させたまま一方の上肢または下肢を一定の肢位に保ち，もう一方の上肢または下肢を同様な肢位にさせる．障害がある場合は左右で同じ肢位がとれない．
3. 感覚障害がすべての感覚にわたるのか，それぞれの感覚に差があるのかは中枢神経障害の病変分布に重要である．感覚障害の分布は病変部位診断に重要である．
4. 疑われる障害部位に応じて検査を行う．中枢神経病変が疑われる場合，MRI・CTなど画像診断を行う．脊髄後根から末梢の末梢神経系の障害が疑われる場合，感覚神経伝導検査，体性感覚誘発電位検査を行う．ギラン・バレー症候群，糖尿病，膠原病などしびれの原因となる疾患の検索のため，血液生化学検査，髄液検査なども必要である．

# おさえておきたいポイント

## 1．末梢から中枢への感覚神経線維の経路

　感覚神経を含む末梢神経線維は軸索を覆う髄鞘の有無によって有髄線維と無髄線維に分けられる．有髄線維は体性感覚や随意運動に関係するA線維（体性有髄線維）と自律神経機能に関係するB線維（自律有髄線維）からなり，無髄線維はC線維と呼ばれる．A線維は直径の太い方からα・β・γ・δ線維の4種類に分けられ，これらの末梢神経線維のうち触覚・深部覚を伝える体性感覚線維であるAβ線維，速い痛み（チクッとする痛み）や温度覚を伝えるAδ線維，遅い痛み（ジーンとする痛み）を伝えるC線維など，3種類の末梢神経線維がしびれの発生に関与している．これらの神経線維はすべて脊髄神経節から後根を経て脊髄に入り同側の後索を上行する深部覚線維以外は，脊髄を横断して対側に入り，温痛覚線維は外側脊髄視床路を，触覚は前脊髄視床路を上行する．脳幹部で同側の後索を上行していた深部感覚線維は脳幹を横断して対側に入り，視床後外側腹側核（VPL：ventral posteriolateral nucleus）を経て，大脳皮質体性感覚野に至る（図1）．

## 2．しびれの検査

### A）画像検査

　MRIやCTが用いられる．脊髄病変における髄内の変化や神経根の圧迫などの所見を描出可能なMRIの有用性が高い．

### B）電気生理学的検査

#### ① 感覚神経伝導検査（sensory nerve conduction study）

　電気刺激による感覚神経の活動電位（SNAP：sensory nerve action potential）を記録する方法である．刺激点から記録点までの距離から2点間の感覚神経伝導速度（SCV：sensory conduction velocity）を求める．感覚神経障害が存在する場合，SNAPの振幅低下とSCVの低下を認める．障害が高度になるとSNAPが誘発されなくなる．

#### ② ニューロメーター

　刺激強度，頻度を変化させることによって体表のさまざまな部位でAβ，Aδ，C各線維に対応する感覚障害を評価可能である．

#### ③ 体性感覚誘発電位（SEP：sensory evoked potential）

　末梢の刺激から正常者では一定の潜時を経て反応が出現することを利用して，末梢神経に軽微な刺激を加え，最終記録部位を頭皮上大脳皮質感覚野に相当する部位とし，中間点として腰椎，胸椎，頸椎などに記録部位を置き，反応の出現の有無や潜時の遅延などを評価する．神経根部から脊髄後索，脳幹，大脳皮質までの障害の程度や障害部位を評価しうる．

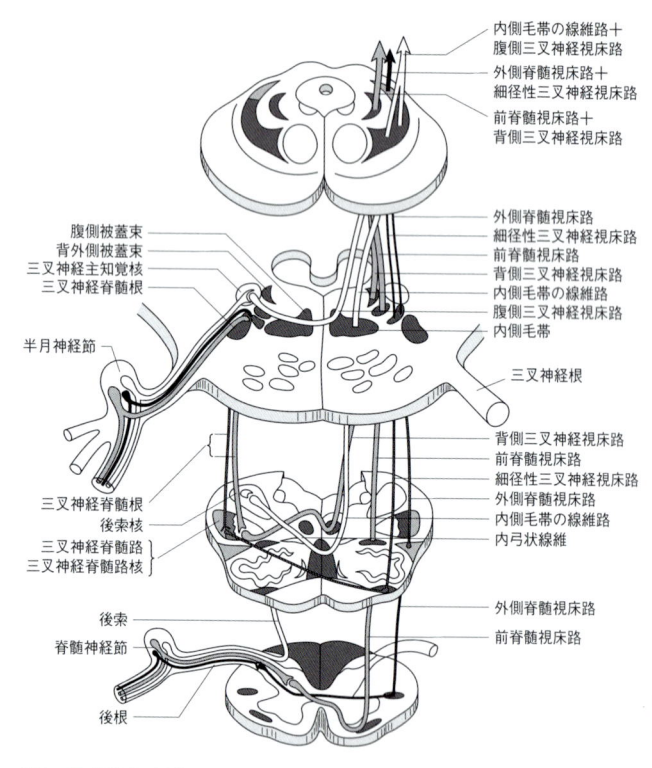

**図1 ● 感覚入力路**
黒線は温痛覚，白線は深部覚，網点線は触覚の入力を示す．文献1より転載

### 3．原疾患としびれ—感覚障害のパターン（図2）

#### A）末梢神経〜神経根病変

末梢神経障害では①〜③のような感覚障害部位の分布により原因疾患を想定する．

##### ① 単ニューロパチー型

単一の神経支配領域に一致する感覚障害を呈する．原因は外傷や物理的な圧迫が多い．正中神経の圧迫による手根管症候群や肘部で尺骨神経が圧迫される肘部管症候群，就寝時などに不自然な姿勢により長時間圧迫された神経領域に生じる場合もある（橈骨神経麻痺など）．

##### ② 多発性単ニューロパチー型

単ニューロパチー型の感覚障害が複数組み合わされた形で出現する．膠原病などを原因とする血管炎による場合が多い．

##### ③ 手袋靴下型

四肢末梢遠位側優位に左右対称性にみられる感覚障害を呈する．多発神経炎（ポリニューロパチー）に特徴的な障害分布であり，

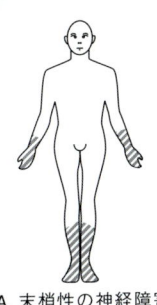

A. 末梢性の神経障害
（多発神経炎）

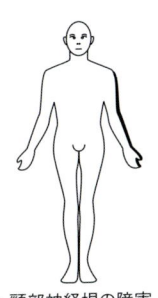

B. 頸部神経根の障害
（黒い部分は触，痛，温度覚障害）

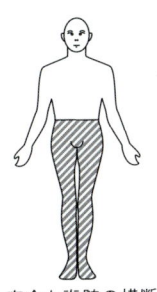

C. 完全な脊髄の横断障害（$T_7$）

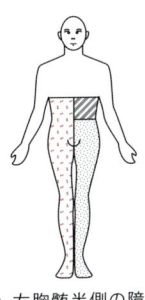

D. 左胸髄半側の障害（$T_4$）

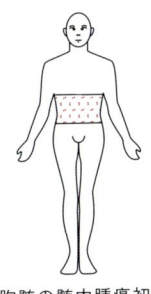

E. 胸髄の髄内腫瘍初期（$T_4 \sim T_9$）

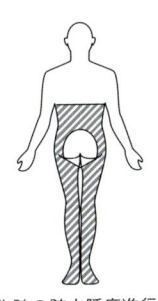

F. 胸髄の髄内腫瘍進行期（背面）（$T_4 \sim T_9$）
Sacral Sparing に注意

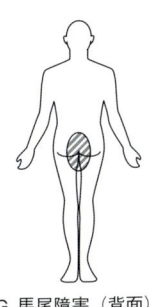

G. 馬尾障害（背面）

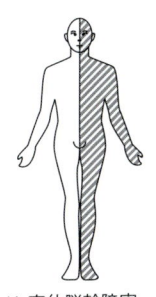

H. 高位脳幹障害（中脳以上）

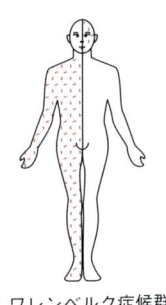

I. ワレンベルグ症候群

- 触覚，痛覚，温度覚の障害（Aは四肢末端になるほど著明な触，痛，温度障害を示す）
- 温度覚，痛覚のみの障害（D，E，Iに認む）
- 振動覚，位置覚のみの障害（Dのみに認む）

**図2 ● 原因別にみた感覚障害の分布**
文献2より転載

感覚障害部位と正常部位との境界が不明瞭である．糖尿病，アルコールの過剰摂取，ビタミン欠乏など全身性の原因によるものが多い．

後根神経節の障害では，支配領域に沿った感覚障害を生じる．代表的な疾患はSjögren症候群や悪性腫瘍の転移である．神経根障害の場合，障害された脊髄神経根に支配される皮膚分節（dermatome）に一致した感覚障害を呈する．神経根の刺激症状として神経根痛（radicular pain）を伴うことが多く，頸椎症など変形性脊椎症によるものが多い．

### B）脊髄〜大脳病変

ある部位で脊髄が完全に障害された場合，その部位より末梢側で体性感覚はすべて障害され全感覚消失をきたす．脊髄の半側が障害された場合，障害側と同側の運動麻痺と深部覚障害，反対側の温痛覚障害がみられる（Brown-Séquard症候群）．脊髄障害部位と実際の感覚障害部位には数分節の差があることが少なくない．脊髄空洞症など脊髄の中心部灰白質が障害されると，この部位で交叉する温痛覚の障害が生じる．深部感覚は後索を通るため障害されず，温痛覚のみが障害される（解離性感覚障害）．前脊髄動脈症候群では脊髄の前3分の2を灌流する前脊髄動脈が障害されるため，前索と側索が障害され後索は保たれ解離性感覚障害がみられる．脊髄円錐部や馬尾の障害では，肛門周囲の仙髄領域に限局した感覚障害を呈する．脳幹病変では延髄障害による交叉性温痛覚障害（病変側の顔面部と対側の頸部以下の温痛覚障害）や延髄〜橋下部病変による対側の顔面から上肢・体幹の分節性温痛覚障害，上部脳幹網様体病変による顔面を含む反対側の全身性温痛覚障害を呈する．視床VPL核には半側の体性感覚線維が集中するため，小さな病変でも広範な感覚障害を生じる．障害部位によっては口唇外側と同側の手（手口症候群）など離れた部位に感覚障害が生じる場合がある．また視床痛と呼ばれる強い痛みを呈する場合がある．大脳皮質体性感覚野障害では，視床とは逆に広範な障害でも限局した症状を呈することが稀でない．

### 4．しびれの治療

原因疾患によって治療法は異なる．膠原病や糖尿病など原疾患が存在する場合は，原疾患の治療が優先する．糖尿病性ニューロパチーにはアルドース還元酵素阻害薬が，ギラン・バレー症候群や慢性炎症性脱髄性多発根神経炎ではγグロブリン大量静注療法やステロイド療法が用いられる．圧迫性ニューロパチーで筋萎縮や強い痛みを伴う場合には，手術による除圧を検討しなければならない．

しびれや痛みに対する対症療法としては，ビタミン$B_{12}$，メキシレチン，カルバマゼピンなどの抗てんかん薬，抗不安薬，抗うつ薬などが用いられる．

## 安全・適切に診療するための注意点

- ◆感覚障害を生じうる原疾患の存在を念頭に置き,既往歴,職業歴,現病歴,感覚障害の分布などを把握し,傍腫瘍性ニューロパチー,炎症性ニューロパチー,血管炎性ニューロパチーなど迅速な原因検索・加療を要する病態を見逃してはならない.
- ◆圧迫性ニューロパチーでは,手術療法のタイミングを逸してはならない.

**参考文献**

1) 岩田 誠:神経症候学を学ぶ人のために.医学書院,1994
2) 田崎義昭,斉藤佳雄,坂井文彦:ベッドサイドの神経の診かた(改訂16版).南山堂,2004
◇ 東儀英夫:よくわかる頭痛・めまい・しびれのすべて―鑑別診断から治療まで.永井書店,2003
◇ 感覚障害の診かた:http://www.sbt.lamen.or.jp/~kuwabara/NGP11.htm

## 患者説明のポイント

1. 「しびれ」は不快な症状であり,脳の病気と考えて不安に陥る患者さんが多い.しびれの原因として考えられる病態,原因疾患検索に必要な検査,考え得る疾患に対する対応方法を説明する.
2. 他覚的所見に乏しい場合も多く,明らかな原因疾患が認められない場合,しびれに対する不安や心気的な背景が症状を修飾していることがあり,心療内科,精神神経科の診察が必要な場合もある.

memo

# 9章 頻度の高い症状

# 19）血尿

血尿は軽度の顕微鏡的血尿から肉眼的血尿までさまざまな程度がある．程度が軽い場合でも重大な疾患が存在する場合もあり，しっかりとした診察と検査にもとづいた判断が重要である．

## ヒヤリとしないための 事前チェック事項

- [ ] 無症候性肉眼的血尿は尿路悪性腫瘍の重要な症候の1つである．
- [ ] 貧血の心配は通常はないので，血尿の治療よりも診断を優先する．

## 診療の基本手順

### 1 血尿は程度と随伴症状から以下のように分類される．

#### ①程度：肉眼的血尿，顕微鏡的血尿

血尿は尿沈渣にて400倍視野で1視野に5個以上の赤血球が確認できる状態をいう．

1Lの尿に対しておよそ1mL以上の血液が混入すると肉眼的血尿となる．それ未満が顕微鏡的血尿となる．

#### ②随伴症状：症候性血尿，無症候性血尿

### 2 血尿との鑑別疾患

異常な色調を示すが，沈渣で赤血球が確認できないものを色素尿という．血尿との鑑別が問題になるのが赤色尿であり，ヘモグロビン尿，ミオグロビン尿，ポルフィリン尿，薬剤による尿の着色などがある．ヘモグロビン尿とミオグロビン尿は試験紙による尿潜血は陽性になる．

### 3 病歴の聴取

血尿を主訴に外来を訪れる場合は，健診などで尿潜血を指摘された場合と，肉眼的血尿が出現した場合が多い．血尿においても病歴の聴取が非常に重要である．

（1．いつからか？ 2．程度は？ 3．随伴する症状・前駆症状の有無は？ 4．既往歴は？）

#### ①先行感染

- 上気道感染，皮膚紅斑，皮膚感染etc.（溶連菌感染後急性糸球体腎炎，急性腎炎，IgA腎症など）

②外傷の有無
- 腰部・腹部打撲，骨盤外傷，陰部打撲etc.（腎外傷，膀胱・尿道損傷など）

③随伴症状
- 微熱・皮膚紅斑・関節炎etc.（Lupus腎炎など）
- 喀血etc.（Goodpasture症候群など）
- 腹痛，腰痛etc.（尿路結石，外傷など）
- 排尿障害，排尿時痛（炎症性疾患，前立腺疾患，膀胱疾患，尿道疾患など）

④既往歴・家族歴
- 血尿の家族歴，聴覚障害etc.（家族性腎炎，Alport症候群など）
- 囊胞性腎疾患の家族歴etc.（囊胞腎，海綿腎など）
- 心房細動・血栓症etc.（腎梗塞など）
- 尿路結石etc.（尿路結石など）
- 出血傾向，血液疾患etc.（血小板減少症など）
- 放射線照射・抗悪性腫瘍薬治療etc.（出血性膀胱炎など）

⑤内服薬
- 抗凝固薬etc.
- 鎮痛薬，抗菌薬etc.（間質性腎炎，乳頭壊死など）

## 4 尿検査

沈渣で赤血球の有無とその赤血球の形状，尿蛋白，円柱の存在を確認する．この結果と前述の先行感染の有無，随伴症状，既往歴，家族歴，内服薬などから原因疾患を検討する．

まずは糸球体性と非糸球体性を鑑別する．尿潜血陽性の鑑別は図を参考に．

尿検査では尿の定性検査だけでなく，沈渣も行うことが重要である．

## 5 診察

一般的なものに加えて高齢男性では前立腺の診察も重要となる．大きい前立腺肥大や前立腺癌は血尿の原因となる．また，腹部聴診で血管雑音もチェックする（動静脈瘻，腎動脈狭窄など）．

## 6 血液・画像検査

医療面接および尿検査・診察の結果を踏まえて，必要に応じて検査を行う．

### 糸球体疾患，尿細管・間質疾患が疑われるものに対しては
- 血清Cr，C3，C4，ASO，IgA，IgG，ANA，早朝尿の蛋白定性などをチェックし，必要であれば24時間尿蛋白定量を行い，腎生検の適応を検討する．

＊血尿が有意に強い場合など画像診断による他の疾患の除外が必要となることもあるので要注意．

### 泌尿器科系疾患が疑われるものに対しては
- 尿細胞診，尿培養，血液検査（PSA等も含め），画像検査

```
                    色調の異常
              あり          なし
              尿沈査         尿沈査
    RBC(−) RBC(+)  RBC(+) RBC(−)
       ↓   肉眼的 顕微鏡的      ↓
     色素尿       血尿        疑陽性
   ミオグロビン尿
   ヘモグロビン尿
          変形赤血球    均一な球形赤血球
          赤血球円柱あり  (脱ヘモグロビンも含む)
              ↓            ↓
          糸球体性疾患   ①尿細管・間質性疾患
                        間質性腎炎・腎盂腎炎
        1日尿蛋白・血清Cr   出血性素因・薬物など
        血圧・浮腫などチェック ②泌尿器科系疾患
        腎生検の適応の検討   腫瘍・炎症性疾患
                        血管系疾患・結石など
                      尿中WBC，尿細胞診
                      各種画像検査などにて鑑別
```

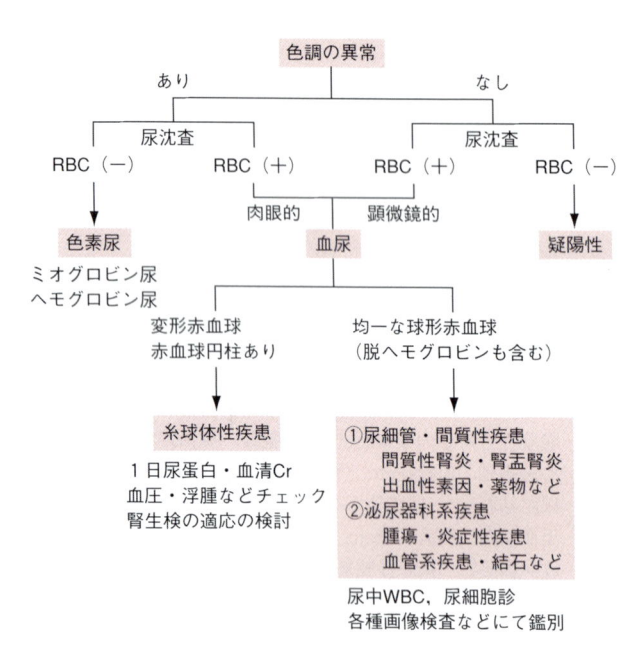

**図●尿潜血陽性の鑑別**

(超音波検査，IVP，CTなど)を想定される疾患に応じて行う．必要に応じて膀胱鏡検査を行うが，肉眼的血尿がみられる場合では，膀胱や左右の尿管口の観察から，膀胱からの出血か左右の腎・尿管からの出血かを特定できる．

## おさえておきたいポイント

- ◆悪性腫瘍を疑い，尿細胞診を行う場合は1回では正診率が低いので3回程度行う．
- ◆尿潜血を伴う難治性の膀胱炎症状を呈するケースでは悪性腫瘍の鑑別が必要．膀胱上皮内癌では血尿以外に膀胱刺激症状がみられる．
- ◆血尿が非常に強い場合，膀胱内で凝血塊をつくり，尿閉状態となることがある（コアグラタンポナーデ）．この場合は通常の導尿では対応できず，特殊なカテーテルによる膀胱内凝血塊除去術が必要になるため，早急に泌尿器科医にコンサルトをすること．

## 安全・適切に診療するための注意点

- ◆糸球体性疾患，尿細管・間質性疾患では緊急の対応を要す場合や早期からの対応にて予後が変わる場合がある．腎機能障

害や 1 g/日を超える尿蛋白を認めたり，全身症状を伴うような場合は，早めに腎臓内科専門医にコンサルトすること．
◆無症候性の肉眼的血尿では悪性腫瘍の鑑別が重要であり，悪性腫瘍が否定できない場合は早めに泌尿器科専門医にコンサルトすること．
◆救急外来などでは尿路結石の発作で受診するケースがよくみられるが，尿路結石と似たような症状を示す重大な疾患に，腎梗塞，解離性大動脈瘤，総腸骨動脈瘤破裂，急性心筋梗塞，急性膵炎，急性虫垂炎などがあり，安易な診断が誤診を招くことがある．尿潜血や症状のみではなく，診察・検査に基づいた根拠ある診断が重要である．
◆貧血が進むような出血でない限り，血尿に対して安易に止血薬を処方しない方がよい．それよりも血尿の原因の検索が重要である．

### 参考文献

◇ Campbell's Urology 8th Edition（Patrick, C. & Walsh, M. D. et al.）
◇「泌尿器疾患の外来診療−内科医に必要な最新の知識」（秋元成太 編），南山堂，1994

### ●患者説明のポイント

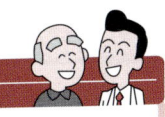

1. 顕微鏡的血尿は随伴症状がない場合は放置されがちであるが，重大な疾患の症状の1つとしてみられることがあるので，まずはしっかりと精査する必要がある．
2. 顕微鏡的血尿では約半数以上でその原因が特定できないものがある．
3. 肉眼的血尿があっても凝血塊が多量に出てくるものでなければ貧血の心配はいらない．

memo

9章 頻度の高い症状

# 20) 排尿障害（尿失禁・排尿困難）

膀胱の機能は蓄尿と排尿である．蓄尿の障害が頻尿，尿失禁であり，排尿の障害が排尿困難である．排尿量（失禁量）にくわえて，残尿量を知ることが大切である．必ず検尿して尿路感染の有無をチェックすることも重要である．

## ヒヤリとしないための 事前チェック事項

☐ **薬剤の副作用としての排尿障害**[1]

既往症や合併する疾患に関する問診は重要である．現在内服中の薬剤についてはそのすべてを把握しておく必要がある．副作用として排尿障害を生ずる可能性のある薬剤を表1に示す．

## 診療の基本手順

### 1．排尿障害の診断における考え方

排尿障害の多くは主に膀胱を支配する神経系の異常または膀胱頸部や尿道の圧迫などの物理的要因によって生じる．

蓄尿障害である尿意切迫感や尿失禁の原因は膀胱排尿筋の機能障害（過緊張：過活動膀胱や萎縮膀胱）なのか，尿道括約筋の機能障害（低下）なのかに分けて考える．一方，排尿困難の原因は，膀胱排尿筋の機能障害（緊張低下）なのか，尿道括約筋の機能障害（過緊張）なのか，または尿道の物理的通過障害なのか，に分けて考える．

#### 1 膀胱排尿筋の機能障害
（排尿筋の異常な興奮状態，異常な弛緩状態とに分類される）

**A) 過活動膀胱（OAB：overactive bladder）**

膀胱排尿筋の興奮が常時高まっているか（弛緩しない）あるいは無意識に興奮する病態をいう．尿失禁，頻尿，尿意切迫感などを訴える．ただし膀胱炎，前立腺炎など感染症を認める場合を除く．

a) 神経因性OAB

i) 脳障害

橋排尿中枢より上位の脳障害（脳梗塞，脳出血，パーキンソン病など）による．橋にある排尿中枢を抑制することが不可能なため排尿反射が容易に生ずる．

## 表1 ● 排尿障害を起こしうる薬剤

### 尿失禁

**交感神経α遮断薬:膀胱頸部,内尿道括約筋を弛緩させる**
- フェノキシベンザミン,メチルドパ,塩酸プラゾシン

**交感神経β作用薬:膀胱頸部の弛緩を生じる**
- 塩酸イソプロテレノール,塩酸イソクスプリン

### 排尿困難・尿閉

**中枢レベル:排尿中枢を介した膀胱機能の抑制**
- 麻薬(モルヒネ),向精神薬(ハロペリドール)

**膀胱レベル:主として抗コリン作用による**
- 頻尿・尿失禁治療薬(塩酸オキシブチニン,塩酸プロピベリン)
- 鎮痙薬(臭化ブチルスコポラミン,臭化ブトロピウム)
- 消化性潰瘍治療薬(コランチル®,メサフィリン®)
- パーキンソン病治療薬(塩酸トリヘキシフェニジル,ビペリデン)
- 抗ヒスタミン薬(ジフェンヒドラミン,マレイン酸クロルフェニラミン)
- 三環系抗うつ薬(塩酸イミプラミン,塩酸アミトリプチリン,塩酸クロミプラミン)
- 向精神薬(クロルプロマジン,プロペリシアジン,レボメプロマジン)
- 抗不安薬・睡眠鎮静薬(ジアゼパム,クロルジアゼポキシド,クロチアゼパム,エスタゾラム)
- 抗不整脈薬(ジソピラミド)
- 血管拡張薬(塩酸ヒドララジン)

**膀胱頸部〜尿道括約筋レベル**
- 気管支拡張薬(塩酸エフェドリン)
- 交感神経β遮断薬(塩酸プロプラノロール)
- パーキンソン病治療薬(レボドパ)
- 三環系抗うつ薬

**その他**
- 感冒薬(抗コリン薬,抗ヒスタミン薬,交感神経α刺激薬が配合)
- 末梢性骨格筋弛緩薬(ダントロレンナトリウム)
- 抗結核薬(イソニアジド)

ii) 核上型脊髄障害

仙髄副交感神経中枢よりも上位の脊髄障害(脊髄損傷,多発性硬化症など)による.少量の蓄尿により脊髄反射を生じて,膀胱が収縮する.

b) 非神経因性OAB

明らかな神経疾患を認めない原因不明のOABを呼ぶ.前立腺肥大症などの下部尿路閉塞性疾患を含む.

### B) 弛緩膀胱 (underactive detrusor)

膀胱排尿筋の収縮が障害されるもの.排尿困難,尿閉などを訴える.仙髄副交感神経中枢よりも末梢の神経(骨盤神経)の障害による.

① 骨盤内手術:子宮,直腸などの術後
② 自律神経障害:糖尿病,アルコール中毒,ギランバレー症候群など

③脊椎疾患：二分脊椎，椎間板ヘルニア，帯状疱疹など

## 2 尿道括約筋の機能障害

### A）過緊張

正常な排尿では膀胱排尿筋の収縮と同時に尿道括約筋は弛緩するが，核上型脊髄傷害では橋排尿中枢からの弛緩信号が届かず，膀胱排尿筋と尿道括約筋がともに緊張した状態を呈し，排尿困難となる．排尿筋括約筋協調不全（detrusor sphincter dyssynergia：DSD）と呼ばれる．

### B）緊張低下

①骨盤内手術に伴う陰部神経の損傷，尿道括約筋の損傷
②女性で骨盤底筋群の緊張低下に伴う，膀胱頸部〜尿道の支持力の減弱
③女性で尿道周囲の血流低下やエストロゲン欠乏による内腔閉鎖（シール）効果の減弱
（②，③は「参考1」の腹圧性尿失禁の原因と考えられている）

## 3 膀胱頸部，尿道の物理的閉塞

前立腺肥大症，急性前立腺炎，前立腺癌，膀胱癌，膀胱結石，尿道結石，尿道狭窄，包茎，陰茎癌，子宮筋腫

---

**参考1　尿失禁の分類**

| | |
|---|---|
| 腹圧性尿失禁 | 尿意に関係なく，咳，くしゃみ，スポーツなど力んだときにもれる |
| 切迫性尿失禁 | 強い尿意があり，トイレまで間に合わない |
| 全尿失禁 | 膀胱にほとんど尿が溜まらずに，常にダラダラともれる |
| 溢流性尿失禁 | 膀胱に尿がいっぱいになりあふれて漏れる |
| 機能性尿失禁 | 排尿機能には問題ないが，移動能力や生活動作など身体機能の衰えによってトイレに行くことが困難でもらしてしまう |

---

## 2．排尿障害の治療（表2）

排尿回数，一回排尿量（これらは患者さん自身に記録していただく：排尿記録），残尿量をみながら薬剤の量を調節する．排尿困難を治療する薬剤は頻尿や尿失禁の問題が残り，頻尿や尿失禁を調節する薬剤は残尿量を増して排尿困難を生ずる．両者を同時に薬剤によって治療することは難しく，いずれの症状が患

**表2●排尿障害の原因別治療法**

| | |
|---|---|
| 膀胱排尿筋過緊張（過活動膀胱） | 抗コリン薬 |
| 膀胱排尿筋緊張低下 | コリン作動薬，コリンエステラーゼ阻害薬 |
| 尿道括約筋過緊張 | 交感神経（α1）遮断薬 |
| 尿道括約筋緊張低下 | 交感神経（β2）刺激薬 |
| 膀胱頸部，尿道の物理的閉塞 | 泌尿器科的（外科的）治療 |

者さんのQOLを障害しているかによって治療方針を決める．

腹圧性尿失禁の症例では骨盤底筋体操が保存的治療で重要である．一方，排尿困難の症例で残尿が100 mL以下にならないときは間欠自己導尿法を指導する．両者とも適応があれば泌尿器科的な観血的治療を考慮する．

---

#### 参考2　脊髄損傷に伴う排尿障害の治療の原則

**1）急性期**

受傷後2～3カ月までの急性期には尿路反射機能は消失しており膀胱収縮がないため自排尿は不可能である．整形外科的手術や処置のためベッド上安静を余儀なくされる．無菌間欠導尿法*あるいは閉鎖式無菌尿道カテーテル留置を行う．前者が望ましいが，介護側の問題などにより自己導尿が可能になるまでは後者を選択せざるを得ないことが多い．

* 無菌間欠導尿法
本法は膀胱に感染を起こさぬように導尿のたびに厳重な無菌操作により行う導尿法である．外陰部，大腿部，下腹部を消毒してから滅菌されたカテーテルを用いて導尿する．

**2）亜急性期および慢性期の治療**

受傷後2～3カ月を過ぎると排尿反射がみられるようになる．下位頸髄損傷や胸髄以下の脊髄損傷例で上肢機能が温存されている症例ではまず間欠自己導尿法を指導する．無菌間欠導尿法とは異なり，厳密な無菌操作を必要としない非無菌間欠導尿法である．手指を洗浄した後，水道水で洗浄して，消毒液に浸潤したカテーテルを使用して導尿する簡便な方法であり患者自身で容易に行うことができる．

自排尿がみられるようになった場合には，排尿圧や残尿量を測定し，低圧排尿が可能で低残尿量（100 mL以下）であれば自排尿または自排尿と間欠導尿の併用とする．

---

## おさえておきたいポイント

### 1．蓄尿と排尿の生理[2]

**蓄尿：膀胱排尿筋の弛緩，尿道括約筋の緊張**

膀胱に尿が溜まると膀胱壁が伸展する．この知覚は骨盤神経を上行して一部は仙髄から体性神経（陰部神経）を下降し，外括約筋を収縮させる．一部は胸腰髄交感神経中枢を介して下腹神経を興奮させ，内尿道括約筋を収縮させる．また下腹神経（交感神経）の興奮はβ作用によって膀胱を弛緩させる．

膀胱壁の伸展は尿意として大脳に至るが，排尿反射が生じないように橋排尿中枢を抑制している．

**排尿：膀胱排尿筋の収縮，尿道括約筋の弛緩**

排尿反射の中枢である橋排尿中枢からの遠心性神経は，①仙髄副交感神経（S2～S4）を興奮させると同時に，②仙髄体性神経（S2

〜S4）および③胸腰髄交感神経（Th11〜L2）を抑制する．①は骨盤神経を介して膀胱排尿筋を収縮させ，②は陰部神経を介して外尿道括約筋を弛緩させる．③は下腹神経を介して内尿道括約筋を弛緩させる．①②③が同時に協調してはじめて排尿が遂行される．

以上，排尿と蓄尿とは膀胱排尿筋と尿道括約筋との緊張と弛緩，極めて複雑な神経経路により微妙に調節されている．

## 安全・適切に診療するための注意点

### 1．多尿による頻尿に注意

脳梗塞，心筋梗塞など動脈硬化や血液凝固能亢進によって生じる疾患群の予防に水分摂取を内科医から勧められている患者さんが多い．1日の排尿量が2,500〜3,000mL以上に達する症例もあり，生活指導のみで解決することもある．排尿記録（排尿時刻と排尿量）を参考に判断する．

### 2．尿路感染の予防と対応

排尿困難，尿閉に対して安易にバルーンカテーテルを留置することは極力避けるべきである．1週間で尿路感染を生じる．繰り返す腎盂腎炎は腎機能低下を招く．やむを得ずバルーンカテーテルをすでに留置されている症例の尿路感染は，発熱や疼痛などの症状がなければ抗菌薬の投与は不要である．

### 3．QOL疾患であることを認識すべき

どの症状を，どの程度良くして欲しいか患者さんの希望に応じたテーラーメイド医療を心がける．治療選択肢に応じた利益と不利益を十分に説明する．

#### 参考文献

1) 排尿障害プラクティス Vol. 2 No. 1「排尿障害と薬剤」, メディカルレビュー社, 1994
2) 「図説 下部尿路機能障害」（山口 脩ら 監修）, メディカルレビュー社, 2004
◇ Campbell's Urology 8th edition, W. B. Saunders, 2002

### ●患者説明のポイント

1. 3〜5日分の排尿記録（排尿時刻と排尿量，失禁回数）を患者さんにつけていただき，1日あたりの尿量や夜間排尿量を知ることで排尿障害の診断，治療に結びつける．
2. 尿失禁や頻尿の治療薬は排尿困難を招き，排尿困難の治療薬は時に失禁を誘発する．これらの症状を同時に薬剤でコントロールすることは困難である．
3. 排尿障害は基本的にはQOL疾患であり，どの症状を，どの程度良くして欲しいか患者さんの希望に応じて薬剤の量を調節していく保存的治療か，観血的治療かを選択する．

# 10章 緊急を要する症状・病態

# 1）心肺停止

心肺蘇生（通常はチーム医療）を迅速に行う．心肺蘇生の適応に関する情報を収集する．

## ヒヤリとしないための 事前チェック事項

- ☐ 蘇生チームにおける自分の役割
- ☐ 医療器具，薬剤の種類と使用方法

## 診療の基本手順

1. 自分の役割を確認する．チームリーダーの指示に従って迅速に行動する．
2. 心肺蘇生は最緊急治療であり，多くの場合，患者家族の同意を得る前に開始されるが，その適応について確認する．
3. 患者家族の心情に十分な理解を示す．
4. その施設で使用する医療器具・薬剤の種類と設置場所の確認．

## おさえておきたいポイント

- ◆BLS，ACLS：心肺蘇生治療の標準（図）
  （BLS：Basic Life Support/ACLS：Advanced Cardiovascular Life Support）
- ◆施設における心肺蘇生マニュアルの確認

## 安全・適切に診療するための注意点

- ◆付き添い者の有無と患者との関係，関係者への連絡状況と来院までの見込み時間を確認する（リーダーに報告）．
- ◆本人の意思（リヴィングウィル，臓器提供意思表示カードなど）の有無，健康状態（日常生活状態，病期など）を確認する[2]．
- ◆患者家族から心肺蘇生治療について否定的な発言がある場合は，直ちにリーダーに伝える[2][3]．
- ◆外傷の場合は，体液による感染を予防する．

10-1 心肺停止

10章 緊急を要する症状・病態

① 意識の確認　　　　　　「反応がない」

② "まず通報（call first）"　"ドクターコール"，"119番報"
　　　　　　　　　　　　人手を集める，救急カート・AED
　　　　　　　　　　　　※8歳未満の小児の場合，"急いで通報（call fast）"
　　　　　　　　　　　　　　1分間のCPRを行ってから通報

③ CPR
　Airway（気道）　　　　頭部後屈あご先挙上，下顎挙上（外傷の場合）

　Breathing（呼吸）　　 呼吸の確認：見て・聞いて・感じて（10秒以内）
　　　　　　　　　　　　　　「呼吸が確認できない」

　Circulation（循環）　 循環のサイン：人工呼吸を2回行い，息・咳・体動
　　　　　　　　　　　　　　「循環のサインがない」
　　　　　　　　　　　　心臓マッサージと人工呼吸（15：2）

　Defibrillation（除細動）AEDが届きしだい装着し電源オン
　　　　　　　　　　　　　　VF/VTの場合，必要により3回までショック

④ ACLS
　Airway（気道）　　　　気管挿管，ラリンジアルマスクなど

　Breathing（換気）　　 器具の確認と固定
　　　　　　　　　　　　　　一次確認（身体診察）：胸部の挙上，5点聴診
　　　　　　　　　　　　　　二次確認：呼気終末$CO_2$検出器，
　　　　　　　　　　　　　　　　　　　食道挿管検知器
　　　　　　　　　　　　換気と酸素化

　Circulation（循環）　 心電図モニター装着
　　　　　　　　　　　　静脈路確保
　　　　　　　　　　　　　　リズムに応じた薬物治療
　　　　　　　　　　　　　　エピネフリン1mg静注を3〜5分ごと
　　　　　　　　　　　　　　VF/VTの場合，バゾプレッシン40U単回投与追加

　Differential Diagnosis（鑑別診断）
　　　　　　　　　　　　治療可能な原因を検索，確認，治療

**図●心肺蘇生治療の手順**

参考文献
◇ 「AHA心肺蘇生と救急心血管治療のための国際ガイドライン2000」，中山書店，2004
◇ 心停止．「救命救急センター初期治療室マニュアル」（杉山 貢 監修／森村尚登，鈴木範行 編集），pp14-48，羊土社，2001

## ●患者説明のポイント

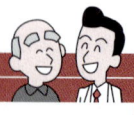

1. 患者家族とその関係者の心理に十分配慮した態度で接する．問診などを事務的に行わない[3]．
2. 病状・経過についてはリーダーから説明があること，現在全

力で治療中であることを伝える[3].
3. ときどき患者家族・関係者に接触することを心がける．長時間接触しないと家族・関係者に不安・不満がつのる[3].
4. 期待をもたせる発言，悲観的な発言はしない[3].
5. チームリーダーとして死亡宣言する場合には，最大限の治療努力をしたことを伝える[3].
6. 警察扱いについて説明する場合は，死亡宣言の後に行う[3].

memo

## 10章 緊急を要する症状・病態
# 2）ショック

適切な治療を行うために，現病歴（発症の状況，前医の診療内容）と既往歴について正確な情報収集が重要．容態の悪化・急変時に，迅速な対応が要求される．

### ヒヤリとしないための 事前チェック事項

- ☐ 治療チームにおける自分の役割
- ☐ 病院で使用している薬の商品名・用量など

### 診療の基本手順

1. 自分の役割を確認する．チームリーダーの指示に従って迅速に行動する．
2. 患者は危険な状態であり，いつでも急変すると認識する．
3. 緊張する場面でも，冷静に行動する．

### おさえておきたいポイント

**ショックの種類・診断・治療方法**

ショックの病態は，全身の重要臓器の低灌流状態
① hypovolemic shock：出血，広範囲熱傷など
② cardiogenic shock：虚血性心疾患，弁疾患，心筋症，心筋炎など
③ distribution shock：神経原性ショック，アナフィラキシーショック，感染性ショック
④ obstructive shock：緊張性気胸，心タンポナーデなど

ショックと診断されたならば，ショックを疑ったならば，
① 気道確保と酸素投与
　・上気道閉塞や意識障害（JCS30以上）があるときは気管挿管を考慮
② 心電図モニター装着と静脈路確保
　・まず確実な末梢静脈路を1本確保（可能なら18G以上）．次いで，輸血用静脈路，カテコラミン用末梢静脈路（中心静脈路）を確保

- 静脈路確保時に，血液検体（一般検査用，輸血交差用）を提出
- ③ 動脈血液ガス分析と動脈路確保
    - 換気状態・酸素化・組織の虚血状態とヘモグロビン濃度・電解質を迅速に把握
    - 血圧の持続モニター
- ④ 膀胱カテーテル挿入
    - 腎血流，腎機能の指標として尿量をモニター

◆使用する薬剤，救急カートの薬剤の一般的な使用量を事前に知っておくこと

## 安全・適切に診療するための注意点

◆薬剤を投与する場合は，指示を確認し，品名と量を確認する[1][3].
◆付き添い者の有無と患者との関係，関係者への連絡状況と来院までの見込み時間を確認する（リーダーに報告）．
◆患者の容態を常に観察し，悪化を見落とさない[2].
◆外傷の場合は，体液による感染を予防する．

### 参考文献
◇ ショック．「救急マニュアル」（小濱啓次 編著），pp250-260，医学書院
◇ 救急医薬品．「標準救急医学」（日本救急医学会 監修），pp122-134，医学書院

## ●患者説明のポイント

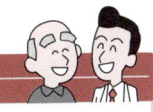

1. 患者家族とその関係者の心理に配慮した対応を行い，治療中にもときどき接触し，不安が募らないように努める．
2. チームリーダーとして病状について説明する場合は，わかりやすい言葉で明確に説明する．

memo

## 10章 緊急を要する症状・病態

# 3）意識障害

意識障害の原因は，脳血管障害や脳炎など脳に原因がある場合と，脳以外の臓器の機能障害が二次的に脳全体の障害を引き起こす場合がある．意識障害患者の診察では，意識障害の程度を客観的な指標で表す必要がある．

### ヒヤリとしないための 事前チェック事項

- [ ] 発症場所とその環境（温度，酸欠などの可能性），交通事故，転落など外傷機転の有無．
- [ ] てんかん，糖尿病，肝障害などの既往．抗てんかん薬，向精神薬，経口糖尿病薬，インスリンなどの使用歴．

### 診療の基本手順

1. 意識障害患者の医療面接では，可能であれば患者本人も含めて患者の家族や付添人から発症時の状況を聞く．意識障害が急速に生じたのか，徐々に進行したのか，意識障害の出現は今回が初めてなのか，繰り返し生じているのか，発見された状況や発症時の痙攣や頭痛，嘔吐，発熱など随伴する症状の有無などを明らかにする．発症後，意識障害の程度は進行・改善・不変なのかについて確認する．
2. 神経学的診察では患者側の協力が得られない場合が多く，自発行動の観察，簡単な命令指示（「舌を出せ」，「万歳せよ」など）や痛み刺激への反応を観察する．髄膜刺激症候，四肢の姿位，眼症候，意識障害に伴う片麻痺などの局所症状の有無に注目する．
3. 意識障害の原因として，脳血管障害などが疑われる場合は速やかに頭部CTやMRI検査を行う．代謝性脳症が疑われる場合，低血糖や肝機能障害，高アンモニア血症などの検査を行う．薬剤の関与を見逃してはならない．

### おさえておきたいポイント

#### 1．意識障害程度の記載

診察では，意識障害の状態変化（悪化，改善，不変）を把握することが重要である．急性期の意識障害の分類・記載方法にはJapan

## 表1 ●Japan Coma Scale（JCS）

### Ⅰ. 刺激しないでも覚醒している状態（delirium, confusion, senselessness）

1. だいたい意識清明だが，今ひとつはっきりしない
2. 見当識障害がある
3. 自分の名前，生年月日が言えない

### Ⅱ. 刺激すると覚醒する状態—刺激をやめると眠り込む（stupor, somnolence, drowsiness）

10. 普通の呼びかけで容易に開眼する．合目的な運動（例えば右手を握れ，離せ）をするし言葉も出るが，間違いが多い
20. 大きな声または体をゆさぶることにより開眼する．簡単な命令に応ずる（例えば離握手*）
30. 痛み刺激を加えつつ呼びかけを繰り返すと辛うじて開眼する

### Ⅲ. 刺激しても覚醒しない状態

100. 痛み刺激に対し，はらいのけるような動作をする
200. 痛み刺激で少し手足を動かしたり，顔をしかめる
300. 痛み刺激に反応しない

注 R：restless, I：incontinence, A：akinetic mutism, apallic state （例：100-I）
＊ 何らかの理由で開眼できない場合

## 表2 ●Glasgow Coma Scale

| 意識障害の状態 | | スコア |
|---|---|---|
| A. 開眼<br>（eye opening） | 自発的に（spontaneous） | E4 |
| | 言葉により（to speech） | 3 |
| | 痛み刺激により（to pain） | 2 |
| | 開眼しない（nil） | 1 |
| B. 言葉による最良の応答<br>（best verbal response） | 見当識あり（oriented） | V5 |
| | 錯乱状態（confused conversation） | 4 |
| | 不適当な言葉（inappropriate words） | 3 |
| | 理解できない言葉（incomprehensive sounds） | 2 |
| | 発語なし（nil） | 1 |
| C. 運動による最良の応答<br>（best motor response） | 命令に従う（obey） | M6 |
| | 痛み刺激部位に手足をもってくる（localises） | 5 |
| | 四肢を屈曲する（flexes） | |
| | 　逃避（withdraws） | 4 |
| | 　異常屈曲（abnormal flexion） | 3 |
| | 四肢伸展（extends） | 2 |
| | 全く動かさない（nil） | 1 |

Coma Scale（表1）とGlasgow Coma Scale（表2）があるが，下記のような具体的な表現を用いてスケールに付記しておくとよい．

　**傾眠（somnolence）**：いろいろな刺激で覚醒し，質問に答えたり指示動作を行うことができるが，刺激がなくなると再び眠ってしまう．覚醒時には精神状態はほぼ正常か軽度の障害にとどま

る．自発運動や自発語もみられる．

**昏迷（stupor）**：疼痛や大きな音，明るい光などの刺激に対し反応し刺激を避けようとして手足を引っ込めたり，追い払おうとする．自発運動もしばしば認められ，刺激を続けると簡単な質問や指示に応じられることもある．

**半昏睡（semicoma）**：針刺激など強い刺激で逃避反射がみられる．自発運動はほとんどみられない．尿便失禁も認める．

**昏睡（coma）**：自発運動はなく，刺激に対しても反応しない．筋肉は弛緩し尿便失禁を認める．

## 2．意識障害時の一般状態

### A）呼吸

延髄障害時には全く不規則な呼吸となり（失調性呼吸），橋上部や中脳下部の障害では呼吸数・換気量が増大し動脈血の$CO_2$分圧が低下する（中枢神経性過呼吸）．糖尿病性昏睡や尿毒症による代謝性アシドーシスでは深く速い呼吸がみられる（Kussmaul大呼吸）．両側大脳皮質下や間脳障害では無呼吸と過呼吸を繰り返すCheyne-Stokes呼吸がみられる．診察時は，呼気の臭いにも注意する．アルコール中毒ではアルコール臭，糖尿病性昏睡ではアセトン臭，肝性昏睡ではアンモニア臭を認める．

### B）血圧と脈拍

血圧上昇と徐脈を認めた場合，脳圧の急激な亢進を考える（Cushing現象）．著明な高血圧ではくも膜下出血，脳出血，高血圧性脳症を，血圧の左右差を認める場合，大動脈解離などを考慮する．頻脈や徐脈は失神の原因として重要であり，意識障害患者の診察では心電図モニターは必ず施行する．

### C）体温

発熱は髄膜脳炎，脳膿瘍など中枢神経感染症でよくみられる．脳出血の脳室穿破や脳幹部出血，椎骨脳底動脈系の広範な梗塞で発熱することが多い．低体温はアルコール中毒，薬物中毒や脱水状態など低温下で動けなくなった場合にみられる．

### D）皮膚・粘膜

頭部，顔面の外傷，出血に注意する．髄液耳漏や髄液鼻漏は頭蓋底骨折の重要なサインである．顔色の観察は重要であり，一酸化炭素中毒ではサクランボ色，$CO_2$ナルコーシスでは皮膚発赤が認められる．

## 3．意識障害患者の眼症候

### A）眼球共同偏奇

両側眼球が持続して一側に偏奇している状態である．水平性眼球共同偏奇では一般にテント上の病変では眼球は障害側に向き，橋病変では眼球は健側に向くが，てんかんなどで病巣が刺激性に作用する場合は，テント上病変であっても眼球が健側を向く場合がある．視床出血や中脳障害で下方偏奇がみられる．上方への眼

球共同偏奇はてんかん発作などで出現する.

### B) 斜偏奇
左右眼球の上下方向へのずれ（垂直性開散）であり，一側性MLF症候群を除き障害側は下位の眼球側にあることが多い.

### C) 瞳孔異常・対光反射
瞳孔不同がある場合，特に頭部外傷後意識障害で一側性の瞳孔散大（Hutchinson瞳孔）を認める場合，硬膜外血腫等による鉤ヘルニアが疑われる．両側瞳孔の著しい縮小（針先瞳孔：pinpoint pupil）は，橋出血に認められる．アトロピンやスコポラミンの大量服用，低酸素脳症などでは両側瞳孔の散大が生じる．代謝性脳症では，交感神経系の機能異常のため瞳孔縮小が生じるが，対光反射は末期まで保たれる．動眼神経麻痺による同側の瞳孔散瞳と対光反射消失は内頸動脈後交通動脈分岐部の動脈瘤による圧迫や，テント上の占拠性病変による鉤ヘルニアを疑う．対光反射消失は，光刺激側の視神経，中脳，動眼神経，動眼神経核いずれかの障害を示す．対光反射検査時には対側の間接瞳孔反応も観察する．

### D) 眼球運動

**頭位変換眼球反射（oculocephalic reflex：OCR）**：意識障害時に頭部を受動的に急速に左右，上下に回旋させると眼球がその反対側に動く反射であり，人形の眼現象とも呼ばれる．OCRが両側性に障害されている場合は，脳幹障害が示唆される．

**前庭眼反射（vestiblo-ocular reflex：VOR）**：鼓膜が破れていないことを確認し，外耳に冷水を眼振か眼球共同偏奇が生じるまで注入する．覚醒時には冷水刺激側と反対側へ急速相をもった眼振が生じる．意識障害時に脳幹が正常な場合，眼振の急速相が消失し，眼球は刺激側に偏奇する．

**自発性眼球運動**：意識障害時の左右への振子様の眼球運動は，眼球彷徨（roving eye movement）と呼ばれ，脳幹障害がないときにみられる．

## 4．四肢の麻痺・感覚障害の判定
麻痺側を判断できない場合は，腕落下試験，下肢落下試験などを行う．錐体路障害では前腕は回内位，下肢は外旋位をとる．針などを用いて痛覚刺激を行い，逃避反応，表情の変化などの左右差を観察する．深部腱反射や表在反射，病的反射は左右差を観察する．

## 5．意識障害の鑑別診断
意識障害の「AIUEOTIPS（アイウエオティプス）」に注目する（表3）．頭部CT・MRI，髄液検査，一般血算生化学検査，尿検査，脳波検査など行い鑑別診断を進めていく．

## 安全・適切に診療するための注意点

◆意識障害患者は，来院時に生命の危険を有している状態にあ

**表3 ● 意識障害の「AIUEOTIPS（アイウエオティプス）」**

| | | |
|---|---|---|
| A： | alcohol | 急性アルコール中毒，ビタミンB1欠乏症（Wernicke脳症） |
| I： | insulin | 低血糖，糖尿病性ケトアシドーシス，非ケトン性高浸透圧性昏睡 |
| U： | uremia | 尿毒症 |
| E： | encephalopathy | 代謝性脳症（肝性脳症など），高血圧性脳症 |
| | endocrinopathy | 甲状腺クリーゼ，粘液水腫（甲状腺機能低下症），副甲状腺クリーゼ（機能亢進），副腎クリーゼ（急性副腎不全） |
| | electrolytes | Na, K, Ca, Mgの異常 |
| O： | opiate/overdose | 薬物中毒 |
| | $O_2$ & $CO_2$ | 低酸素脳症（肺炎，気管支喘息，気胸，心不全，心疾患，肺血栓塞栓症，高山病，肺挫傷），CO中毒，$CO_2$ナルコーシス |
| T： | trauma | 脳挫傷，急性硬膜下血腫，急性硬膜外血腫，慢性硬膜下血腫 |
| | tumor | 脳腫瘍 |
| | temperature | 低体温，高体温 |
| I： | infection | 脳炎，髄膜炎，脳膿瘍，敗血症，呼吸器感染症（肺炎など） |
| P： | psychogenic | 精神疾患 |
| S： | seizure | てんかん |
| | stroke | 脳梗塞，脳出血，くも膜下出血，急性大動脈解離 |
| | senile | 老人の循環不全，脱水，感染（肺炎，敗血症），心不全 |
| | shock | 各種ショック |
| | syncope | 失神の原因疾患 |

文献1より改変

る場合が少なくなく，鑑別診断のための神経学的所見をとるとともに（項部硬直は，気管挿管後には判断しにくい）救命処置を行う．

### 参考文献

1）救急外来診療マニュアル ER manuals
http://www.osaka-med.ac.jp/deps/emm/ermanual.pdf

◇ 「ベッドサイドの神経の診かた 改訂16版」（田崎義昭，斉藤佳雄 著／坂井文彦 改訂），南山堂，2004

◇ 「神経内科ハンドブック－鑑別診断と治療 第3版」（水野美邦 編），医学書院，2002

## ●患者説明のポイント

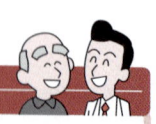

1. 意識障害患者診察時の説明は，主に家族や付添人に対して行われる場合が多い．付添人が患者自身と無関係な人物である場合，意識障害発症時の状態聴取のみを行い，病状説明は家族が到着してから行う場合もあり，患者自身と説明を受ける者との関係を把握してから患者自身のプライバシーに配慮する．

# 10章 緊急を要する症状・病態

## 4）脳血管障害

脳血管障害は，虚血性疾患である脳梗塞と出血性疾患である脳内出血やくも膜下出血にわけられる．我が国では近年，生活習慣の欧米化に伴い脳梗塞の占める割合が大きくなり，発症の危険因子となる高血圧，糖尿病，高脂血症や心房細動など基礎疾患の管理が重要である．脳血管障害を発症した場合，出血性疾患か虚血性疾患かを把握し，病型に応じた治療選択が必要である．

### ヒヤリとしないための 事前チェック事項

- [ ] 脳血管障害危険因子（高血圧，糖尿病，心房細動，高脂血症など）の有無
- [ ] 発症形式が突発完成か，または階段状悪化か
- [ ] TIAの既往の有無

### 診療の基本手順

1. 脳血管障害が疑われる場合，速やかに頭部CTを施行し虚血性病変か出血性病変かの鑑別を行う．
   くも膜下出血の場合や直径2cm以上の小脳出血や意識障害を伴う出血性病変の場合は，外科治療の可能性を念頭に脳神経外科医と治療方針について検討すべきである．
   CTで出血性病変を認めない場合，虚血性脳血管障害を念頭に診療を進める．発症から3時間以内に治療が開始できる場合はt-PAなど血栓溶解薬を用いた超急性期血栓溶解療法を考慮する．治療は病態に応じて行い，アテローム血栓性脳梗塞やラクナ梗塞では抗血小板療法が，心原性脳塞栓では抗凝固療法が選択される．

2. 脳血管障害患者は運動麻痺を伴うことが多く，急性期から病態に応じて積極的なリハビリテーションを導入する．障害が残存する場合，在宅生活へ復帰するために社会資源の活用が必要である．
   脳血管障害は再発を防ぐ二次予防が重要であり，高血圧，糖尿病，心房細動などの危険因子の管理，生活習慣改善指導を行う．

### 表 ● NINCDS-Ⅲ による脳血管障害臨床分類（1990）

| |
|---|
| A．無症候性脳血管障害 |
| B．局所脳機能障害 |
| 　1．一過性脳虚血発作（TIA：transient ischemic attack）|
| 　　a．頸動脈系，b．椎骨脳底動脈系，c．両系統系，d．局在不明，e．疑い |
| 　2．脳卒中（stroke）|
| 　　a．経過　　1）改善，2）悪化，3）不変 |
| 　　b．脳卒中病型 |
| 　　　1）脳出血 |
| 　　　2）くも膜下出血 |
| 　　　3）脳動脈奇形に伴う頭蓋内出血 |
| 　　　4）脳梗塞 |
| 　　　　　a．機序 |
| 　　　　　　　①血栓性，②塞栓性，③血行力学性 |
| 　　　　　b．臨床病型 |
| 　　　　　　　①アテローム血栓性，②心原性脳塞栓，③ラクナ，④その他 |
| 　　　　　c．部位による症候 |
| 　　　　　　　①内頸動脈，②中大脳動脈，③前大脳動脈，④椎骨脳底動脈系（ア．椎骨動脈，イ．脳底動脈，ウ．後大脳動脈）|
| C．血管性痴呆 |
| D．高血圧性脳症 |

文献1より改変

## おさえておきたいポイント

　脳血管障害の分類NINDS（National Institute of Neurological Disorders and Stroke）分類Ⅲでは，脳卒中には脳出血，くも膜下出血，動静脈奇形からの頭蓋内出血，脳梗塞が含まれる．脳梗塞は臨床的カテゴリー分類がなされアテローム血栓性，心原性脳塞栓，ラクナ梗塞，その他に分けられる（表）．

### 1．一過性脳虚血発作（transient ischemic attack：TIA）

◆虚血により生じる短時間の局所性脳機能障害であり，症状は内頸動脈系や椎骨動脈系に限局し，発症より24時間以内に症状が消失し永続する神経脱落症状を残さない．数分以内に症状が改善するものが多い．

◆TIAは脳梗塞の前駆症状であるという認識が必要である．

### 2．脳出血（intracranial hemorrhage）

◆脳実質内に血腫を形成したものを脳内出血といい，持続的な高血圧による脳内細小動脈の血管壊死・類線維素変性と，それに続く微小動脈瘤の破綻によって生じる高血圧性脳出血が最も多い．出血部位によって被殻出血，視床出血，皮質下出血，小脳出血，橋出血などに分類される．

◆治療は血圧のコントロールや止血薬投与，脳浮腫対策などの内科的治療が中心だが，小脳出血や被殻出血，皮質下出血など症例に応じて開頭血腫除去術や定位血腫吸引術などの外科手術が行われる．

## 3．くも膜下出血（subarachnoid hemorrhage）

◆原因は脳動脈瘤が約80％を占め，その他の原因として脳動静脈奇形や外傷などがある．脳動脈瘤の多くは動脈壁の中膜欠損によって生じる嚢状動脈瘤であり，動脈分岐部に好発する．

◆脳動脈瘤の破裂によるくも膜下出血は突然の激しい頭痛と嘔吐で発症することが多いが，症状はさまざまであり，出血が脳実質内に血腫を形成した場合は，片麻痺などの局所症状が出現する．

◆脳動脈瘤によるくも膜下出血の手術は脳動脈瘤に対する開頭下直達手術（動脈瘤頸部クリッピング術）とカテーテルを用いた血管内治療（コイル塞栓術）が行われる．

## 4．脳梗塞（cerebral infarction）

### A）無症候性脳梗塞

◆CTやMRIなどの画像診断で梗塞巣が認められるにもかかわらず，その病巣に対応する神経学的徴候を認めないものをいう．

◆無症候性脳梗塞は症候性脳梗塞発症の危険因子と考えられ，高血圧や糖尿病など動脈硬化危険因子の管理が必要である．

### B）アテローム血栓性脳梗塞

◆頭蓋内主幹動脈や頭蓋外大血管に生じた粥状硬化性病変を原因として生じ，TIAなどの前駆症状を伴うことが多い．

◆治療は抗血小板療法，抗脳浮腫療法，脳保護療法を組み合わせて行う．

### C）心原性脳塞栓

◆心房細動，心臓弁膜症，心不全などさまざまな心疾患が原因となって生じた心腔内血栓が遊離・流出して塞栓子となり脳血管を閉塞して生じる．突発完成型の発症形式をとり，広範な病巣を呈し脳浮腫も高度で重篤な症状をきたす場合が少なくない．

◆治療は抗凝固療法，抗脳浮腫療法，脳保護療法を組み合わせて行う．発症3時間以内の超急性期にはt-PAなどの血栓溶解薬を用いた血栓溶解療法により劇的な症状改善効果を得られる場合がある．

### D）ラクナ梗塞

◆脳深部の穿通枝動脈の硝子化とフィブリノイド壊死によって生じた小梗塞であり，臨床的にはラクナ症候群を呈するものをいうが，CT・MRIで穿通枝領域に生じる直径15mm以下の小梗塞巣をラクナ梗塞と呼ぶ．

◆治療は抗血小板療法と高血圧などの危険因子管理が行われる．

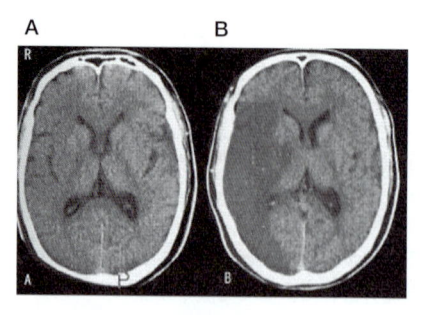

**図1●心原性脳塞栓患者（70歳女性：左片麻痺，意識障害）の頭部CT（A：発症4時間後，B：発症48時間後）**
発症早期のA画像で右被殻の不明瞭化，右大脳半球の広範な皮髄境界の不明瞭化を認める．発症後48時間後のB画像ではほぼA画像の初期変化に一致して右中大脳動脈領域に広範な浮腫を伴った低吸収域を認める

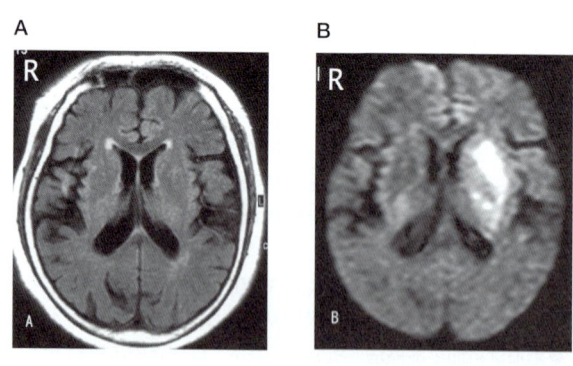

**図2●72歳女性（右片麻痺，意識障害）患者の頭部MRI（発症1時間30分後）（A：FLAIR，B：DWI）**
A（FLAIR画像）では明らかな病変を指摘できない．B（DWI：拡散強調画像）では左被殻に細胞性浮腫を表す高信号域を認める

　脳血管障害の診断には突然発症の病歴と片麻痺などの神経症状，さらにCT・MRIなどの画像診断が重要である．
　まず出血性病変と虚血性病変の鑑別のためにCT検査を行う．虚血性脳血管障害の発症早期からみられるearly CT signを見落とさないように注意する（図1）．MRI検査では，早期の細胞性浮腫を画像化できる拡散強調画像検査を加える（図2）．
　脳血管障害はそれぞれの病型に応じて治療方法が選択される．アテローム血栓性脳梗塞やラクナ梗塞に対する抗血小板療法や心原性脳塞栓に対する抗凝固療法といった特異的な治療とともに，高血圧，糖尿病，心房細動，高脂血症など動脈硬化危険因子の管理，日常生活機能回復・維持のためにリハビリテーションが行われる．

## 安全・適切に診療するための注意点

- ◆脳血管障害患者は，発症時から重篤な意識障害をきたし生命の危険を有する場合も少なくない．また出血性病変と虚血性病変では治療方針が大きく異なるため，救急処置後すみやかに頭部CT検査を行い虚血か出血かの鑑別を行う．
- ◆病歴（既往歴），神経学的所見，画像診断などから臨床病型，治療方針を決定する．来院時には軽微な症状が急速に進行することが稀ではなく，入院加療が望ましい．
- ◆出血性脳血管障害や大動脈解離，腎不全や心筋梗塞を合併した虚血性脳血管障害や血栓溶解療法施行患者を除いて，脳循環自動調節能が破綻している急性期には血圧依存性に脳血流が変化することが多く，不用意な降圧は症状悪化をきたす場合がある．原則として急性期の降圧療法は行わない．
- ◆心原性脳塞栓では発症後に出血性梗塞を生じる場合が少なくない．特に抗凝固療法施行中は症状の変化とともに経時的な頭部CT検査が有用である．

### 参考文献

1) Committee established by Director of the National Institute of Neurological Disorders and Stroke：Classification of Cerebrovascular Diseases Ⅲ．Stroke, 21：637-676, 1990
◇ 「脳血管障害のすべて」神経内科特別増刊号，2003
◇ 「脳卒中治療ガイドライン2004」（脳卒中合同ガイドライン委員会 編），協和企画，2004

## ●患者説明のポイント

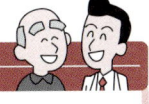

1. 脳血管障害は突然発症し，生命の危険を伴う場合や回復しても後遺症を残す場合が少なくないため，患者や家族は大きな不安を感じている．画像診断を示しながら原因疾患の重症度と治療方針を明確に説明する．
2. 血栓溶解療法や血腫除去術などの侵襲的な検査や治療法を行う場合は，必要性と合併症の頻度などを十分に説明し，同意を得る．
3. 症状の推移に伴い，治療の効果，今後起こりうる合併症，再発の可能性，リハビリテーションの進行状況などを随時説明する．
4. 急性期治療中から患者の家族構成，家屋状況などを把握し，障害の度合いに応じたリハビリテーションの継続，在宅療養のための社会資源の活用などについてMedical Social Workerを交えて家族とともに検討する．患者や家族が自分の希望を話しやすい場を設定することが大切である．

10章 緊急を要する症状・病態

# 5）急性心不全

心不全とは心臓が全身組織の代謝に必要な血液を駆出できないか，あるいは心室充満圧を上昇させることによってのみ心拍出が維持できる状態であり，その発症様式により急激な心臓ポンプ機能の低下により生じる急性心不全と慢性的な慢性心不全に分けられる．本稿では急性心不全について概説する．

## ヒヤリとしないための 事前チェック事項

- ☐ 急性心不全ではSwan-Ganzカテーテルを用い血行動態をモニタリングすることが，その病態の重症度，治療方針，治療に対する反応を知るうえで重要である．
- ☐ Forrester分類は本来急性心筋梗塞に伴う左心不全の重症度を評価する指標であるが，それ以外の急性心不全にも適用される（図1）．患者が今どのような状態にあるのかを確認し治療していかなければならない．

## 診療の基本手順

### 1．急性心不全の病因，病態

急性心不全は機能的または構造的異常が急激に発生することにより低下した心ポンプ機能を代償できない状況である．臨床上は心原性肺水腫，心原性ショック，慢性心不全の急性増悪という3つの病態があり，その多くは左心機能を障害する急性左心不全である．

心原性肺水腫，心原性ショックは中高年で急性心筋梗塞症およびこれに起因する機械的合併症により生ずることが多い．一方，若年において心不全は稀ではあるが，補助循環装置が必要となる劇症型心筋炎を含め急性心筋炎を念頭に置く必要がある．

一方，慢性心不全の急性増悪では弁膜症，拡張型心筋症，陳旧性心筋梗塞症など元来心機能が低下している例でわずかな誘因によって急性心不全となる．

また，肺血栓塞栓症では急性右心不全やショック状態で来院することもあるが，左心不全がないため胸部X線上肺うっ血が見られず，注意が必要である（表）．

### 2．急性心不全の症状と自他覚所見

突然に出現する呼吸困難（発作性夜間呼吸困難を含む），前胸部圧迫感，起坐呼吸などがあれば急性心不全を疑う．

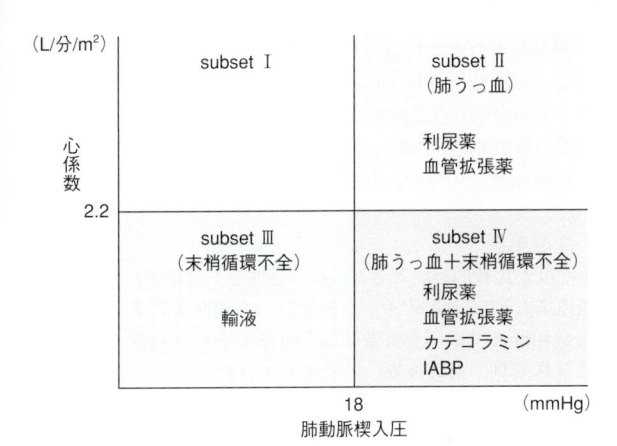

## 図1 ● Forrester分類

縦軸：心係数 (L/分/m²)、境界 2.2
横軸：肺動脈楔入圧 (mmHg)、境界 18

- subset I
- subset II（肺うっ血）
  - 利尿薬
  - 血管拡張薬
- subset III（末梢循環不全）
  - 輸液
- subset IV（肺うっ血＋末梢循環不全）
  - 利尿薬
  - 血管拡張薬
  - カテコラミン
  - IABP

## 表 ● 急性心不全の原因と誘因

| 原因 | |
|---|---|
| 1．心筋疾患 | |
| ①虚血 | 心筋梗塞，虚血性心疾患 |
| ②心筋変性 | |
| A）特発性 | 拡張型心筋症，肥大型心筋症，拘束型心筋症 |
| B）続発性 | アルコール性心筋症など |
| C）過負荷 | 高血圧性心疾患 |
| D）炎症 | 心筋炎，感染性心内膜炎 |
| E）薬物 | β遮断薬，抗不整脈薬，抗炎症薬，アドリアマイシンなど |
| 2．弁膜疾患 | 僧帽弁，大動脈弁，三尖弁などの狭窄，閉鎖不全 |
| 3．不整脈 | 心室頻拍，頻脈性心房細動，高度徐脈など |
| 4．先天性心疾患 | ファロー四徴症，心室中隔欠損症など |
| 5．心膜疾患 | 心タンポナーデ |
| 6．血栓塞栓症 | 肺血栓塞栓症など |
| 7．その他 | 甲状腺疾患，高度貧血 |

| 誘因 |
|---|
| 1．感染（呼吸器感染など） |
| 2．過労やストレス |
| 3．内服中断 |
| 4．塩分過量摂取，飲水過多，脱水 |
| 5．新たな不整脈（心房細動，徐脈） |
| 6．虚血性心疾患の増悪 |
| 7．貧血，甲状腺機能亢進など |

文献1より引用，改変

臨床所見として心音では奔馬調心音（Ⅲ音ギャロップ），収縮期，拡張期雑音を聴取することがあり，基礎心疾患との関連が推測される．呼吸音では湿性ラ音の聴取範囲により肺うっ血の広がりが予測でき，心筋梗塞症においてはKillip分類として重症度の予測に用いられている．また，咳嗽のみならず血痰やチア

ノーゼがみられた際には重症の肺水腫の状態と考えられる．心原性ショックでは血圧90mmHg以下であるとともに冷汗，顔面蒼白，末梢冷感や意識障害を認めることもある．

慢性心不全の急性増悪では心拡大を反映する心尖拍動の左方移動，頸静脈怒張のほか，肝腫大，下肢の浮腫がみられることが多い．

### 3．診断手順

重症度が比較的軽いと考えられる急性心不全患者においては来院後直ちにバイタルサインを確認し，心電図モニターと経皮的酸素飽和度モニターを装着する．可能であれば病歴の聴取とともに身体所見，血液検査，動脈血ガス分析，胸部X線，心電図，心エコー図を速やかに行い，原因検索とともに重症度を判定する．このような病状で最も多い病態は虚血性心疾患であり，その診断においての心電図の意義は大きい．胸痛があり典型的なST上昇を認めた際には直ちに再灌流療法が必要となる．一方，主にST低下を認めた場合には進行性の心筋虚血により心不全が悪化している可能性を考える必要がある．

重症の心不全状態の患者では，バイタルサインやチアノーゼを含む身体所見より人工呼吸管理などの救急処置が必要か迅速に判断する．少なくともショック状態でない場合で呼吸困難が強いときには，起坐位とし酸素投与することが重要である．この際，診断を急ぐ余りに患者を仰臥位とし身体所見，心電図や心エコー図を記録することは病状の悪化を招くため厳に慎むべきである．このような状況においても塩酸モルヒネやニトログリセリンの静脈投与などで多くの例では10分前後で少なからず改善がみられ，これ以降に原因検索のため諸検査を行っても時期を逸することは少ない．また，起坐位でも心電図や心エコー図は不十分ながら記録でき最低限の情報が得られることも多いが，状態が安定した時点で再度評価することは必要である．

一方，心原性ショック状態の患者においてはその原因を迅速に判断し治療することが特に重要で，これが遅れると病態が悪化し，治療に対する反応性も低下し致命的となることもある．このため，バイタルサインの改善に努めることと並行してまず短時間で心エコー図を行い心筋原性ショックか否かを判断することは，その後の治療方針を決定するうえで有用である（図2）．

## おさえておきたいポイント

- ◆心不全患者においては，バイタルサインに細かい注意が必要である．
- ◆血圧が保たれている状態であれば，必ず坐位にて診察を行うこと．仰臥位にすることにより，静脈還流が増え，前負荷が増し心不全増悪，場合によっては心停止となることもある．

```
バイタルサインの確認,酸素投与,静脈路の確保
                    ↓
酸素飽和度90%未満,PaO₂ 60mmHg以下の場合,
呼吸補助(BiPAP,マスクCPAP,挿管による人工呼吸)を考慮

  血圧の保たれているうっ血              血圧低下,心拍出量低下
       ↓                                    ↓
      起坐位
  ↓        ↓                            
体循環うっ血  肺うっ血                    安静,頭部平低
  ↓        ↓                              ↓
 利尿薬   血管拡張薬                      血管拡張薬
         PDE Ⅲ阻害薬                     カテコラミン
  ↓        ↓                              ↓
 ECUM                                    IABP
 CHDF                                    PCPS
```

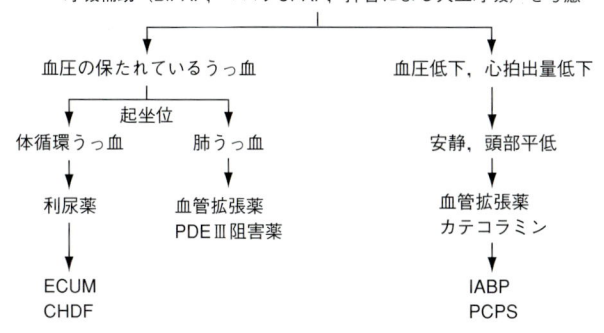

**図2●急性心不全の治療指針**
文献1より引用,改変.ECUM:体外式限外濾過法,CHDF:持続的血液濾過透析,IABP:大動脈内バルーンパンピング,PCPS:経皮的心肺補助法

## 安全・適切に診療するための注意点

◆急性心不全では初期治療の成否によりその予後が決定されることが多い.また,薬物療法では治療に限界があり,IABPなどの補助循環や手術を行うことにおいてのみ救命可能な例もあり,その治療の際にはマンパワーを要することが多い.このため,来院後直ちに迅速に的確な初期治療を行うとともに,このような集中治療の適応について判断し必要に応じて早急に転院加療を行う.

### 参考文献
1)循環器病の診断と治療に関するガイドライン1998-1999年度合同班研究報告:急性重症心不全治療ガイドライン.Jpn. Circ. J., 64(Suppl. Ⅳ):1129-1165, 2000

## ●患者説明のポイント

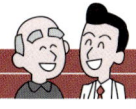

1. 本人への説明は,急性心不全で来院直後には,治療により症状はすみやかに改善することを中心として不安感を軽減させるように話すことが重要であり,この病状の原因や治療法については状態が落ち着いた時点でゆっくりと説明する.
2. 家族へは,場合により死亡する可能性のある病態であり,一見問題なさそうに改善しても急変することがあると説明する.

10章 緊急を要する症状・病態

# 6）急性冠症候群

急性冠症候群は主に冠動脈粥腫の破綻とこれに伴う血栓形成により冠動脈内腔が高度狭窄または閉塞することで急性心筋虚血を生じる病態であり，不安定狭心症，急性心筋梗塞症，心臓突然死が含まれる．発症早期に急激に病状の変化することも多く，早期診断に基づく的確な治療がその予後の改善に重要である．

## ヒヤリとしないための 事前チェック事項

### ☐ 症状はいつからか？

急性心筋梗塞の再疎通療法は発症からの経過時間で対応が異なる．通常発症2時間以内であれば救済できる心筋の範囲は再疎通時間に依存するため，早期の再疎通に全力を注ぐ必要がある．発症後12時間以上経過した例では，原則として虚血に由来する症状の残存やショックを呈した場合に再灌流療法の適応を考慮する．

### ☐ 痛みの部位の移動はないか？

背部や腰部に移動する痛みは急性大動脈解離の可能性があり，血栓溶解療法の禁忌である．

### ☐ 失神，意識障害，眼前暗黒感，めまい，ふらつきはなかったか？

心室頻拍や心室細動などの致死性不整脈や房室ブロックなどの徐脈性不整脈，左主幹部などの閉塞によるショック状態が一過性に生じた可能性があり，すみやかな対処が必要であることを示唆する．

### ☐ 起坐呼吸ではないか？

起坐呼吸の患者を心電図検査などのために水平仰臥位にすると，肺水腫の悪化から著しい低酸素血症を起こし心停止に至る可能性がある．

### ☐ 喘息はないか？：造影剤の使用は要注意，アスピリン喘息ではアスピリンは禁．

**腎機能障害，重篤な甲状腺疾患はないか？**：造影剤は原則禁．

**肝障害はないか？**：チクロピジンが使用できない場合，ステント留置の使用が制限される．

**胃潰瘍，貧血はないか？**：アスピリンや血栓溶解薬の使用は注意が必要．

**糖尿病合併例で使用薬剤は何か？**：ビグアナイド系血糖降下薬とヨード造影剤の併用により乳酸アシドーシスを起こすことがある．

**血栓溶解薬の禁忌はないか？**：出血，出血性素因，外傷や手術後10日以内，脳血管障害の既往，頭蓋内腫瘍，2カ月以内の頭蓋内または脊髄の手術，糖尿病性出血性網膜症，重篤な高血圧，動脈瘤など．

**バイアグラ®服用中ではないか？**：硝酸薬との併用は著しい低血圧を起こす．

**閉塞性動脈硬化症の合併はないか？**：心臓カテーテル検査の動脈穿刺を大腿動脈で施行した場合，下肢虚血のトラブルを起こす可能性がある．

**意識障害はないか？**：くも膜下出血など脳血管障害でST-T変化や心室性不整脈が生じることがある．安易に血栓溶解薬を投与してはならない．

## 診療の基本手順

救急外来や初療室では，胸痛等の訴えよりこの症候群を疑うことが重要である．

1. 病歴，身体所見を確認する．
2. 心電図を記録しST上昇の有無により治療方針を決定する．
3. ST上昇例では再灌流療法の適応を考慮するとともに速やかに実行する（ガイドライン参照）．
   非ST上昇例ではリスク層別を行い早期侵襲的治療（速やかに冠動脈造影を行い適応に応じて血行再建術を行う）の可否を決定する（ガイドライン参照）．
4. 急性期は原則的に集中治療室（CCU）で管理する．
5. 病状が落ち着けば心臓リハビリテーションを行う．

## おさえておきたいポイント

◆症状は左前胸部の締め付けられる痛みに限らない（息苦しいなどのほか，のどの奥，左肩，左腕，心窩部の痛みのこともある）．糖尿病患者，高齢者では症状が非典型的であることが多い．

◆ST上昇は貫壁性心筋虚血の存在を意味することが多いが，心筋炎や心膜炎などの非虚血性心疾患や中には正常例でもST上昇を認めることがある．ST低下は心内膜側の虚血を反映するとされるが，元来の心筋障害でST低下を示すことも多い．また，後下

壁梗塞ではST上昇が明らかでなく鏡面像としてのST低下が顕著にみられることがある．
- ◆ 1枚の心電図では軽微なST-T変化を見逃すことがある．来院時に症状が消失している場合においても，経時的に心電図を記録するとST-T変化が出現することがある．以前の心電図と比較したり，症状が変化したときに再検したりすることも診断の役に立つ．
- ◆ CPKやトロポニンは発症数時間以内では上昇していないことも多く，急性期診断の根拠にするべきではない．
- ◆ 急性冠症候群を疑う患者に診断のため運動負荷試験を行ってはならない．

## 安全・適切に診療するための注意点

- ◆ 急性冠症候群が疑われる患者では症状が消失している場合にも入院加療が必要である．不安定狭心症から心筋梗塞を発症し突然死する危険性もある．
- ◆ 現在胸痛がある患者を待合室で待たせてはいけない．心筋梗塞であれば心筋壊死が時間とともに進展するとともに，心室細動など致死的不整脈が出現する可能性もある．
- ◆ 心電図モニターは患者搬送中を含め必ず常に装着しておく．検査室や病室への移動時には除細動器を移動用モニターとして使用する．
- ◆ 急性冠症候群が否定されても，急性大動脈解離と肺動脈血栓塞栓症もともに生命の危険のある急性胸痛を主訴とする疾患であるため，それらの鑑別も必要である．
- ◆ ステント留置後にパナルジン®を処方した際，投与開始2カ月間は原則として2週に1回，血球算定，肝機能検査を行い，血栓性血小板減少性紫斑病，無顆粒球症，肝機能障害の発症を監視する必要がある．

### 参考文献

◇ 急性冠症候群に関するガイドライン．Circ. J., 66（Suppl Ⅳ）：1123-1163, 2002
◇ 第7章－第1節 急性心筋梗塞．「AHA心肺蘇生と救急心血管治療のための国際ガイドライン2000（日本語版）」，pp198-234，中山書店，2004

## ●患者説明のポイント

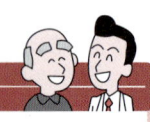

1. 急性心筋梗塞症は急性期死亡率が30～50％といわれ，急性期死亡の約60～80％が発症24時間以内といわれている．不安定狭心症から急性心筋梗塞症を発症する危険性が高いため，い

ずれも速やかな診療が必要であることを説明し理解を得る．
2．緊急時ではあるが，できる限り病状の重症度と複数の治療法の有益性について自身の経験に加え科学的根拠に基づき冷静に説明する．
3．カテーテル治療では再狭窄により10〜20％前後の再治療が必要となる．このため初回治療を実施する時点で再治療の必要となる可能性について患者に説明しておく必要がある．
4．退院時には患者家族に何か変わったことがあれば医師の診療を受けるようにとの一般的注意を与えるのみでは足りず，経過観察の必要性，その内容，注意を要する症候，緊急時の適切な措置を具体的にあげて説明し，それらの症状が現れたときは重篤な疾患に至る危険があるとしてすみやかに医師の診察を受けるように指導する．

memo

## 10章 緊急を要する症状・病態

# 7）急性腹症

日常診療において，腹痛は遭遇することが最も多い症状で，診断や処置に難渋することが多い．軽症疾患から高度の重症疾患まで含まれるので，短い時間内に正しい診断と臨機応変な臨床的対応が重要である．

### ヒヤリとしないための 事前チェック事項

- [ ] 急性腹症は，消化器，心臓血管，泌尿器，婦人科など多くの疾患の鑑別診断が重要となるので，他科の専門医の診察を受けたり，意見を聞いておくことが治療上非常に参考になる．

## 診療の基本手順

### 1 短い時間内に詳細な病歴を聴取する
- 既往歴：飲酒歴や薬剤の服用状況，潰瘍，外傷や心臓疾患の既往，女性の場合は月経の状況
- 現病歴：症状の発生時期や状況，その後の経過，痛みの性状，痛みに伴って生じる随伴症状など

### 2 正確な身体的所見を把握する
バイタルサインのチェックを行う．このチェックは疾患に対する治療の緊急性を判断するうえで重要となる．
- 視診：腹部全体の膨満程度や手術創の有無を確認する．また，ヘルニア嵌頓の有無を確認するために鼠径部も診る
- 触診：圧痛点と筋性防御や反跳痛の有無が，診断と重症度判定の重要なポイントとなる
- 打診：腹腔内ガスや腹水の有無を確認する
- 聴診：腸雑音の減弱，亢進は腹膜炎や腸閉塞の診断に重要
- 直腸診・膣内診：直腸腫瘍やダグラス窩の炎症の有無や婦人科疾患の診断に重要

### 3 必要な検査を行う
① 血液検査
② 尿検査
③ 腹部単純X線

④ 消化管造影検査，内視鏡検査
⑤ CT検査
⑥ 超音波検査

⬇

### 4 治療

**A）全身状態の改善を図るための初期治療**

輸液，呼吸・循環の補助，カテーテル挿入による尿量チェックと消化管減圧など

**B）原因疾患の治療**

## おさえておきたいポイント

急激に発症する腹痛を主訴として，緊急手術の必要性が考慮される腹部疾患群を急性腹症と総称する．
①緊急に手術が必要なもの（汎発性腹膜炎，腸管の循環障害，重症の急性炎症など）
②保存的治療を行いながら，経過によっては手術が必要なもの（臓器破裂の一部，軽度や中等度の炎症など）
③随伴症状として腹痛が生じたもので緊急手術が必要でないもの（ウイルス性・細菌性腸炎など）
に分類される．

## 安全・適切に診療するための注意点

- ◆痛みの状況から迅速な診断と早急な治療が求められる．したがって，検査や薬剤の誤った投与がないように，確認操作を行った後に行うように心がける．
- ◆緊急に手術が必要な症例を的確に診断する必要がある．特に小児や高齢者は所見をとりにくい場合があり，治療開始が遅れたり急変するので注意を要する．
- ◆臓器の血行障害を生じる疾患（腸間膜動脈血栓症など）は，腹膜刺激症状が小さく腹部が柔らかいときがある．しかし，非常に強い腹痛を訴える特徴があるので，正しい診断と緊急手術のタイミングを逃さないように注意する．

### 参考文献

- ◇ 冲永功太：急性腹症の概念の変遷．消化器外科，22：1053-1057，1999
- ◇ 井上貴昭ほか：腹部急性疾患の鑑別診断．消化器の臨床，6：633-639，2003

## ●患者説明のポイント

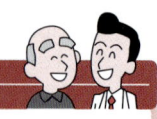

1. 本病態には消化器疾患だけではなく，婦人科系疾患や泌尿器系疾患，さらに動脈瘤などの血管疾患も含まれる．したがって，確実な術前診断がつけば，特定した疾患名について詳細に説明することが重要である．しかし，多くの場合は，可能性のあるいくつかの疾患をあげ説明することになる．手術や治療結果で初めて確定診断に至る場合が多いなど診断の困難さを十分に理解してもらい，治療を始めることが重要である．疾患の重症度についての説明も同じことが言える．

memo

10章 緊急を要する症状・病態

# 8）急性消化管出血

急性消化管出血は，患者さんの生死に関わる消化器の急性疾患である．出血に臆することなく，冷静に出血源や出血量を判断して素早く適切な治療を行うことが大切である．

## ヒヤリとしないための 事前チェック事項

できるだけスムーズにかつトラブルなく治療を行うために，以下の点を確認しておきたい．

- ☐ 十分な輸血・輸液の確保はできているか．
- ☐ 全身状態をチェックするモニターとショックや呼吸・心停止に対応できる体制が整っているか．
- ☐ 内視鏡治療を行う際に，胃洗浄や洗腸，下剤投与等の前処置の必要性はないか．

急がば回れということわざもある通り，胃洗浄や洗腸等の前処置を行わずに慌てて内視鏡検査を行うと，中は血だらけで何もわからないという結果になりかねない．一方，前処置には時間と労力，そして何よりも患者さんの体力を要することから，その必要性の有無には冷静な判断が要求される．

- ☐ 複数の治療法が準備されているか．

消化管出血に対処するにあたり，1つの方法で成功しなかった場合には直ちに別の方法に切り替えることができるよう，あらかじめ複数の治療法を準備しておく必要がある．表に一般的に行われている治療法の一部を列記する．

- ☐ 凝固機能のチェックはできているか．

手術時と同様にいかなる止血処置を行おうとも元来の凝固機能が悪ければ止血は困難である．PT比1.5以下を目安に新鮮凍結血漿等を用いて凝固機能を改善させる．

## 診療の基本手順

**1** 全身状態のチェック（バイタルサイン）と輸血・輸液の確保
出血性ショックに陥らぬよう（もしくはすでに陥っている場合を含め）十分な輸血・輸液の確保がまず優先される．

**2** 出血源の検索，出血量の把握

**表● 急性消化管出血の治療法**

| ① 食道・胃静脈瘤破裂に対して |
|---|
| ・内視鏡的食道静脈瘤硬化療法および結紮療法<br>・Sengstaken-Blakemore tube<br>・ピトレシン®投与<br>・BRTO（balloon occluded retrograde transvenous obliteration） |
| ② 胃・十二指腸，大腸出血に対して |
| ・クリップ法<br>・高張食塩エピネフリン局注<br>・純エタノール局注<br>・組織凝固法（高周波凝固法，ヒータープローブ凝固法，アルゴンプラズマ凝固法） |

口腔，鼻腔，食道，胃出血では吐血が多く，胃・十二指腸，小腸，大腸・肛門出血では下血・血便がみられることが多い（まれに誤認される喀血との鑑別にも注意が必要）．出血量に関しては，吐下血の量や貧血の程度で判断することが多いが，吐下血の量は実際に体内で出血している量の一部にすぎないことに留意する．また，吐血では本人の動揺等のため，実際より多めに申告されることもありうる．

### 3 止血処置

内視鏡的止血術が行われることが多いが，十分な止血が得られない場合には放射線科医に血管塞栓術を依頼するか，あるいは外科医に緊急開腹止血術を依頼する．さらに止血薬の投与や凝固機能の改善も忘れずに行う．

### 4 後出血と虚血性の臓器障害に対処

止血処置が効を奏したときばかりでなく，ショック状態でも一時的に自然止血されることも少なくなく，その場合は補液や輸血等による全身状態の改善に伴って再出血することが起こりうる．また，経口摂取再開時にも再出血しやすいので注意が必要．さらに続発して起こる全身臓器の虚血性の臓器障害にも対処が必要である．

## おさえておきたいポイント

◆急性消化管出血は夜間・休日等に直面することが少なくなく，治療には人手を要するため，まず人員の確保が大切である．

◆可能な限り潰瘍の治療歴の有無や肝疾患（肝硬変）の有無，薬剤（NSAID，抗凝血薬）の内服歴，出血傾向の有無等の事前聴取も行う．

◆大量吐血時には（内視鏡的止血術施行中の吐血を含め）血液が気道内に逆流して窒息を起こすことがあるため，口腔内吸引や気道の確保には注意が必要である．

## 安全・適切に診療するための注意点

### 1. 内視鏡的止血法のみにこだわるな
◆最近は内視鏡的止血治療が第一に行われることが多いが，内視鏡挿入に伴う嘔吐反射や送気による腹部膨満等の全身状態の悪化にも十分注意を要するとともに，止血に手間取るようであれば，手術やIVR（interventional radiology）等による止血への切り替えも大切．

### 2. 常に再出血に備えるとともに出血後の全身状態のケアを忘れずに
◆止血処置が効を奏するとその後の再出血の発見や対処が遅れがちである．止血処置を行った術者と，その後病棟で引継ぎ継続治療を行う医療従事者とは必ずしも同一ではない．したがって「とりあえず止血された」「やっと止血された」等の現場の微妙な状況が伝わらず，再出血を起こしても消化管内に残存していた古い血液が出てきたものと誤認されて対処が遅れることが起こりえる．また，出血のみに気をとられて肝硬変でみられやすい高アンモニア血症や腹水の貯留等への対応が遅れることがないように注意する．

### 3. 医療従事者の身の安全の確保
◆急性消化管出血時には医療従事者が患者さんの血液を浴びるリスクが高いため，ガウンやアイガード付きのマスクを使用するなど，できる限り血液汚染の防止に努める．また，針刺し事故にも注意が必要である．

### 4. 環境汚染への配慮
◆検査室および処置室に配備されている処置具や備品が患者さんの血液・飛沫によって，あるいは医療従事者の衣服や手袋に付着した血液によって，汚染が拡大されることは決して少なくなく，環境汚染への配慮も必要である．

### 参考文献
◇「消化器病診療」（日本消化器病学会 監修），医学書院，2004

## ●患者説明のポイント

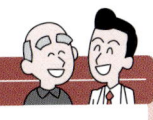

1. 急性消化管出血時はその緊急性から，患者さん本人だけでなく，家人に対しても十分な説明やインフォームドコンセントをしている時間的な余裕がないことが多く，治療や処置後の説明となることが少なくない．しかし，近年は輸血だけでなく凝固機能の改善を目的とした新鮮凍結血漿等の血液製剤の使用に際して，事前の文章での同意が義務づけられており，注意が必要である．

2. 出血の原因と現在行っている治療法を説明することは言うまでもないが，再出血を起こす可能性のあることや止血されてもその後遺症により全身状態が悪化する可能性があることの説明も必要となる．

memo

10章 緊急を要する症状・病態

# 9）外傷

受傷の状況（高エネルギー外傷の判断），受傷後の経過について，救急隊員・警察官・目撃者などから迅速に情報収集する．先行する疾患の可能性についても考慮する．

## ヒヤリとしないための 事前チェック事項

- ☐ 治療チームにおける自分の役割
- ☐ 病院で使用している薬の商品名・容量など
- ☐ 病院の手術室と麻酔医の状況（緊急手術への備え）

## 診療の基本手順

1. チームリーダーの指示に従って行動し，治療チームにおける自分の役割を迅速に行う．
2. 出血・損傷ばかりにとらわれず，全身を観察する．
3. 重症外傷では，頸椎保護と全身固定が重要である．
4. 重症外傷では，いつでも急変しうると認識する．

## おさえておきたいポイント

- ◆JATEC：わが国における外傷初期治療の基本（図）
  （JATEC：Japan Advanced Trauma Evaluation and Care）
- ◆病院の外傷初期治療手順：各病院における取り決め

## 安全・適切に診療するための注意点

- ◆体液による感染を予防する．
- ◆薬剤を投与する場合は，指示を確認し，品名と量を確認する[1]．
- ◆体位変換・ベッド移動は，悪化をきたさないよう愛護的に行う[3][4]．
- ◆患者の容態を常に観察し，悪化を見落とさない[2][4]．
- ◆付き添い者の有無と患者との関係，関係者への連絡状況と来院までの見込み時間を確認する（リーダーに報告）．

```
第一印象の把握
  ↓
Primary survey：生理学的評価
 ① Airway：気道評価・確保と頸椎保護
 ② Breathing：呼吸評価と致命的な胸部外傷の処置
 ③ Circulation：循環評価および蘇生と止血
 ④ Dysfunction of central nervous system：生命を脅かす中枢神経障害の評価
 ⑤ Exposure, Environmental control：脱衣と体温管理
転院の判断または医師の応援要請
  ↓
Secondary survey：解剖学的評価
 ①「切迫するD」に対する頭部CT検査の優先
 ② 病歴聴取
 ③ 身体観察
```

**図●JATECによる外傷初期診療の流れ**

## 参考文献

◇ 「外傷初期診療ガイドライン JATEC」(日本外傷学会外傷研修コース開発委員会 編), へるす出版, 2004

### ●患者説明のポイント

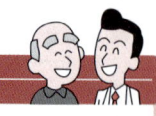

1. 患者家族とその関係者の心理に配慮した対応を行い, 治療中にもときどき接触し, 不安が募らないように努める.
2. 加害者がいる場合, 加害者への病状説明は行ってはならない. 加害者と被害者を同じ場所で待機させない.
3. チームリーダーとして病状について説明する場合は, わかりやすい言葉で明確に説明する.

memo

# 10章 緊急を要する症状・病態

# 10) 急性中毒

適切な治療を行うために，①原因物質（薬物・毒物），②摂取量，③経過時間について確認する．自殺企図の場合には，精神科病歴，生活状況に関する情報も重要．

## ヒヤリとしないための 事前チェック事項

- ☐ 病院にある解毒薬の種類と保管状況
- ☐ 病院における精神科救急の取り決め
- ☐ 病院における特殊治療（血液浄化など）の対応状況

## 診療の基本手順

1. チームリーダーの指示に従って行動し，治療チームにおける自分の役割を迅速に行う．
2. 薬物・毒物の揮発・接触により，医療従事者が危険にさらされる場合があることを認識する．
3. 自損の場合には，精神科的フォローの重要性を認識する．
4. 意識障害がある場合には，転倒，転落，嘔吐（窒息・肺炎）の危険がある．特に胃洗浄時の嘔吐．

## おさえておきたいポイント

### 1．情報収集

治療方針の決定には，何を，いつ，どのくらい服用（被曝）したか，どのくらい時間が経過しているか，などの情報を集めることが不可欠である．本人，関係者からの情報と，薬包，薬のびんなどを持ってきてもらい確認する．処方している医療機関への問い合わせは，処方内容の確認，病名・病状の把握のために重要である．

### 2．急性中毒の一般的知識

① 意識障害（JCS30以上）がある場合は，気道確保，嘔吐時の誤嚥防止のために挿管を原則的に実施する．
② 胃洗浄を行う場合は，大口径の胃チューブを使用する．体格に応じて挿入する長さを考え，咽頭・食道を傷つけないように愛護的に挿入し，洗浄開始前に腹部X線で胃チューブに位置を確

認する(十二指腸まで挿入しない,高齢者・深昏睡では気管に挿入しても咳反射が弱いことがある).
③ 胃洗浄を行うときは左側臥位とし,洗浄水の量は1回300mL程度で行う.
④ 洗浄液の性状,剤形の有無を確認する.
⑤ 洗浄後,経鼻胃管から活性炭50gと下剤を水に溶かし注入する.
⑥ 強酸・強アルカリ,石油・ガソリン・有機溶剤では原則として胃洗浄は禁忌.
⑦ 特異的治療と禁忌(詳細は成書を参照のこと)

| | |
|---|---|
| ブロム | 塩化ナトリウム投与 |
| リチウム | ラシックス®禁忌 |
| ハロペリドール | QT延長とtorsades de pointsに注意 |
| 抗不整脈薬 | 心停止の危険性 |
| シアン | 亜硝酸ナトリウム・チオ硫酸ナトリウム投与 |
| 有機リン | 硫酸アトロピン・PAM投与 |
| クレゾール | メチレンブルー投与,交換輸血 |
| アルカリ | 牛乳 |
| パラコート | 酸素投与慎重,血液吸着 |
| アセトアミノフェン | ムコフィリン®投与 |
| ヒ素・鉛・銀 | BAL投与 |
| フッ化物 | グルコン酸カルシウム投与 |
| モルヒネ | ナロキソン投与 |
| メタノール | エタノール投与 |

### 3. 精神科救急の一般的知識

## 安全・適切に診療するための注意点

- ◆付き添い者の有無と患者との関係,関係者への連絡状況と来院までの見込み時間を確認する(リーダーに報告).
- ◆汚染した衣類・吐物に直接接触しないように気をつけ,必要により換気を行い,医療従事者の二次的中毒を予防する[2].
- ◆意識障害がある患者に胃洗浄を行う場合,気管挿管による気道確保の必要性を検討する[4].
- ◆自損の場合には,身体的な治療ばかりでなく精神科コンサルトを行い,再企図を予防する[3].
- ◆自損で入院した場合,入院中の再企図,離院に気をつける[3].

### 参考文献

◇ 中毒,「救命救急センター初期治療室マニュアル」(杉山 貢 監修/森村尚登,鈴木範行 編集), pp296-331, 羊土社, 2001
◇ 「急性中毒情報ファイル」(大垣市民病院薬剤部 編), 廣川書店, 1996

## ●患者説明のポイント

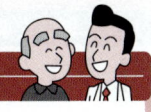

1. 患者家族とその関係者の心理に配慮した対応を行い,治療中にもときどき接触し,不安が募らないように努める.
2. 自損の場合には,ケースワーカー相談,精神科診察など,問題解決の方策に努める.

memo

# 10章 緊急を要する症状・病態

# 11）誤飲・誤嚥

誤飲・誤嚥が起きたときの状況，飲み込んだもの，経過時間などの情報を収集する．飲み込んだものと同じものが入手できれば役立つ．

## ヒヤリとしないための 事前チェック事項

- ☐ 病院の内視鏡の使用状況と担当医師の状況
- ☐ 病院の手術室と麻酔医の状況（全身麻酔への備え）

## 診療の基本手順

1. チームリーダーの指示に従って行動し，治療チームにおける自分の役割を迅速に行う．
2. 胸部・腹部X線，異物がわかりにくい場合にはCTを行う．
3. 気道異物では除去よりも気道確保を念頭に置く．

## おさえておきたいポイント

### 1．消化管異物，気道異物についての一般的知識

- ◆小児（特に5歳以下）と高齢者が多い．
- ◆小児では食物（特に豆類），玩具，高齢者では食物（特に餅），PTPと義歯が多い．
- ◆同様の異物があれば大変参考になる．
- ◆咽頭，食道異物は原則的に摘出．
- ◆胃内異物は特殊な物（ボタン電池，PTPなど），幽門通過困難と思われる大きな異物，鋭利な異物，毒性の強い異物以外は，肛門から排泄される可能性があり，排泄されるまで慎重な経過観察を行う．
- ◆PTPは胃内に落ちていても，腸穿孔の危険があり極力摘出する．
- ◆ボタン電池は食道内にあるもの，胃内で移動がないものは直ちに摘出する．摘出には磁石付きカテーテルが有用である．

### 2．異物による窒息に対する緊急処置

- ◆咽喉頭異物に対しては緊急輪状甲状間膜切開．
- ◆気管分岐部に陥頓した異物に対しては，気管支ファイバースコ

ーブでとりあえず一方の主気管支に押し込み,換気を得る.

### 安全・適切に診療するための注意点

- ◆付き添い者の有無と患者との関係,関係者への連絡状況と来院までの見込み時間を確認する(リーダーに報告).
- ◆乳幼児では処置に全身麻酔が必要[2].
- ◆気道異物では,窒息に対する十分な治療体制を整えて除去を行う[3].
- ◆消化管異物では,異物摘出処置,自然排泄目的の経過観察とも,十分なインフォームドコンセントを行う.

#### 参考文献

◇ 気道異物.「救命救急センター初期治療室マニュアル」(杉山 貢 監修/森村尚登,鈴木範行 編集),pp283-286,羊土社,2001
◇ 消化管異物.「救命救急センター初期治療室マニュアル」(杉山 貢 監修/森村尚登,鈴木範行 編集),pp287-292,羊土社,2001

### ●患者説明のポイント

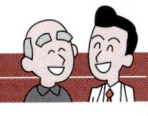

1. 患者家族とその関係者の心理に配慮した対応を行い,治療中にもときどき接触し,不安が募らないように努める.
2. チームリーダーとして病状について説明する場合は,わかりやすい言葉で明確に説明する.

memo

# 10章　緊急を要する症状・病態

# 12) 熱傷

新鮮熱傷の適切な治療を進めるにあたっては，初療の時点でその原因，受傷機転，重症度を的確に把握し，それに応じた治療方針に従わなければならない．軽傷例では局所療法の選択が中心となり，重症例では循環，呼吸に関わる全身管理の方針，焼痂切除，植皮手術の時期の決定が重要なポイントとなる．同じⅢ度 30%の熱傷でも患者の年齢，気道熱傷の有無，受傷部位，合併症の有無などによって個々の症例の重症度は異なり，総合的に判断して治療方針を決めることが必要となる．熱傷の重症度を知るうえでの判別因子には表1のようなものがあげられる．本項では初療時の対応を中心に述べる．

## ヒヤリとしないための 事前チェック事項

- ☐ 自分たちの施設の収容能力をあらかじめ知っておく．（重症度，合併損傷，収容人数）
- ☐ 同じ地域の熱傷患者受け入れ可能な施設の存在を知っておく．
- ☐ 重症，広範囲熱傷受け入れに際しては必要とされるであろう薬品，医療資材の在庫を確認する．
- ☐ 多数の受傷者発生時，災害時の対応については，あらかじめ決められた命令系統を確認してから活動を開始する．

## 診療の基本手順

**1** 初療時にできるだけ正確な情報収集を行う．
　— 受傷機転，周囲の状況，原因となった薬品などについて現場を見ている救急救命士，家族などから聴取しておく．初療時には後からではどうしても得られない情報が数多くある．

**2** 患者の緊急度（気道閉塞，心室細動，出血性ショック）に対し迅速に対応する．

**3** 患者の重症度（深達度，受傷面積，気道熱傷の有無，他の合併損傷，先行する脳血管障害，虚血性心疾患などの有無）を把握する（表1）．

### 表1 ● 熱傷重症度の判別因子

| ① 受傷面積 |
| --- |
| ② 深達度 |
| ③ 受傷原因 |
| ④ 受傷部位 |
| ⑤ 年齢 |
| ⑥ 合併症 |
| ⑦ 既往歴 |
| ⑧ 全身状態〜意識障害の有無 |
| ⑨ 受傷からの経過時間 |

木所昭夫ほか:「熱傷の診断」より引用

### 表2 ● 気道熱傷を疑う基準 (Stoneの基準)

| 閉鎖された空間での受傷 |
| --- |
| 顔面・頸部の火炎による熱傷 |
| 鼻腔・口腔粘膜の熱傷 |
| さらに臨床症状として<br>　嗄声，喘鳴・ラ音，鼻毛の焼失 |

4 重症度に応じて①外来治療，②自院に入院させて治療を継続する，③高次の治療機関に転送を判断する．

5 重症度に応じた循環管理，呼吸管理，局所療法の方針を決定し，準備，実行する．

6 重症になればなるほどいろいろな治療の組み合わせによって生ずる安全域は針の穴を通すように狭いものとなる．急性期の24時間はしっかりと患者をモニターし，予断を持たずに治療にあたる．

## おさえておきたいポイント

- ◆電撃傷の際の心停止，心室細動は早期のCPR，除細動で高率に救命される．
- ◆気道熱傷の治療は疑うことから始まる：Stoneの基準（表2）
- ◆浅達性熱傷と深達性熱傷を鑑別する：深達度分類（図1）
- ◆受傷面積の算定は正確に．Under estimationよりはOver estimationを：9の法則（図2），Lund and Browderの表（図3）
- ◆小児では10％以上，成人では15％以上の熱傷では輸液療法を行う：Baxter法，Galveston法（表3）
- ◆局所の冷却は氷水ではなく，冷水で（10℃前後）．全身を冷やしすぎないよう，痛みが取れるまで行う．

| 熱傷深達度 | 損傷組織レベル | 臨床症状 | 治療までの期間 |
|---|---|---|---|
| Ⅰ度熱傷（EB） | 表皮基底層，真皮乳頭層の炎症 | 受傷部皮膚の発赤のみ，浮腫，疼痛を伴う | 数日で炎症消退 |
| 浅達性Ⅱ度熱傷（SDB） | 真皮網状層中層まで | 水疱形成，水疱底真皮赤色，浮腫，強い疼痛あり | 1〜2週間で上皮化，肥厚性瘢痕を残さない |
| 深達性Ⅱ度熱傷（DDB） | 真皮網状層下層まで | 水疱形成，水疱底真皮白色，貧血状，知覚鈍麻あり | 上皮化に3〜4週間を要し，肥厚性瘢痕を残す |
| Ⅲ度熱傷（DB） | 真皮全層，皮下組織まで | 羊皮紙様，時に炭化無痛 | 自然上皮化に1〜数カ月を要す．肥厚性瘢痕，瘢痕拘縮をきたす |

**図1 ● 熱傷深達度分類**

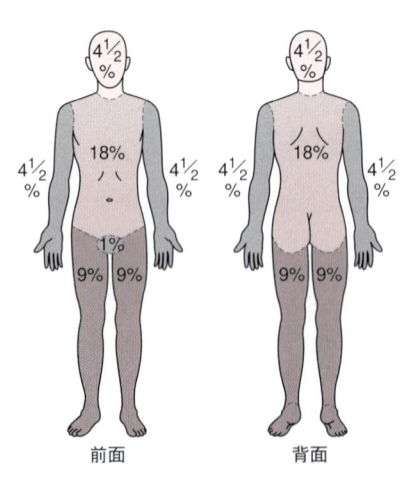

**図2 ● 9の法則**

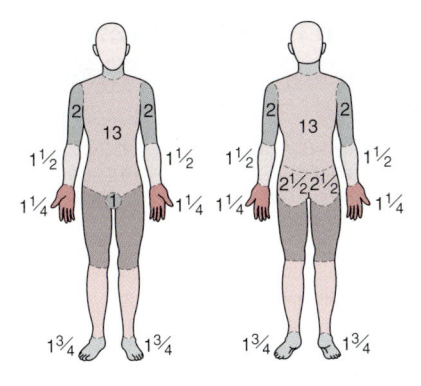

|  | 年齢 | | | | | Ⅱ° % | Ⅲ° % | 計 |
|---|---|---|---|---|---|---|---|---|
|  | 0〜1 | 1〜4 | 5〜9 | 10〜15 | 成人 | | | |
| 頭部 | 19 | 17 | 13 | 10 | 7 | | | |
| 頸部 | 2 | 2 | 2 | 2 | 2 | | | |
| 前体幹 | 13 | 13 | 13 | 13 | 13 | | | |
| 後体幹 | 13 | 13 | 13 | 13 | 13 | | | |
| 右臀部 | 2.5 | 2.5 | 2.5 | 2.5 | 2.5 | | | |
| 左臀部 | 2.5 | 2.5 | 2.5 | 2.5 | 2.5 | | | |
| 陰部 | 1 | 1 | 1 | 1 | 1 | | | |
| 右上腕 | 4 | 4 | 4 | 4 | 4 | | | |
| 左上腕 | 4 | 4 | 4 | 4 | 4 | | | |
| 右前腕 | 3 | 3 | 3 | 3 | 3 | | | |
| 左前腕 | 3 | 3 | 3 | 3 | 3 | | | |
| 右手 | 2.5 | 2.5 | 2.5 | 2.5 | 2.5 | | | |
| 左手 | 2.5 | 2.5 | 2.5 | 2.5 | 2.5 | | | |
| 右大腿 | 5.5 | 6.5 | 8.5 | 8.5 | 9.5 | | | |
| 左大腿 | 5.5 | 6.5 | 8.5 | 8.5 | 9.5 | | | |
| 右下腿 | 5 | 5 | 5.5 | 6 | 7 | | | |
| 左下腿 | 5 | 5 | 5.5 | 6 | 7 | | | |
| 右足 | 3.5 | 3.5 | 3.5 | 3.5 | 3.5 | | | |
| 左足 | 3.5 | 3.5 | 3.5 | 3.5 | 3.5 | | | |
| | | | | | 合計 | | | |

**図3 ●Lund and Browderの表**

◆化学熱傷では流水でできるだけ長時間洗浄する(2時間前後).
◆水疱上皮は汚染,大きな破綻がない限り温存する.

## 安全・適切に診療するための注意点

◆受傷の状況から有害ガス,有害薬品による汚染を予測し,初療スタッフ,救急診察室の二次汚染を起こさないよう注意する.
◆多数の受傷者発生時,災害時における情報管理,マスメディアとの対応はリーダー,所属長に一括集中し,スタッフ,研修医が勝手に対応しない.

## 表3 ● 各種の熱傷輸液公式

| 受傷後24時間まで | 24時間～48時間 |
|---|---|

### Parkland法（Baxter法）

乳酸加リンゲル液：4×%BSA×BW (kg)
コロイド　　：投与せず
最初の8時間に総投与量の2分の1，
次の16時間に2分の1量を投与

初日の2分の1量
0.2～0.6*×血漿量（50×BW）
*重症度に応じて

### HLS（阪大）法

HLS 300：（R/L 500mL ＋ 1 mol NaHCO₃ 121mL）2 L
HLS 250：（R/L 500mL ＋ 1 mol NaHCO₃  80mL）1 L
HLS 200：（R/L 500mL ＋ 1 mol NaHCO₃  43mL）1 L
HLS 150：（R/L 500mL ＋ 1 mol NaHCO₃  11mL）
　を 1/8×%BSA×BW (kg)/hr で開始，尿量を
　0.5mL/kg/hr に維持するよう調節する．
　HLS 150は受傷後48時間まで続行する．
コロイド：24時間以内でも血清総蛋白量 3 gr/dL 以下
　　　　　になれば投与開始する．
　　　　　受傷後10～12時間後より
　　　　　　FFP：0.5mL×%BSA×BW (kg)/day
　　　　　を投与する．

### Galveston法（小児に適応）

5000mL × 熱傷面積（m²）＋ 2000mL × 体表面積（m²）
最初の8時間に総投与量の2分の1，
次の16時間に2分の1量を投与

最初の24時間総量の4分の3を
均等に投与する．

1歳以下　D₅ 1/3生食 930mL ＋ NaHCO₃ 20mEq
　　　　　＋ 25%アルブミン 50mL
1歳以上　D₅ R/L 950mL ＋ 25%アルブミン 50mL

## 参考文献

◇ 「最新の熱傷臨床―その理論と実際」（平山 峻・島崎修次編），克誠堂出版，1994
◇ 熱傷用語集（日本熱傷学会編），日本熱傷学会，1996
◇ Total burn care 2nd edition ( Herndon, D. N. ed), W. B. Saunders, 2002

## ● 患者説明のポイント

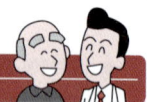

1. 患者の重症度，緊急度について，説明の時期に応じてできるだけ正確に，わからないものはわからないと説明する．すなわち，

  ① 軽傷例では深達度，範囲を中心に治療の内容，治癒までの期間，予想される瘢痕の程度を説明する．

  ② 重症例では現在直面している呼吸，循環の危機と必要とされる治療の概略，熱傷創の切除（デブリードマン），植皮手術の時期，方法，同種皮膚，人工皮膚，創傷被覆材の利用，後に起こってくる創面の感染と敗血症の危険についてわかりやすく説明する．

# 11章 感染防御

# 1) 標準予防策

すべての患者の湿性生体物質（血液・体液，分泌物および排泄物）は，感染の危険があるものとして取り扱う．したがって，湿性生体物質に触れる可能性があるときは，手袋，マスク，エプロン等を着用し，もし手に触れたら直ちに流水と石鹸による手洗いを行う．リキャップしないなどの針刺し防止法も標準予防策に含まれる．

## ヒヤリとしないための 事前チェック事項

- [ ] 一処置一手洗いを厳守できているか．
- [ ] すべての湿性生体物質に感染症の危険があると考えて対処しているか．
- [ ] 必要に応じて，手袋，マスク，ガウン，ゴーグルを使用しているか．
- [ ] リキャップは針刺し事故の原因となることが多く，原則禁止である．

## 基本手順・考え方

病院内の感染拡大には，3つの因子（感染源患者，感染経路，感受性患者）が必須とされているが，感染防止はこの3因子間のチェーンを遮断することにある．ただし，感染源患者と感受性患者はコントロールが難しいため，感染拡大の阻止は「感染経路」の遮断で行うのが最も確実で，最も基本的と考えられている．そのため，すべての患者の湿性生体物質（血液・体液，分泌物および排泄物）は感染の危険があるものと見なし，対策を取るのが標準予防策の基本的考え方となっている．以下に標準予防策の要点を列記する．

1. 患者を交差感染から守ること，医療従事者の職務上の感染を防ぐことが目的である．
2. 感染対策としては，米国CDC（疾病管理予防センター）ガイドラインが，簡便性・合理性から広くわが国でも認知され利用されている．
3. このガイドラインは，すべての患者に適用される標準予防策とオプションとして追加する感染経路別予防策の2段階構造となっている（図1）．前者では手洗いの優位性が強調

```
              標準予防策
                  │
         全患者に実施する普遍的な方法で
         手洗いの優位性を強調している
    ┌─────────┼─────────┐
  空気予防策  接触予防策  飛沫予防策
```

感染経路別予防策（オプション）

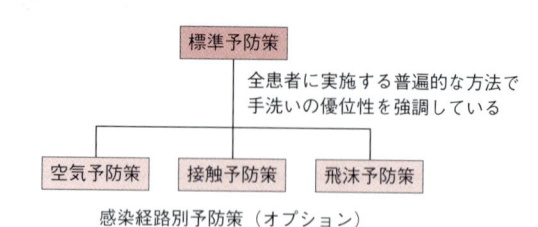

**図1 ● 米CDCガイドラインは2段階構造**
第1段階は感染症（あるいは推定される病態）にかかわりなく，すべての入院患者のケアのために作成された感染対策．第2段階は特殊な患者のケアのためのみに作成された感染対策．この感染経路別予防策は，疫学的に重要な病原体（空気感染，接触感染，飛沫感染）が感染・定着していると考えられる患者に対して用いられる

されており，後者は感染力の強い重篤な病態を引き起こす疾患に対し，前者に適宜追加し運用するもので，空気予防策，接触予防策，飛沫予防策からなる．

**4** 標準予防策の考え方と方法は，すべての医療従事者に徹底すべきものである．

## おさえておきたいポイント

感染の有無にかかわらず，患者の血液，目に見える血液の有無にかかわらずすべての体液・分泌物・排泄物（汗を除く），粘膜，創傷皮膚は感染の可能性があるものとしてとらえ，以下の方法を用いる（図2）．

### 1．手洗い

- ◆血液，体液，分泌物，排泄物，汚染物に触れた後は，手袋着用の有無にかかわらず手を洗う．
- ◆手袋を外した後も直ちに手を洗う．
- ◆同じ患者での異なる部位への交差感染を防ぐため，業務や処置の間に手を洗う．
- ◆通常の手洗いは非抗菌性石鹸を使う．特殊な状況下では抗菌性消毒薬あるいはアルコールベースの手指消毒薬を用いる．

### 2．手袋

- ◆血液，体液，分泌物，排泄物，汚染物に触れるときは手袋を着用する．
- ◆粘膜や創傷皮膚に触れる直前に清潔な手袋を着用する．
- ◆高濃度微生物を含んでいると思われるものに接触した後は，同じ患者であっても処置の合間に手袋を交換する．汚染しているような尿やドレーンなどを排液したその手袋で創傷に触れることはしない．汚染度の高い部分から清潔度の高い部分に触れる

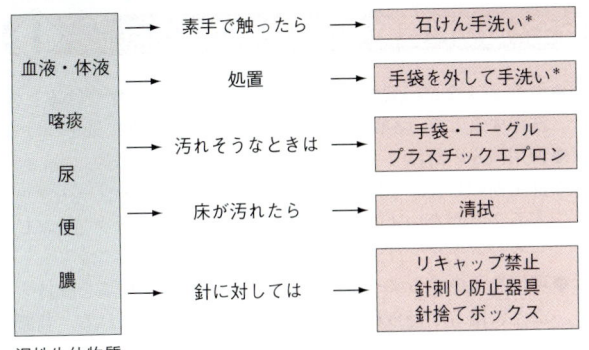

```
血液・体液
喀痰
尿
便
膿
```
湿性生体物質

- → 素手で触ったら → 石けん手洗い*
- → 処置 → 手袋を外して手洗い*
- → 汚れそうなときは → 手袋・ゴーグル プラスチックエプロン
- → 床が汚れたら → 清拭
- → 針に対しては → リキャップ禁止 針刺し防止器具 針捨てボックス

**図2●標準予防策の方法**
\* 速乾性消毒薬(ウエルパス®)

ときは手袋の交換をする.
◆使用後の手袋で周囲環境に触れない. 直ちに手袋を外して手を洗う.

### 3. 防護用具

◆血液, 体液, 分泌物, 排泄物のしぶきや飛沫が発生するような手技, ケアを行うときは, 目・鼻・口の粘膜を守るためにマスク, アイプロテクション, フェイスシールドなどを使用する(例えば, 吸引をするとき, 創処置をするときなど).

◆血液, 体液, 分泌物, 排泄物のしぶきや飛沫により衣類を汚染する可能性がある場合は, 皮膚を守り, 衣類の汚染を防ぐためガウンを着用する. ガウンは内部に浸透しないような素材を選択する. 予防衣はガウンの代わりにはならない.

◆防護用具は使用後, 直ちに脱いで手を洗う. このとき, 防護用具の表面は病原体等の汚染が考えられることから裏返しに脱ぐ等の注意が必要となる.

### 4. 患者ケアに使用した器具

◆血液, 体液, 分泌物, 排泄物で汚染した器具は, 皮膚・粘膜, 衣類, 他の患者や環境などを汚染しないように注意深く取り扱う.

◆再使用可能な器具(セッシや処置に使用した器材など)は洗浄され, 適切な方法で再処理されるまで他の患者には使用しない.

◆使い捨て器材は適切に廃棄する.

### 5. 環境対策

◆ベッド, ベッド柵など頻繁に触れる部分は日常的に清掃消毒の適切な方法で行う.

### 6. リネン

◆血液, 体液, 分泌物, 排泄物で汚染されたリネンは皮膚・粘膜, 衣類, 他の患者や環境などを汚染しない方法で運搬, 処理する.

## 安全・適切に医療を行うための注意点

- ◆ 針やメスなどの鋭利な器材を使用するとき，片づけるとき，洗浄するとき，廃棄するときは負傷しないように気をつける．
- ◆ 使用済みの針はリキャップしない．
- ◆ 蘇生術の必要が予期される場所では，マウス・ツー・マウスすることがないようにマウスピースや蘇生バッグ（アンビューやジャクソンリース）を用意する．
- ◆ 環境を汚染するような患者，また適切な衛生環境を維持することに協力が得られない患者の場合は個室に入れる．判断は感染の専門家に相談する．

### 参考文献

◇ 「病院感染防止マニュアル」（日本環境感染学会 監修），（株）オフィス エム・アイ・ティ，2001

### ●患者説明のポイント

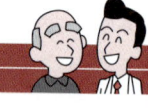

1. 標準予防策は，未同定の病原体から医療従事者を保護するためでなく，医療従事者の手指を介した交差感染から患者を保護するものであることを説明する．

memo

## 11章 感染防御

# 2）針刺し事故

針は自分あるいは他者を傷つける可能性のある凶器であるという認識をもつ．使用時には針捨て容器を持参する．翼状針の取り扱いは特に気をつける，**リキャップしない**．病院としても**安全器材**を導入する．

### ヒヤリとしないための 事前チェック事項

環境を整えよう．

- ☐ 作業に適した明るさを確保する．
- ☐ 安全な手技で行えるよう作業スペースを確保する．
- ☐ 作業しやすいようにベッドの高さを調節する．
- ☐ 手袋はしっかりとフィットするものを選ぶ．手袋の役割は以下の3つである．
    - ①血液に接触したときに，手にある小さな傷からの浸入を防ぐ
    - ②万一針刺し事故が起きたときに，手袋が1枚あることで針に付着している血液を減少させてくれる
    - ③皮膚を守り体内に浸入する血液・体液量を減少させる
- ☐ すぐに捨てられるように，処置前に**針捨て箱を近くに準備する**．
- ☐ 履き物はサンダルではなく，足を覆うシューズ型のものを選択する．
- ☐ 針を扱う処置や検査をしている医師・看護師には近づかない．近づくときには，必ず声をかける．

### 基本手順・考え方

1. 予防が大切である．**リキャップの廃止**および使用から廃棄までの予防対策，安全針の使用が必要．
2. 針刺し事故発生時にはまず受傷部位から血液を絞り出し，流水で十分に洗い，表1の処置を行う．

### おさえておきたいポイント

◆原因器材は，ディスポ注射器が29％，翼状針22％，縫合針

**表1 ●各感染症に対する対策**

### ア．B型肝炎に対して

医療従事者は，事前にワクチン接種が求められる．針刺し時，医療従事者のHBs抗原抗体が陰性の場合は，必要なら中和抗体の抗HBs人免疫グロブリン（HBIG）をできるだけ速やかに，原則として48時間以内に投与する．汚染源がHBe抗原陽性で予防処置をしない場合，感染率は約70%である．感染力の高いHBV保有者からの感染では，HBIGのみでは効果が不十分なので，通常HBワクチンも併用する．3回接種で約90%がHBs抗体を獲得する．

### イ．C型肝炎に対して

HCVの血中ウイルス量が少ないことから感染率は3〜4%とされる．中和抗体やワクチンはなく，感染予防対策は確立していない．傷が浅く，受傷部位の出血がにじむ程度であれば，肝炎発症の可能性はきわめて低いので，無処置のまま肝機能検査を行う程度でよい．経過観察中に急性肝炎を発症しても，早期にインターフェロン（IFN）を使用すればC型肝炎慢性化の予防が可能であるので，定期検診を行う．

### ウ．HIVに対して

感染率はきわめて低く，0.5%以下である．傷口を消毒し，医療従事者のHIV抗体検査を事故直後，1，3，6カ月後および1年後に実施する．初期治療に関しては，各病院のマニュアルに従う．

---

11%，静脈留置カテーテル6%の順に多い．

◆最も多い事故の受傷者は看護師，ついで研修医となる．

◆特に病室でディスポ注射器および**翼状針**によって，使用から廃棄の間とリキャップ時に事故に遭う頻度が高い．

◆翼状針で使用から廃棄までに事故が集中しているのは，翼状針はとぐろを巻き針先の支持が不安定であるという構造の特性による．使用前後のすべての過程で事故が発生する頻度が高い．

## 安全・適切に医療を行うための注意点

◆針刺し事故による感染率は，HBV 1〜62%，HCV 1〜8%，HIV 0.3%である．有病率と感染率を考慮すると，不明の患者の血液で感染する率は，HBVで0.8%，HCVで0.03%，HIVで$1.2 \times 10^{-5}$%となる．

◆日本の医療現場でも，リキャップせずに廃棄できるシステムと防御装置の付いた器材を導入することが緊急の課題といえる．

◆リキャップの廃止，および使用から廃棄までの予防対策が重要．

### 参考文献

◇ 平成11年度 厚生科学研究費補助金エイズ対策研究事業 HIV感染症に関する臨床研究針刺し事故の現状と対策：1996〜1998年（3年間）のエイズ拠点病院における針刺し・切創事故調査結果

**表2 ● 患者への説明文の例**

このたび，患者さまの血液の付着した針が，誤って職員に刺さってしまう事故が発生しました．普段からこのような事故が起きないように十分に気を付けて参りましたが，誠に残念なことに事故が起きてしまいました．つきましては，職員へのウイルス感染予防のため，患者さまの血液検査（ウイルス検査：HBs抗原，HCV抗体，HIV抗体）を行わせていただきたいと存じます．検査の費用は当方で負担させていただきますので，何卒ご協力をお願いいたします．検査結果は後日ご報告させていただきます．

## ●患者説明のポイント

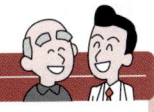

1. 表2のような説明用紙をあらかじめ用意しておくとよい．

memo

11章　感染防御

# 3) 体内異物と院内感染サーベイランス

①血管カテーテル関連感染，②尿路カテーテル関連感染，③人工呼吸器関連感染が，医療に伴う体内異物由来感染の主なものである．

## ヒヤリとしないための 事前チェック事項

- ☐ **患者への説明と同意**：体内異物留置が必要とされる医療に関して，必要とされる理由およびその医療に伴う合併症についてわかりやすく説明し，同意を得る．
- ☐ 処置前後の感染防御対策に必要な消毒薬・医療器具等の準備
- ☐ 定期的ケアにおける，観察項目のチェック

## 基本手順・考え方

1. 院内感染の原因には，①医療に伴う生体防御機構の障害，②病院という特殊環境に生息する微生物，③患者側の要因（免疫障害など）がある．医療に必要な体内異物（カテーテルなど）の挿入と留置は，医療に伴う生体防御機構の障害の主要な原因として，最も注意すべき対象となる．
2. 基本的対策としては，①その適応に関して常に「必要最小限」を心掛ける．②施行開始時，施行中の十分な感染対策，③サーベイランスによる客観的評価体制の構築，などがあげられる．

## おさえておきたいポイント

### 1. 感染の機序

#### A) 血管カテーテル関連感染

①皮膚に定着した微生物がカテーテルの外表面を経由して血管内へ．
②カテーテルハブに微生物が定着し，内筒を通って血流に入る．
③汚染した点滴薬液による．

#### B) 尿路カテーテル関連感染

①カテーテル挿入部からカテーテルの外表面を経由して感染

②カテーテルとバッグのチューブとの接続部や排液チューブからの逆行感染

### C) 人工呼吸器関連感染
①口腔内・咽頭へ定着した微生物や胃に定着した微生物の誤嚥
②微生物を含むエアゾルの吸入
③汚染された手や手袋による交差感染

## 2. 感染防御対策

### A) 中心静脈カテーテル

#### 挿入時
①病室や一般の処置室で挿入する場合も，施行者はガウン，マスク，手袋，大きなドレープ，適宜キャップを使用する．
②刺入部は広範囲に消毒する．ポビドンヨードを消毒に用いる場合は，乾燥するまで十分な時間をおいてから刺入する．

#### 挿入中の管理
①挿入部位の管理：汚染したドレッシングの交換時，消毒は2回以上実施する．
②薬液とライン管理：無菌操作を徹底する．可能な限り閉鎖式回路を使う．

#### 観察ポイント
・挿入部位の発赤・浸出・硬結・疼痛，発汗などによる湿潤の程度，臭気など
・発熱，炎症反応などの検査データ，血液培養
・カテーテル管理の遵守状況（医師，患者を含む）

### B) 尿路カテーテル

#### 尿路カテーテル挿入時
①滅菌された閉鎖式のセットを使用する．
②厳密な清潔操作で挿入する．

#### 尿路カテーテル挿入中の管理
①クランプはできるだけしない．
②バッグは膀胱より上にしない．
③セットは閉鎖を保つ．
④留置カテーテルは，不必要になったらすぐに抜去する．

#### 観察のポイント
・発熱（38℃以上）の有無
・尿の性状の変化（混濁・血尿など）
・恥骨上の圧痛の有無

### C) 人工呼吸器装着患者の感染防止ケア

#### 人工呼吸器の管理
・人工呼吸器回路内の結露を定期的に廃棄する．
・加湿水は，滅菌されたものを用いる．
・ネブライザー器具を同じ患者に再使用する場合は，使用後洗

浄し，乾燥させる．
・未滅菌のネブライザー器具を異なる患者間で使いまわしてはならない．

**気道分泌物の吸引**
・開放式の場合，滅菌された使い捨ての吸引チューブを使用する．
・吸引用の水は滅菌されたものを用いる．

**誤嚥の予防**
・呼吸器からの早期離脱を常に心掛ける．
・挿管チューブ交換時などでカフ内の空気を抜く前に気道分泌物を吸引する．
・病状が許す限り，上体を30～45度挙上する．
・消化管出血予防のために薬剤投与が必要な場合は，胃液の酸度をできるだけ低下させない薬剤を選択する．

### 安全・適切に医療を行うための注意点

◆体内異物留置に関係した医療はその適応を十分に検討し，その期間も必要最小限となるべく最大限の努力を惜しまない．
◆留置するための処置時のみでなく，留置中の管理も他の医療スタッフの協力体制のもとに，施行医師自身の責任下で行う．

### ●患者説明のポイント

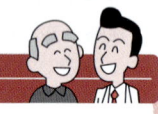

1. 医療に伴う感染症はできるだけなくすように最大限の努力をしている．
2. しかし，医療器具を使う医療，特に医療器具を体内に留置する必要のある医療は，生体が本来もっている防御機構（皮膚や粘膜）を多少とも障害せざるを得ないため，感染症が起こりやすくなってしまうのも事実である．
3. 留置中のよりよい管理のために，可能な範囲で患者の理解・協力が望まれる．

11章 感染防御

# 4）感染症診療と抗菌薬の使い方の基本

抗菌薬の適正選択は，①患者の感染症を適切に治療するという患者の立場と，②医療環境の中での耐性菌をできるだけ増やさないという社会的立場の両面から考えるべきである．

## ヒヤリとしないための 事前チェック事項

- [ ] 発熱が主な症状の場合，感染症以外の病態（悪性腫瘍，薬剤アレルギー，膠原病など）の関与している可能性についての十分な検討
- [ ] 患者の全身状態（免疫不全の有無，腎機能や肝機能）および併用薬剤を再確認し，抗菌薬の選択および投与量について問題がないことを再確認
- [ ] 薬歴・家族歴においての薬物アレルギーの確認，および治療に伴う副作用についての患者への説明

## 基本手順・考え方

1. 細菌による感染症なのか，どの臓器の感染症か，起炎菌は何かを，臨床経過，身体所見，検査所見に基づいて想定する．
2. 細菌検査結果を待たずにempiricalに開始する必要がある場合は，
    ①可能性のある起炎菌を想定し，選択する抗菌薬を幅広く候補にあげる．
    ②患者の全身評価（免疫低下の有無，肝障害・腎障害の有無や薬剤アレルギー歴）および薬物動態（代謝・排泄経路，併用薬との相互作用）を勘案して，使用抗菌薬を限定し，用法・用量の決定を行う．
    ③第3～4世代セフェム系やカルバペネム系抗菌薬の選択は安易に行わない．
    ④抗菌薬投与前に必要な細菌検査用検体採取を必ず行う．
    ⑤3～4日後の評価にて継続の是非の検討を必ず行う．
3. 臨床的に待てる場合は，細菌学的検査の結果を見て抗菌薬を選択する．
4. 病状・臨床検査等の経過，培養経過により治療効果を判定し，かつ当該感染症の一般的治療必要期間を十分考慮して，十分な量の抗菌薬を必要な期間投与する．

5 副作用に関しては，その可能性について患者への十分な説明を行い，患者の自覚症状（薬疹など），他覚的所見，血液検査所見などにより，副作用の早期発見およびその対応に万全を期すことを心がける．

## おさえておきたいポイント

### 1．抗菌薬の選択について

①可能な限り，グラム染色の結果を確認したうえで，考えられる起炎菌を想定し，適切な抗菌薬を選択する．

②Empiricalに抗菌薬を開始する場合は，患者の全身状態，感染症の部位・重症度，院内感染の可能性，など総合的に考えて適切な抗菌薬を選択し，3～4日後にその効果を再評価する．特に広域スペクトラムの抗菌薬が必要以上に長期投与とならないよう十分注意する．

③培養・同定された菌が必ずしも感染症の起炎菌とは限らない．汚染菌の可能性，あるいは複数菌感染が存在し，その一方のみが培養・同定された可能性があることは，抗菌薬の選択およびその効果の評価の際に念頭におく必要がある．

④抗菌薬の併用療法が必要なのは，ⅰ）起炎菌不明であるが早急で強力な治療が必要と判断される場合，ⅱ）起炎菌が判明しており，薬の併用効果（相乗・相加）を利用した強力な治療が必要と考えられる場合，ⅲ）複数菌感染が想定され，単独抗菌薬では対応できない場合，ⅳ）結核など特殊な感染症の場合，などである．

### 2．抗菌薬予防投与について

抗菌薬を予防的に投与することは，一般的には認められていない．抗菌薬の予防投与が認められているのは以下の場合のみである．

①最近2年以内のツベルクリン反応自然陽転者に対するINHの予防投与
②リウマチ熱再発予防のためのペニシリン内服
③マラリア発症予防（クロロキンなどの投与）
④HIV感染者でCD4 200/μL未満の人にST合剤投与（カリニ肺炎予防）
⑤感染性心内膜炎予防
⑥外科的予防投与：周術期予防投与

### 3．副作用に関して

#### A）アレルギー性過敏症

アレルギー性過敏症（発熱・発疹・アナフィラキシーショックなど）はβラクタム系では最も重要な副作用．以前より多くの抗菌薬で義務付けられていた皮内反応は，①皮内反応が陰性でもアレルギー性過敏症を必ずしも否定できないこと，また，②アナフ

ィラキシーを起こす薬剤は皮内反応そのものも要注意であることなどより，現在は中止となった．大切なことは，事前に抗菌薬によるショックを含むアレルギー歴の問診を必ず行い，静脈内投与中，特に開始20～30分間における患者の観察とショック発現に対する対処の備えをしておくことである．

なお，伝染性単核球症では異型リンパ球によるアレルギー反応の増強が起こるため，ペニシリンは禁忌とされている．

### B）腎毒性

アミノグリコシド系抗菌薬だけでなく，ファンギゾン，セフェム系なども容量依存性に直接型腎障害を起こす．利尿薬との併用時には特に注意すべきである．

> 注）腎排泄型抗菌薬（アミノグリコシド，βラクタム系，テトラサイクリン，カルバペネム，バンコマイシン，など）は腎機能に合わせて維持量を調節する

### C）骨髄抑制

クロラムフェニコール，バンコマイシン，ST合剤，ガンシクロビルなどで特に注意．骨髄抑制作用は抗菌薬以外にも多くの薬剤に存在するので，十分検索する．

### D）神経障害

カルバペネム系（イミペネム）で痙攣発作．ニューキノロンで中枢神経障害．

### E）肝機能障害

いかなる薬剤でも発現しうる．

---

**薬物性肝障害の診断基準（確診：①+④ or ⑤，疑診：①+② or ③）**

① 薬物の投与開始後（1～4週）に肝機能障害が出現．
② 初発症状として，発熱・発疹・皮膚掻痒・黄疸などを認める（2項目以上を陽性とする）．
③ 好酸球増加（≧6％）または白血球増加を認める．
④ 薬物感受性試験（リンパ球培養試験・皮膚試験）が陽性．
⑤ 偶然の再投与により，肝障害の出現を認める．

---

定期的肝機能検査（特に胆道系酵素）により，その障害程度のすみやかな把握に努める．

### F）偽膜性（大）腸炎

いかなる薬剤でも発現しうる．投与期間もまちまちである（1日でも）．

## 安全・適切に医療を行うための注意点

◆抗菌薬の使用が本当に必要であるのか，選択した抗菌薬は適正か否か，抗菌薬投与後も常に疑問をもつ．

◆Empiricalに抗菌薬を開始した場合は，抗菌薬の選択が適正であったか否かを3〜4日目に評価する．
◆副作用の発現に関しては，自覚症状，他覚的所見，定期的血液検査所見などにより，早期発見およびその対応に万全を期すことを心がける．

### ●患者説明のポイント

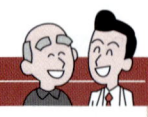

1. 感染症と診断した根拠（臨床経過や検査結果など）と抗菌薬を使用する必要性と起こりうる副作用について．
2. 今後の経過により抗菌薬を変更する必要もありうること．

memo

## ● おわりに ●

　100以上の項目について分担執筆を行ったので，内容にやや統一性を欠く部分があったかもしれない．こうしたご批判とご叱責は，編集者として甘んじて受けたい．その他，本書をご利用になったうえでの感想をお寄せいただければ幸いである．

　研修医は，臨床研修によって医療に関するたくさんの知識と技術を身につけるが，同時に当人も周囲も気付かないうちに徐々に失っているものもあるに違いない．それは忙しさのために自ら考えることを忘れがちになったり，自分の無力さを実感することから社会を改善することへの諦めであったり…．しかし，これらの重要な面が研修中に失われるとしたら，それは大変悲しいことである．安全に気を配った研修を行うことにより，各人の良さを保ちつつ医師として着実に進歩してほしい．

　安全を重視することは，患者の人権を大切にするのと同じ思想である．この点は，若手医師の皆さんが研修を始めるにあたって大切にしてきたことに他ならないであろう．患者が何を求めているかをあらためて考えてみると良い．安全かつ質の高い医療を信頼のおける人から受けたいという気持ちであろう．その意味で，現在の医療状況は研修医にとってあまりにも過酷かつ無防備と言えるかもしれない．大きな怪我をすることなく研修効果を上げるためにも，本書に書かれた安全という面を大切にしてほしい．これが研修医本人のためにもなるし，患者のためにもなることである．

　これからも，先輩の指導を尊重しつつ，おかしいと思った点はしっかりと発言する人間であってほしい．他の誰も気づいていない，あなただけが真実を見抜いていることもあるのである．「人間は誰しも間違いをおかす」という格言を大切に，安全で患者に喜ばれる医療を行ってほしいと念ずる次第である．

　最後になったが，本書を発行するにあたり当センターの杉山 貢病院長，今田敏夫副病院長，そのほか執筆・協力いただいた先生方には多大なご指導をいただいた．また，羊土社の岩崎太郎様，久本容子様には粘り強い地道なご指導とご努力をいただいた．ここに厚く御礼申し上げたい．

2005年10月

長谷川　修

# Index

## 数字

- 2段階穿刺 ……… 141
- 5つのP ………… 257
- 9の法則 …… 373, 374

## 欧文

### A～F

- ABCDEs tips …… 161
- ABO血液型 ……… 71
- ABO不適合 ……… 71
- ACLS …………… 335
- AED …………… 177
- AMBUバッグ …… 114
- automated external defibrillator …… 177
- Baxter法 …… 373, 376
- BLS …………… 335
- Brown-Séquard症候群 ……………………324
- chemoreceptor trigger zone …………… 308
- Cheyne-Stokes呼吸 ……………………342
- CPC …………… 232
- CTZ …………… 308
- dizziness ……… 282
- EBM ………… 25, 37
- empirical …… 387, 388
- FAST …………… 162

### G～H

- Galveston法 … 373, 376
- Glasgow Coma Scale ……………………341
- GNR ……………… 80
- GPC ……………… 80
- head tilt-chin lift … 110
- Hunter舌炎 ……… 47

### I～R

- information drain … 197
- Jackson-Ree's system ……………………114
- Japan Coma Scale 340
- JATEC ………… 365
- jaw thrust ……… 110
- Kussmaul大呼吸 … 342
- Lund and Browderの表 ………………373, 375
- Marcus-Gunn瞳孔反応 ……………………… 46
- MRI検査 ………… 101
- NST …………… 219
- Plummer-Vinson症候群 ……………………… 47
- POMR ………… 221
- POS …… 25, 221, 230
- presyncope ……… 282
- pulselessVT …… 177
- Rh（D）血液型 …… 71

### S～X

- sensory evoked potential ……… 321
- SEP …………… 321
- SJS ………… 269, 270
- SOAP …… 229, 230, 231
- Stevens-Johnson症候群 ………… 269
- TEN ………… 269, 270
- therapeutic drain … 197
- Type and Screen … 72
- vertigo ………… 282
- VF ……………… 177
- WHO方式 ……… 213
- X線CT検査 …… 101

## 和文

### あ行

- アイソトープ …… 105
- 亜急性感染性心内膜炎 ……………………254
- 悪性症候群 ……… 273
- 悪性リンパ腫 ……… 48
- アスピリン不耐症 … 269
- 圧迫止血法 ……… 127
- アテローム血栓性 … 346
- アナフィラキシー … 268
- アレルギー性過敏症 ………………………388
- 安静度 ………… 199
- 安全管理 ………… 28
- 安全器材 ………… 381
- 胃管 …………… 143
- 移行食 ………… 216
- 意識障害 ………… 340
- 胃洗浄 ………… 143
- 一次査定 ………… 161
- 一次性頭痛 ……… 277
- 胃腸内減圧 ……… 143
- 一般尿便検査 ……… 68
- 胃内容吸引 ……… 143
- 医薬品情報室 …… 245
- 医療機器 ………… 22
- 医療器具 ………… 386
- 医療事故 …… 28, 29, 30
- 医療情報 ………… 32
- 医療の社会性 …… 30
- 医療の適正化 …… 239
- インシデント … 21, 28
- インシデント報告 ………………… 14, 15
- 飲水テスト ……… 217
- 咽頭損傷 ………… 93
- 院内感染 ………… 384

陰嚢水腫 ……………… 56
インフォームド・
　コンセント … 36, 91
うっ血性心不全 … 262
うっ血乳頭 …………… 46
うつ病 ……… 66, 253
ウラ検査 ……………… 71
運動負荷心電図 74, 76
運動負荷の中止徴候 75
エアーウェイ ……… 110
栄養サポートチーム
　………………………… 219
栄養状態評価 ……… 219
腋窩リンパ節 ………… 51
壊死性筋膜炎 ……… 269
エピネフリン ……… 155
嚥下開始食 ………… 216
嚥下性肺炎 ………… 144
嘔気 …………………… 307
嘔吐 …………………… 307
オーダリング ………… 32
頤部挙上 …… 110, 111
オモテ検査 …………… 71

## か行

外頸静脈 …………… 182
外耳道炎 ……………… 47
外傷 ………………… 365
改善 …………………… 14
回転性めまい ……… 282
解離性感覚障害 …… 324
解離性大動脈瘤 …… 318
下顎挙上 …… 110, 111
過活動膀胱 ………… 330
核医学検査 ………… 104
拡散強調画像 ……… 348
仮性尿道 …………… 137
ガーゼ交換 ………… 149
かぜ症候群 ………… 274

価値観 ………………… 34
合併症 ………………… 37
カテーテル治療
　…………………… 356, 357
下腹部検査の排尿止め
　………………………… 96
下部内視鏡検査 …… 91
カルテ ……………… 221
感覚障害 …………… 320
感覚神経伝導検査 … 321
肝機能障害 ………… 389
間欠自己導尿法 …… 333
患者誤認 ……………… 16
患者サマリー ……… 232
患者中心の医療 …… 30
患者の満足度 ……… 239
患者の理解・協力 386
感情 …………………… 38
間接的嚥下訓練 …… 216
感染経路 …………… 377
感染経路別予防策 377
感染症 ……………… 387
感染性疾患 ………… 315
眼内炎 ……………… 287
関連痛 ……………… 312
起炎菌 ………… 387, 388
気管挿管 …………… 166
気胸 ………………… 192
基準範囲 ………… 77, 78
偽性高カリウム血症
　………………………… 141
気道異物 …………… 370
気道確保 110, 166, 168
希望 ……………… 37, 39
逆行感染 …………… 385
吸引チューブ ……… 386
急性冠症候群 291, 354
急性喉頭蓋炎 … 48, 49
急性糸球体腎炎 … 262

急性消化管出血 … 361
急性心筋梗塞症
　…………………… 291, 354
急性心不全 ………… 350
急性大動脈解離 … 291
急性中毒 …………… 367
急性腹症 …………… 358
急性副腎不全 …… 253
胸郭変形 ……………… 50
胸腔穿刺 …………… 192
胸腔ドレナージ … 193
胸水 ………………… 192
胸痛 ………………… 291
胸部の診察 ………… 50
胸膜摩擦音 ………… 50
局所圧迫法 ………… 127
局所性浮腫 ………… 260
局所の冷却 ………… 373
局所麻酔 …………… 146
局所麻酔中毒 ……… 146
局所麻酔薬 ………… 154
起立性低血圧 ……… 285
緊急開腹止血術 … 362
緊急手術 …… 310, 359
菌血症 ………………… 79
緊張型頭痛 ………… 280
緊張性気胸 ………… 162
筋電図 ………… 107, 108
クエッケンシュテット
　試験 ………… 85, 86
駆血帯 ……………… 129
くも膜下出血 …… 345
グラム陰性桿菌 …… 80
グラム染色 ………… 388
グラム陽性球菌 …… 80
クリニカルパス … 239
クレーム ………… 41, 42
群発頭痛 …………… 280
経口エアーウェイ 111

経静脈腎盂影造影検査 …………… 98, 99
頸椎保護 ………… 162
経鼻エアーウェイ　111
傾眠 ……………… 341
血液ガス ………… 82
血液型 …………… 208
血液型判定 ……… 71
血液逆流現象 …… 140
血液生化学的検査 … 77
血液培養 ………… 385
血液免疫血清学的検査
 …………………… 77
結核 ……………… 274
結核性リンパ節炎 … 48
血管カテーテル … 384
血管造影検査 … 98, 99
血管塞栓術 ……… 362
血管迷走神経反射　285
血算 ……………… 68
結節縫合法 ……… 159
血栓溶解薬 ……… 355
血栓溶解療法 …… 347
血尿 ……………… 326
下痢 ……………… 314
検査後確率 ……… 78
検体採血時 ……… 77
顕微鏡的血尿 …… 326
コアグラタンポナーデ
 ………………… 328
誤飲 ……………… 370
広域スペクトラム　388
高エネルギー外傷　163
抗菌薬 …………… 387
抗菌薬予防投与 … 388
口腔ケア ………… 217
交差感染　139, 377, 385
交差適合試験 ……… 71
抗ヒスタミン薬 … 271

高齢化 …………… 30
高齢者 …………… 44
誤嚥 ……………… 370
呼吸困難 ………… 302
こころの病 ……… 67
個人情報保護法 … 32
骨髄抑制 ………… 389
骨盤底筋体操 …… 333
コミュニケーション
 … 17, 23, 24, 34,
 35, 38, 62
混合静脈血酸素飽和度
 ………………… 189
昏睡 ……………… 342
昏迷 ……………… 342

## さ行

細菌検査 ………… 79
採血困難者 ……… 142
採血法 …………… 139
再出血 …………… 363
細胞診 …………… 88
鎖骨下静脈 ……… 182
鎖骨下静脈穿刺 … 183
三次査定 ………… 161
酸素飽和度 ……… 302
子宮外妊娠 ……… 57
止血 ……………… 163
試験管法 ………… 71
自己血輸血 ……… 207
自殺企図 …… 66, 367
指示表 …………… 224
視診 ……………… 53
視神経炎 ………… 288
視神経乳頭浮腫 … 46
耳石置換法 ……… 284
シーソー呼吸 …… 110
失神型めまい …… 282
湿性生体物質 …… 377

児童虐待 ………… 63
自動体外式除細動器
 ………………… 177
しびれ …………… 320
死亡診断書 ……… 227
視野狭窄 ………… 287
ジャクソンリース
 システム ……… 114
重症度 …………… 310
主治医 …………… 229
受傷面積の算定 … 373
出血性梗塞 ……… 349
出血性膀胱炎 …… 327
出血量の推定 …… 163
循環障害 ………… 359
循環のサイン　123, 124
紹介先 …………… 229
紹介状 …………… 229
紹介元 …………… 229
消化管異物 ……… 370
消化管出血 ……… 93
消化管穿孔 ……… 93
上気道閉塞 … 110, 162
常在菌 …………… 79
少子化 …………… 30
硝子体手術 ……… 289
消毒液 …………… 154
消毒薬 …………… 150
小児の診察 ……… 62
上部消化管造影 … 99
上部内視鏡検査 … 91
静脈性浮腫 ……… 263
静脈内留置カテーテル
 ………………… 129
静脈留置針 ……… 118
静脈路 …………… 118
静脈路の確保 …… 162
食事箋 …………… 199
触診 ……………… 53

| | | |
|---|---|---|
| 食道穿孔 ………… 144 | スチーブンス・ジョンソン | 体性痛 ………… 312 |
| 食物アレルギー … 268 | 症候群 ………… 269 | 大腿静脈 ………… 182 |
| 除細動 …………… 171 | 頭痛 ……………… 277 | 代替・補完療法 … 215 |
| ショック ………… 338 | スライド法 ……… 71 | 体内異物 ………… 384 |
| 処方 …………… 18, 19 | スワンガンツ | 打診 ……………… 53 |
| 処方箋 …………… 224 | カテーテル …… 187 | 脱衣 ……………… 45 |
| 視力障害 ………… 287 | 生化学検査 ……… 77 | ターニケット …… 129 |
| 視力低下 ………… 287 | 生活歴 …………… 65 | 多尿 ……………… 334 |
| 腎外傷 …………… 327 | 精索静脈瘤 ……… 56 | 痰 ………………… 305 |
| 真空管採血 ……… 140 | 精神面の診察 …… 65 | 単純・造影X線検査 98 |
| 真空採血管 ……… 139 | 精巣捻転症 ……… 57 | 単純ヘルペス …… 269 |
| 神経学的診察 … 59, 61 | 生理食塩水 ……… 203 | 弾性包帯 ………… 133 |
| 神経障害 ………… 389 | 咳 ………………… 305 | チアノーゼ ……… 50 |
| 神経生理学的検査 107 | 脊柱管狭窄症 …… 316 | 恥骨上膀胱穿刺 … 136 |
| 深部膿瘍 ………… 48 | 切開排膿 ………… 153 | 窒息 ……………… 370 |
| 心原性脳塞栓 …… 346 | 舌根沈下 ………… 110 | 遅発性溶血性副作用 72 |
| 人工呼吸 ………… 114 | 穿刺後頭痛 ……… 87 | チーム …………… 35 |
| 人工呼吸器 ……… 385 | 洗浄 ……………… 163 | チームアプローチ 213 |
| 腎梗塞 …………… 329 | 全身倦怠感 ……… 251 | チーム医療 … 23, 241 |
| 進行様式 ………… 59 | 全身状態 ……… 43, 44 | 中間尿 …………… 80 |
| 心室細動 ………… 171 | 全身所見 ………… 44 | 注射器採血 ……… 140 |
| 伸縮包帯 ………… 133 | 全身性浮腫 ……… 260 | 中心静脈ライン … 181 |
| 心臓マッサージ | 全身の観察 ……… 43 | 注腸検査 ……… 98, 99 |
| ……… 123, 124, 125 | 浅達性熱傷 ……… 373 | 中毒 ……………… 367 |
| 深達性熱傷 ……… 373 | 前肘静脈穿刺 …… 184 | 中毒性表皮壊死症 269 |
| 診断書 …………… 227 | 造影CT …………… 101 | チューブ ………… 196 |
| 心停止 …………… 123 | 造影MRI ………… 102 | チューブ管理 … 15, 19 |
| 心電図 ………… 74, 76 | 造影剤ショック … 101 | 超音波検査 … 95, 162 |
| 腎毒性 …………… 389 | 挿管チューブ …… 386 | 調剤 ……………… 18 |
| 腎排泄型抗菌薬 … 389 | 早朝尿 …………… 327 | 聴診 ……………… 53 |
| 心肺蘇生 ………… 123 | 創部消毒 ………… 149 | 腸閉塞 …………… 315 |
| 心肺停止 ………… 335 | | 椎間板ヘルニア … 318 |
| 心拍出量 ………… 189 | **た行** | 手洗い ……… 377, 378 |
| 信頼 ……………… 63 | 退院時サマリー … 222 | 定量培養 ………… 80 |
| 診療ガイドライン 236 | 退院療養計画書 | 手口症候群 ……… 324 |
| 診療録 …………… 221 | ………… 234, 244 | 手袋 ……………… 378 |
| 腎瘻造設術 ……… 137 | 代謝水 …………… 203 | デブリドマン …… 158 |
| 髄液所見 ………… 86 | 帯状疱疹 ………… 270 | テーラーメイド医療 |
| 睡眠薬 …………… 21 | 体性感覚誘発電位 321 | ………………… 334 |

| | | |
|---|---|---|
| 電気的除細動 …… 171 | 尿検査 ………… 68 | 発症様式 ………… 59 |
| 電子カルテ ……… 32 | 尿失禁 ………… 330 | 発疹 …………… 268 |
| 伝染性疾患 …… 315 | 尿潜血陽性 …… 327 | 発熱 …………… 272 |
| 伝染性単核球症 | 尿の性状 ……… 385 | パナルジン …… 356 |
| …… 48, 389 | 尿閉 …………… 137 | バリアンス …… 240 |
| 転倒 …………… 20 | 尿路カテーテル | 針刺し事故 |
| 添付文書 ……… 215 | …… 384, 385 | …… 139, 140, 381 |
| 転落 …………… 20 | 尿路感染 ……… 138 | 針刺し防止 …… 377 |
| 同意 …………… 37 | 尿路結石 ……… 318 | バルーンカテーテル |
| 動眼神経麻痺 … 46 | 人間関係 ……… 37 | 留置法 ……… 134 |
| 動悸 …………… 297 | 妊娠 …………… 307 | 半昏睡 ………… 342 |
| 頭頸部の診察 … 46 | 認知障害 ……… 21 | 汎発性腹膜炎 … 359 |
| 動脈瘤 ………… 327 | ネフローゼ症候群 262 | 反復唾液飲みテスト |
| 同姓同名 ……… 16 | 脳血管障害 …… 345 | …… 217 |
| 導尿 …………… 134 | 脳血管造影 …… 98 | 皮内反応 ……… 388 |
| 頭部後屈, 頤部挙上 | 脳梗塞 ………… 345 | 泌尿生殖器の診察 … 55 |
| …… 110, 111 | 脳脊髄液検査 … 85 | 皮膚ステイプラー 159 |
| 動脈圧迫法 …… 127 | 脳内出血 ……… 345 | 皮膚縫合法 …… 158 |
| 動脈穿刺 ……… 129 | 脳波 …… 107, 108 | 病院機能 ……… 32 |
| 動揺性めまい … 282 | 脳ヘルニア …… 87 | 病院情報システム … 32 |
| ドレッシング材 … 150 | | 標準化 ………… 239 |
| ドレナージ …… 155 | **は行** | 標準採血法 |
| ドレーン ……… 196 | 肺肝境界 ……… 50 | ガイドライン … 142 |
| | 肺機能検査 …… 82 | 標準予防策 …… 377 |
| **な行** | 敗血症 ………… 79 | 病態識別値 …… 78 |
| 内頸静脈 ……… 182 | 肺血栓塞栓症 … 291 | 病理解剖 ……… 233 |
| 内頸静脈穿刺 … 184 | 肺血流シンチ … 105 | 病理診断 ……… 90 |
| 内視鏡検査 …… 91 | バイタルサイン | 病理組織検査 … 88 |
| 内視鏡治療 …… 361 | …… 310, 361 | 病歴聴取 ……… 61 |
| 内視鏡的止血術 … 362 | 肺動脈カテーテル 187 | 頻脈性不整脈 … 298 |
| 内臓痛 ………… 312 | 排尿記録 ……… 332 | 不安定狭心症 … 354 |
| 肉眼的血尿 …… 326 | 排尿筋括約筋協調不全 | 負荷心電図 …… 74 |
| 二次査定 ……… 161 | …… 332 | 不感蒸泄 ……… 203 |
| 二次性頭痛 …… 277 | 排尿困難 ……… 330 | 不規則性抗体 … 71 |
| 入院診療計画書 | 排尿障害 ……… 330 | 腹腔穿刺 ……… 193 |
| …… 234, 244 | 破傷風予防治療 … 164 | 腹水 …………… 192 |
| 入退院 ………… 242 | バッグバルブマスク | 複数菌感染 …… 388 |
| 乳房 …………… 51 | …… 114 | 腹痛 …………… 310 |
| 乳幼児 …… 62, 64 | 白血球分画 …… 68 | 腹部超音波検査 … 95 |

| | | |
|---|---|---|
| 腹部の診察 ………… 53 | めまい ………… 282 | ラテックスアレルギー |
| 浮腫 ………… 260 | 免疫学的検査 ……… 77 | ………… 269, 270 |
| 不適合輸血 ……… 206 | 免疫不全 ………… 387 | ラポール ………… 66 |
| ぶどう膜炎 ……… 289 | 綿包帯 ………… 133 | ラリンジアルマスク |
| 不眠 ………… 256 | 網膜剥離 ………… 289 | ………… 110, 112 |
| 不明熱 ………… 274 | 問題意識 ………… 14 | 卵巣嚢腫茎捻転 …… 57 |
| 糞便検査 ………… 68 | 問題解決 ………… 25 | リウマチ性多発筋痛症 |
| 米国CDCガイドライン | 問題志向型システム | 273 |
| ………… 377 | ………… 230 | リキャップ … 141, 381 |
| 閉鎖式回路 ……… 385 | 問題対応能力 ……… 25 | 留置カテーテル … 385 |
| 併用薬剤 ………… 387 | 問題認識 ………… 25 | 留置針 ……… 118, 120 |
| 片頭痛 ………… 279 | | 良性発作性頭位性 |
| ベンチレータ …… 114 | **や行** | めまい ………… 284 |
| 便通異常 ………… 314 | 薬剤感受性検査 …… 79 | 療養指導 ………… 199 |
| 扁桃周囲膿瘍 ……… 48 | 薬剤管理指導業務 245 | 緑内障 ………… 287 |
| 便秘 ………… 314 | 薬剤師 ………… 245 | リンパ性浮腫 …… 263 |
| ペンローズドレーン | 薬剤性浮腫 ……… 263 | リンパ節腫脹 …… 265 |
| ………… 156 | 薬剤熱 ………… 273 | リンパ節生検 …… 267 |
| 剖検 ……… 232, 233 | 薬疹 ………… 269 | 連続縫合法 ……… 159 |
| 膀胱鏡検査 ……… 328 | 薬物アレルギー … 268 | |
| 防護用具 ………… 379 | 薬物血中濃度 | |
| 包帯法 ………… 131 | モニタリング … 245 | |
| ホウレンソウ ……… 24 | 薬物性肝障害 …… 389 | |
| 保護者 ………… 62 | 薬物治療 ………… 210 | |
| 発作性上室性頻拍 300 | 薬物療法 ………… 245 | |
| 発作性心房細動 … 300 | やってはいけない3M | |
| ホルター心電図 … 297 | ………… 29 | |
| | 有害事象 ………… 211 | |
| **ま行** | 有髄線維 ………… 321 | |
| マイコプラズマ … 269 | 有病率 ………… 78 | |
| マジックフレーズ … 40 | 輸液 ………… 202 | |
| 慢性疲労症候群 … 253 | 輸血 ………… 206 | |
| ミス ………… 14, 15 | 腰椎穿刺 ………… 85 | |
| 無菌操作 ………… 385 | 腰痛 ………… 316 | |
| 霧視 ………… 289 | 翼状針 ………… 382 | |
| 無症候性血尿 …… 326 | ヨード造影剤 …… 355 | |
| 無症候性脳梗塞 … 347 | | |
| 無髄線維 ………… 321 | **ら行** | |
| メッセージ ………… 35 | ラクナ梗塞 ……… 346 | |

### 謹告

本書に記載されている診断法・治療法に関しては，発行時点における最新の情報に基づき，正確を期するよう，執筆者，監修・編集者ならびに出版社はそれぞれ最善の努力を払っております．しかし，医学，医療の進歩により，記載された内容が正確かつ完全ではなくなる場合もございます．

したがって，実際の診断・治療の際，熟知していない医薬品の使用，検査の実施および判読にあたっては，まず医薬品添付文書や機器および試薬の説明書で確認され，また診療技術に関しては十分考慮されたうえで，常に細心の注意を払われるようお願いいたします．

本書記載の診断法・治療法・医薬品・検査法・疾患への適応などが，その後の医学研究ならびに医療の進歩により本書発行後に変更された場合，その診断法・治療法・医薬品・検査法・疾患への適応などに伴う不測の事故に対して，著者，編集者ならびに出版社はその責を負いかねますのでご了承ください．

---

## ヒヤリとしないための日常診療安全マニュアル
### 必ず知っておきたい医療事故・トラブル防止のポイント

2005年11月10日　第1刷発行

| | |
|---|---|
| 監　修 | 杉山　貢 |
| 編　集 | 長谷川　修 |
| 発行人 | 葛西文明 |
| 発行所 | 株式会社　羊　土　社 |
| | 〒101-0052 |
| | 東京都千代田区神田小川町2-5-1 |
| | 神田三和ビル |
| | TEL　　　03（5282）1211 |
| | FAX　　　03（5282）1212 |
| | E-mail　　eigyo@yodosha.co.jp |
| | URL　　　http://www.yodosha.co.jp/ |
| カバーデザイン | 株式会社 クリエィティブ・コンセプト |
| 印刷所 | 株式会社 平河工業社 |

ISBN4-89706-594-1

本書の複写権・複製権・転載権・翻訳権・データベースへの取り込みおよび送信（送信可能化権を含む）・上映権・譲渡権は，（株）羊土社が保有します．

**JCLS** ＜（株）日本著作出版管理システム委託出版物＞ 本書の無断複写は著作権法上での例外を除き禁じられています．複写される場合は，そのつど事前に（株）日本著作出版管理システム（TEL 03-3817-5670，FAX 03-3815-8199）の許諾を得てください．

## とっさの時の救急対応を解説！

# 救命救急センター初期治療室マニュアル

杉山　貢／監修

森村尚登，鈴木範行／編集

- ●定価4,515円（本体4,300円＋税5％）
- ●A5変型判　●438頁　●2色刷り
- ●ISBN4-89706-651-4

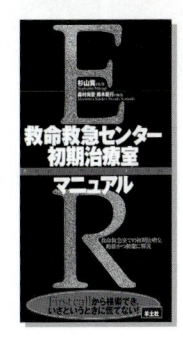

三次救急施設が総力をあげてまとめた救急対応マニュアル．経験と実績に基づいた最前線の確かな内容と，簡潔な記載が特徴のポケットブック．病態・疾患別に項目立てられ，緊急のときにもすぐ検索できます．

**救命救急室での いざというときに！**

---

## 必ずおさえたい日常診療の禁忌集！

### これだけは知っておきたい
# 医療禁忌

プライマリケアにおける
診察・投薬・処置時の禁忌の根拠と対策

三宅祥三／監修

長田　薫／編集

- ●定価3,045円（本体2,900円＋税5％）
- ●A5判　●172頁　●2色刷り
- ●ISBN4-89706-680-8

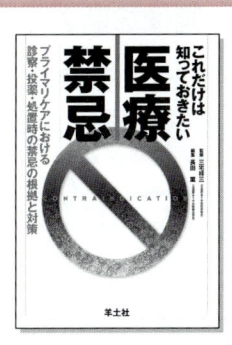

知らなかったでは済まされない日常診療の禁忌を診療科別，診療・検査・投薬・処置の状況別にわかりやすく解説．
なぜ禁忌なのか，その根拠と代替療法，よくあるピットフォール，対策までまとめて総チェック！

**起こってからでは遅い！ 医療ミスを起こさないための1冊**

---

発行　羊土社

〒101-0052
東京都千代田区神田小川町2-5-1　神田三和ビル
TEL 03-5282-1211　FAX 03-5282-1212　郵便振替 00130-3-38674
URL：http://www.yodosha.co.jp/　E-mail：eigyo@yodosha.co.jp

ご注文は最寄りの書店，または小社営業部まで

## プライマリケアと救急を中心とした総合誌
# レジデントノート
**MONTHLY 月刊**

## 先輩医師たちも読んできた，
## 研修医の必読誌！

本誌の特徴

- 医療現場での実践にすぐに役立つ研修医のための雑誌です！
- 臨床研修で最初に必要となる"基本"や"困ること"をとりあげ，具体的に丁寧に解説します！

プライマリケアや救急医療を中心として，日常診療での薬の使い方，手技，コミュニケーション，画像診断，など研修医に役立つ情報満載！

B5判 定価2,100円（本体2,000円＋税5％）

**年間購読料** 年間12冊 年間購読は随時受付
定価25,200円（本体24,000円＋税5％）

**研修医指導にもお役立てください**

---

## 画像診断の鑑別ポイントがつかめる！

### できる！画像診断入門シリーズ
# 頭部画像診断の
# ここが鑑別ポイント

土屋一洋／監修
土屋一洋，大久保敏之／編集

- 定価5,040円（本体4,800円＋税5％）
- B5判
- 263頁
- ISBN4-7581-0768-8

**シリーズの特徴**
1. 見開き頁で簡潔に解説
2. 押さえておきたい症例画像を網羅
3. 鑑別すべき疾患画像を並べて比較

---

発行 **羊土社**
〒101-0052
東京都千代田区神田小川町2-5-1　神田三和ビル
TEL 03-5282-1211　FAX 03-5282-1212　郵便振替 00130-3-38674
URL：http://www.yodosha.co.jp/　E-mail：eigyo@yodosha.co.jp

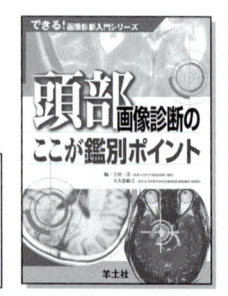

ご注文は最寄りの書店，または小社営業部まで